安邦方法九讲
——分析的基本训练

陈 功 著

中国财经出版传媒集团
中国财政经济出版社

图书在版编目（CIP）数据

安邦方法九讲：分析的基本训练／陈功著．－－北京：中国财政经济出版社，2020.1（2022.4重印）
ISBN 978－7－5095－9528－2

Ⅰ．①安… Ⅱ．①陈… Ⅲ．①咨询－方法－职业培训－教材 Ⅳ．①C932.2

中国版本图书馆 CIP 数据核字（2020）第 001112 号

责任编辑：叶　彤　　　　　　　责任校对：徐艳丽
封面设计：锦麒麟文化

中国财政经济出版社 出版

URL：http://www.cfeph.cn
E－mail：cfeph@cfeph.cn

（版权所有　翻印必究）

社址：北京市海淀区阜成路甲 28 号　邮政编码：100142
营销中心电话：010－88191537
北京时捷印刷有限公司印刷　各地新华书店经销
787×1092 毫米　16 开　12.875 印张　250 000 字
2020 年 1 月第 1 版　2022 年 4 月北京第 2 次印刷
定价：48.00 元
ISBN 978－7－5095－9528－2
（图书出现印装问题，本社负责调换）
本社质量投诉电话：010－88190744
打击盗版举报热线：010－88191661　QQ：2242791300

前　言

　　本书是针对安邦智库新生代研究人员的一个培训教材。大家来到一个新地方以后都会有很多的想法，这其中可能有期待，可能有彷徨，也有可能是各种各样的困惑，这些都非常地正常。在这里，我想结合过去的一些专业培训的经验，主观地与大家谈谈在工作中可能遇到的一些问题。更重要的是，要向大家解释一下，我们是如何去做的？安邦的信息方法与常见的学术范式有什么样的不同？因为时间的原因，所有这些问题不可能都完全展开来谈，可能有一些关键词，有一些关键概念，需要大家拿出点时间，自己做进一步的详细体会，自我研究一下，这也是一种渗入式的、重要的学习方式。如果你们有什么问题的话，可以随时问我，可以随时插话，可以随时展开讨论，我很喜欢自由讨论的模式，不一定全听我讲，我很喜欢你们插话，很喜欢你们提出问题。我最发愁的就是没问题，中国的学生尤其是好学生，都是喜欢听讲，喜欢被灌输，但是一到提问题的时候，讨论起来的时候，就怯场，默不作声，没有问题，也不知道听懂没有，没有任何反应，这个样子就比较麻烦。

到安邦这里来的人，可能都是带着想法来的，我相信你们不会一点想法都没有，就盲目地到这个以分析著称的研究机构工作。我想可能你们在社会上，在舆论界，在报纸上，在电视上，都看到过很多人站在台上洋洋洒洒地陈述自己的观点，有的人还讲得很精彩，有的人即便不是讲得很精彩，但也让人羡慕。这些舞台之上的人都戴着光环，都闪耀着光芒，都在讲或者宣扬自己的东西。可能你也在想，我什么时候也能变成那样，能够站在舞台之上把我的观点、我的思想告诉社会大众，告诉别人，甚至征服别人，让大家都跟着我的思路走，享受思想征服的乐趣，顺便还可以名利双收，赚更多的钱。比如，现在玩自媒体的就是这样，赚钱的人也不少啊。

我们这个社会有很多这样的例子。像过去朗咸平之类的，都是大热一时的人物，影响力非常大，他已经是一个成功人士，所以大家对他可能有各种各样的评论，但是我觉得也正常，个人的风险控制稍微做得不好，就会出现这样、那样的结果，但这也是一种人生。抽象出来看，这种人生毕竟它是存在的，它是客观的。那么你们可能就会想，我怎么才能做到这一点？其实，这就是我们专业培训的一个组成部分，你在真正掌握之后，就会觉得这个是非常简单的，就是一层窗户纸，一捅就破，非常简单。大家要知道，如果很复杂的话，这些人一定也做不到。以他们的智商水平，他们做不到那种程度。智商水平很高的人，应该是在芝加哥大学经济学院讲课的人，或者做着什么高大上的学术研究的人，应该是这样。他既然没有做到那样，而是选择了一个公众化的场合，一种舞台，而且这个舞台之上的人非常多，简直是芸芸众生，那么这些人的智商基本可以肯定是很一般的。

你们可以看看，目前很多的人都在这样讲。在大学里面，在你们眼中，很多高大上的教授，大家都在读他的书，上他的课，快毕业的时候，有人也会忽然发现，他实际上没有想象中的那么高大上。教授也有很多问题。所以社会上的所谓成功人士，我们客观地来看，站在远处一点看，并不是什么那么伟大。你们肯定是有什么样的技巧没掌握，有那么一层窗户纸没有捅破，所以才会出现这种差异。台湾有很多的"名嘴"在电视上也不停地讲，他们的表现似乎是那种很聪明的人，但他们讲的这些东西能够被验证是正确的吗？为什么这么多的人只是在公众舆论圈痛快一下？讲完了东西可以不负责？"大嘴巴"为什么可以到处泛滥？我觉得这些现象都是一致的，它并不是很困难的事情。关键是学习与知识的窗口在哪里，它究竟是什么？这是我们要追寻的东西，也是到安邦来工作的意义。

作为研究新生代，大家都很年轻，未来都要走自己的路，而要找到自己的路是一件困难的事情，没那么容易。成为一代大师，那需要苦熬，需要挣扎，需要时境，需要更多、更大范围的知识积累，还要有个人天赋的配合，这个很难做到，可遇而不可求。不过，要成为一代高手，只要稍微努力，把握住了个人窗口期，还是可以做到的。因此，我想大家到安邦这里来，就要下点功夫，认真学点东西，学点专业技能，争取在安邦获得一种人生能力，能够看穿这个世界，找到属于自己的路，这个才是值得追求的东西。

作者

2019 年 11 月

目 录

第一讲　知识的带宽 1

　　历史在发展，知识也在发展，随着时间的推移，论文和书籍叠层架屋，我们传统的学术体系，各种浩如烟海的知识早已经越积越厚，在这种知识体系中前进，只是在一个点上去追寻、去挖掘，就如同矿工挖煤一般，刨出的隧道越来越深，周围却越来越黑，越来越窄，创新的难度也越来越大。面对这种情况，如果要想提出一种与众不同的思想，表现出一种与众不同的见识，让别人佩服，就必须打破系统和系统的边界，走出线性思维的局限，发展系统之间的融合与交融，建立新的结构。广度也是一种深度，而且这个深度更加适合时代的要求，适合时代的发展。在信息时代，知识只有通过路径的深入探寻、认知的宽度拓展、跨界融合突破，才能得到有效率的成果。

第二讲　思维训练和批判性思维 29

　　很多东西都是联系在一起，都是互相牵连的，所以打开视野看世界，积累知识点是第一步。有的人经常会讲专精、术业有专攻，强调的是纵向的专业性，强调的是深度，实际上广度也是一种深度，而且广度提供了更好的深度。分析工作的下一步，还需要另一种技能——思考和研究的技能，这就需要用到批判性思维，要通过思维训练来加以完善。培养一种质疑的精神是非常重要的，培养一种基于逻辑的理性是非常重要的，首先是质疑，其次是逻辑，二者缺一不可。而作为一个卓有成效的分析家，他的思维方式永远都是疑问句式的，要以疑问的态度看世界。这一点，永远要记住。

第三讲　信息的挖掘 ································· 55

> 信息分析犹如考古学，都是追踪研究，信息挖掘则是考古学上具体挖掘的点。信息分析的专家都是好的猎人，他们总是善于在信息森林中追寻猎物。信息挖掘的关键就是利用批判性思维和研究团队的力量去追踪线索，深入资料，去比较、去探究，确定一个挖掘点，找出有价值的证据、数据和信息。信息挖掘与推导分析一样，都是信息分析工作的组成部分，但是信息挖掘更加适合起步阶段的新手，要做好信息挖掘，必须关注资料的细节，深入其中，才能有所建树。

第四讲　推导和判断 ································· 81

> 现实中的信息世界，复杂而诡异，极易令人失去判断力，陷入迷茫无助的境地。推导和判断是信息分析中最高级别的工作，难度很大，但非常有趣。推导和判断是在整合逻辑、清理逻辑的基础上，一方面是用逻辑来判断谬误，发现谬误；另一方面是用来演绎推理，形成下一步的结论，这是推导和判断产生的基础。推导和判断，在现实工作中，往往不是集中在一个问题上，而是通过层层推演，最后集中在一组问题上，形成逻辑的链条，将信息组合成信息链，让事件变成一张事件网，这种网型的模型（渔网模型）就是我们认识世界的基本形态，而分析逻辑以及批判性思维是根本的基础。

第五讲　结构化的记忆 ······························ 107

> 信息分析，不是像某些大学教授讲的那样，系统是系统，逻辑是逻辑，两张皮，信息分析与系统的关系，重点在于结构化。认识问题是结构化的，记忆也是结构化的，所有的一切都是结构化的，这种结构化方法的引入，才是系统论思想在信息分析当中的体现和运用。所以，绝对不能拆开了去看待，否则你读了再多的书，也搞不懂信息分析是怎么回事，也做不了信息分析。

第六讲　结构化的写作 …………………………………………… 121

> 写作在很多时候都是一种碎片的再整理，这是一个碎片整合的过程。碎片的整合要依据一定的原理，依据一定的框架，因此这种整合或者说拼合，是一种结构化的整合。掌握这种结构化的整合方式，可以高效率地处理文稿，可以更加有效地传播，打造个人独特的品牌。写作要由小见大，由小到大，首先学会小文章的写作，这有利于驾驭大文章、大报告的写作，要通过比较和学习来掌握写作的技巧。

第七讲　数据驱动 …………………………………………………… 145

> 数据是重要的资产，数据是重要的资源，数据的运用是基于不同的、差异化的数据策略，运用数据策略的基础是数据关系模型，以数据关系模型展开，沿着数据收集和来源、数据的真伪辨识、数据的逻辑关系、数据的预测和输出四个方向，分析利用数据，这是在数据运用领域安邦方法的根本。

第八讲　流程与控制程序 …………………………………………… 157

> 流程是重要的资产，关系到价值。流程就是一种控制程序，它与标准和要求嵌套在一起，发挥着控制品质、确保效率的关键作用。流程的完善是一家咨询机构或者智库的关键标志，失去了流程的保证，实际就没有机构和团队的存在价值和意义。好的研究机构，都有大量并且逐渐完善的流程规定，应该逐渐掌握，有序进步。

第九讲　信息方法 ·· 181

信息方法与常见的学术方法不一样，信息方法更为强调信息资源、信息工具以及信息科学的概念和做法。信息方法是安邦方法论的重要核心，也是安邦在各种研究方面，形成重大成就的基本保证。所谓信息方法，就是大量运用科学工具和科学概念，对大量信息进行追踪、研究和处理的方法，根本目的是做出预测和判断。对此，应该在方法论和学术范式两个层面加以理解，既要能解释安邦方法论的差异，也要能运用安邦的方法论，形成良好的工作习惯，实现研究能力的自我转轨。

第一讲

知识的带宽

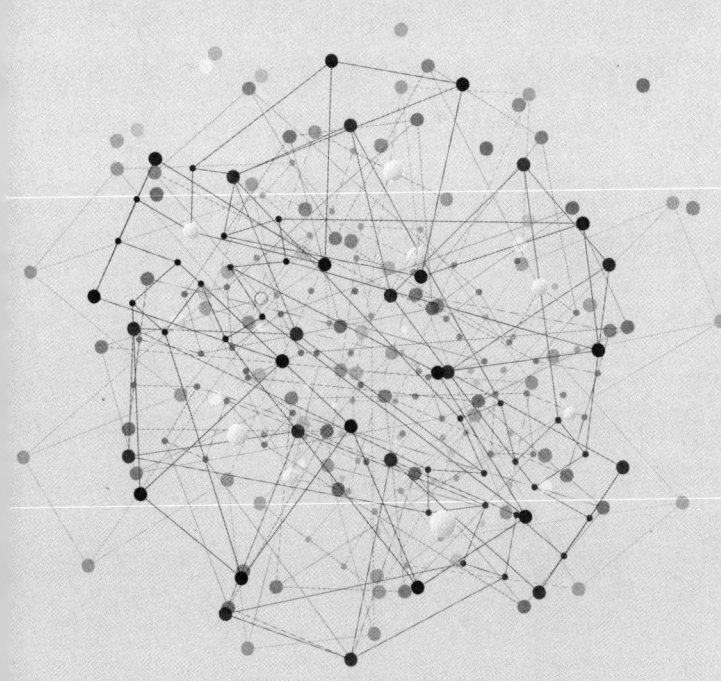

历史在发展，知识也在发展，随着时间的推移，论文和书籍叠层架屋，我们传统的学术体系，各种浩如烟海的知识早已经越积越厚，在这种知识体系中前进，只是在一个点上去追寻、去挖掘，就如同矿工挖煤一般，刨出的隧道越来越深，周围却越来越黑，越来越窄，创新的难度也越来越大。面对这种情况，如果要想提出一种与众不同的思想，表现出一种与众不同的见识，让别人佩服，就必须打破系统和系统的边界，走出线性思维的局限，发展系统之间的融合与交融，建立新的结构。广度也是一种深度，而且这个深度更加适合时代的要求，适合时代的发展。在信息时代，知识只有通过路径的深入探寻、认知的宽度拓展、跨界融合突破，才能得到有效率的成果。

讲课实录

任何工作都需要一定的知识，都与知识相关，存在一个知识积累的问题。一个深度，一个广度，这都涉及知识点的问题。我们的学霸很容易在这方面就被困住出不来，知识点实际越广泛越好，广度可以更深入地了解知识的属性。男人和女人的区别，通过对比，就比较容易了解，如果总是在男人圈里打转转，就不太容易了解这种区别，对不对？我不知道以前有没有人这样讲过，我认为可能在20世纪的中末期，或者说21世纪的开头这几十年。就是2010年以前，这个世界上的人文学术研究，顺着线性的方向走，基本已经算是快走到头了，很难再顺着线性的方式和思路追寻获得新的研究成果，获得更大、更多的成果，难度变得越来越大。

西方的学术体系，从古希腊之后就建立在批判性思维的基础之上，不断地堆积知识，越来越厚。你们在写论文的时候，博士导师一定会告诉你，先要到图书馆查明白，在这个思路之下，前面已经有不知道多少人做过同样的事情。你泡在图书馆里不停地翻阅，你会发现在浩如烟海的资料中，很多的地方都留下过别人的印迹，很多东西，别人的眼光都看到过；很多东西，都被别人做过、讲过。顺着再往下走下去，难度变得越来越大，而且要看的东西越来越多。现在的网站，每一年增加的字节数都是天文数字，先是用TB来计量，后来是用ZB来计算信息资料的增加量。其实就算没有电脑，没有互联网，没有打印机，即便过去完全靠纸张去印刷，去出版，可由于印刷术的进步，也已经带来了人类文明的巨大提升和进步，已经造就了海量的资料，所以图书馆才会变得越来越宏大。

当年亚历山大在埃及创建了著名的亚历山大图书馆，他为了充满图书馆的空间，在征战当中，他从全世界除了搜刮金银财宝，很重要的一个目的就是劫掠各种各样的文史资料、文献资料来充实自己的图书馆，当时随着亚历山大的东征，他在世界范围去做这件事。所以这个图书馆的资料堆积量、积累量有一个相当惊人的增长。在这种情况下，如果你在图书馆，你一生之力能看多少？恐怕永远只是积攒一点点。目前信息方法提供了很多的工具供你使用，例如，百度、谷歌等检索工具，研究条件非常好了，今后还有大量的人工智能方法可以运用，这都是为了应付海量信息增长的局面所形成的工具。顺着线性思维再往下走，往下看，一代一代的学者不停地做下去，学术的出路，难度是越来越高。从社会科学这边看，难度已经表现得比较明显。很多工作，往往仔细一看，这个研究问题过去就已经有人做过。

我们中国在做一些研究的时候，不太讲究知识产权的问题，学术不严谨，使用别人的观点，也不会加个括弧，注明谁谁在哪

第一讲 知识的带宽

一年讲过,中国学者经常把别人的话,别人的观点,"翻译"后变成自己的话,自己的观点。大家不会在陈述问题时,在讲自己观点的时候说,坦率地承认,不知道过去有没有人讲过这个事情。目前很多人的观点其实全是盗版,当成自己的东西在讲。我想严格地来说,按照知识的线性发展和积累认真追究起来的话,大多数人讲的大多数话,过去一定有人讲过,一定有人曾经说过,做的事情也一定有他人做过,只不过你并不在意,或许在不经意之间就去践踏了别人的知识产权。这是知识积累造成的问题,知识太多也是问题和麻烦,用起来不好用,出成果很困难,可能一些问题可以归结到这一点。

那么在这种情况下怎么办?怎么去实现一种创新的追求?在安邦智库工作,我想让我的观点讲得非常的出色,一下就能够征服别人,我期待能够提出一种与众不同的思想,能够表现出来一种不同的见识和观点,让别人很佩服。

究竟应该怎么做呢?

信息分析思维告诉我们,它更多来自于体系性的交融和融合,问题、创新和见识,特别是观点,目前更多的来自于系统边界上的融合性、交融性的发展。融合与跨界,目前是一个非常重要的系统概念,比如苹果手机,实际就是乔布斯灵机一动想出来的。因为在苹果手机出现之前,手机已经在这个世界上泛滥成灾,如诺基亚和三星品牌的手机等。还有掌上型电脑也已经有了很多种，如 palm 掌上电脑，都是普遍使用的。于是，搞一个跨界性的做法，就是一种很取巧的理想做法，把掌上电脑与手机合二为一，这个突破很简单，问题是大多数人就是没有想到，也有可能是想到没做到，或者做得没有乔布斯好，结果就导致了苹果手机的诞生，世界也诞生了一家世界级的跨国公司，一家知名度非常高的企业。这就是跨界的魔力，简单而有效。这种跨界可以迸发出你无法想象的力量，可以出现超越成功的成功，只要你具有信息分析思维，那么创新思维就非常容易在跨界的系统概念基础上发生。

关于信息分析思维，我正在写一本书，希望到时能讲清楚这个问题，现在比较流行的则是批判性思维，我们先讲这个批判性思维，但也无法回避信息分析思维中的一些概念，目前大家只要知道信息分析思维是比批判性思维更高级的思维方式就可以了。对于批判性思维，你可以这样去理解和认识。批判性思维就是要用一种疑问句式的方式来输入问题，面对问题的时候，都是疑问句式，这是真的吗？这样做好吗？为什么这样做？这样的思考形态就是批判性思维的基本模式。不过，在批判性思维的主轴之下，它是线性发展的，向纵深，再向纵深发展，思维的路径总是越走越深。大家想象一个竞赛，有点像矿工似的，在一个黑暗的隧道，用镢头在里面拼命地刨，周围越来越黑暗。批判性思维有点像这个意思，一个劲地往前走，追求的是深度再深度，而且越来越深，好像没有尽头一样，难度也越来越大。作为对比，请再想象一下，目前出现了一个横向世界，我刚才讲过跨界，讲过综合，讲过边界，我在提到这些概念的时候，已经意味着一个系统的出现，因为只有在系统概念的基础上，才有所谓的边界，才有结构，才有综合的可能。系统和系统之间的边界得到确认，系统和系统之间就有了融合的可能，有了跨界和综合的可能。这样的思维方式可以让你发现，认识路径出现了横向扩展，我刚讲的苹果手机的道理实际是一样的，这种创新实际上就是跨界，是一种横向的创新。原本手机是手机，掌上电脑是电脑，把它融合在一起，这就是一种跨界的发展，形成了新的系统，而这种跨界的发展结果，带来了创新的成果，那就是"全新概念"的苹果手机。

这是在认识、在看问题方面的方法论，也是信息分析思维和批判性思维的差异与范畴问题，那么它与知识点有什么关系？方法都是为了寻找知识，方法与目标紧密相关。世界上没有无缘无故的爱，是不是这个道理？

正确地运用思维技巧和思维方式，为大家在寻求成果的过程中，创造了更大的成果可能性，这个过程在告诉大家，一种成功和成果的可能情境。让你可以看到一种前景，如果像过去一样，在一个很深的点上去苦苦追寻、去挖掘、去做工作，难度会变得很大。信息时代、信息环境以及未来的世界要求你，必须更多地去做那些扩展自己知识点，去做更多的、及时的、横向的知识工作量。这意味着过去你不关心的事情，可能你现在需要关心了；过去没有注意到的事情，你现在必须刻意地去注意到；要随时随地习惯于检索自己所不知道的概念，利用检索工具去追根寻源，层层扩张自己的知识点。将知识点从一个点，扩展为一个面，最好还要能够一个连着一个，形成信息链。

目前信息环境已经发生了巨变，学术方法、知识方法再不改变就是一种愚昧。这种改变随着互联网的出现而普遍化，信息获取的便利化程度空前提高，同时信息和数据的大量涌现，鱼龙混杂，真假难辨，又倒过来压迫你，迫使你必须得去寻找，学会利用各种工具，否则你就会面临很大的风险，面临着某种尴尬，要犯大错，甚至正常生活都困难。比如，现在经常发生的骗钱故事，什么人编了一个完整的故事告诉你，你银行卡里的钱可能被转走，你先不要急着说"没这事、不可能"，大多数人实际没这个自信。我们有人了解警察怎么立案的吗？这就是知识点，我看很多人是不了解的，这样一个骗子打电话过来说，"我是公安局，你卷到一个什么案件里面去了"，你不了解就会上当了。你会真的发现，目前的信息社会连人的生活都变得很困难，处处都是坑，处处都有这种、那种风险发生。

比如，你是学地理信息专业的，你可能学得非常好，老师给你讲的都能掌握，但是地理信息系统可以应用在哪些方面呢？怎样才能用好？立刻就出现了麻烦。因为可能的应用涉及其他大量的知识，可能涉及众多的行业，可能涉及国家各个层面，可能涉及地区，可能涉及山脉、河流、森林，还可能涉及某一种奇怪的动物，可能是它的分布，可能是人口，可能是年龄，可能是地理教育，这个范围太广泛了，但所有这些知识都会在具体应用领域构成挑战和麻烦，缺少了，你就没法应用，没法用好地理信息系统。你只有对它们有所了解，你才能知道你的知识系统可以成功地应用于哪些领域，可以在这些领域里面创造出与过去截然不同的、非常好的效果。因此，目前知识的口径远比过去宽得多，成功效果的诞生，与你跨界去认识问题，与你的兴趣点非常广泛，都有着巨大的关联。

过去，我们非常推崇专业，所以才有"专业人士"这个词汇，我学汽车的只懂汽车，我学化学的只懂化学，我学钢铁的只懂钢铁，别的都不知道，那么现在根本不行了，在我们的信息方法中，更加不可以。如果说你现在继续坚持这样的做法，你等于是在自我约束，自己套上了一个枷锁。你看到某个名嘴在讲，明明意识到他讲的不太对，但是如果你想反驳他，你发现自己在这方面知识点有所欠缺，说不出来，那就很着急。其实，这种时候你可以谷歌一下，可以赶紧查一下，检索一下，核查一下。这个工作就是你必须要做的事情，这就是信息方法的应用和要求，这就是我们的专业工作，不是偶尔，而是必须要这样去做。只要发现我们不知道的事情，立刻就要查一下，比较一下。我愿意把这个事情在高度上再拔高一点，如果说过去只是在研究某个问题，作为一种学术要求，为了论文的完成，你才不得不去探寻这个事，目前则应该作为一种生活的基本需要，作为一种条件反射来做这个事情。如果没有这样的意识，你们就会变得非常被动。简单来讲，就和北京胡同里的老太太一样，在信息时代你很快就会衰老，很快就会变成一个知识匮乏的人，成为一个缺乏系统逻辑、缺乏判断力的人，只会并且只能跟随别人唠唠叨叨地瞎评论。

顺便讲一个有意思的话题，来看看客观判断力上的差异。

我曾经研究过一个问题，俞敏洪曾经对中国的母亲提出了一种指责，他说中国人出现的若干问题，主要责任在家庭中的母亲。当然他这样一说，铺天盖地的"母亲"就对他提出了指责，打得不可开交。网络社会就是这样，跟着起哄的人多，大部分都是瞎评论。如何客观地解析这个问题呢？有一句俗语说得好，"女人生娃傻三年"，我看大家有时候还是要承认这个问题的客观性，分析起来问题的关键还是在于，为什么会这样？大多数生完孩子的妈妈，更多的心思是要放在孩子身上的，围绕着孩子的事情很多。围绕着生孩子的知识点，我在思考一个问题，这个事情究竟是客观，还是仅仅为一个道德判断，或者根本就是一个无中生有的问题呢？如果放在平常，这个事情似乎与你们中的部分人，距离十万八千里，我关心他干吗？于是通常就被丢在一边，没人关心这个问题。如果你从不放弃知识点，凡事都去加以思考和深究，并且有这样的思考习惯，那么你就会发现一个非常重要的问题。可能一下子你就会发现这个问题几乎与人人都有关系，这个问题的客观性展现了出来，甚至成了一种可怕的现实。你们中有人是有孩子的，我也有孩子，过去我也从来没想过这个问题，俞敏洪提出了这个问题，才引导我开始思考和追寻这个问题，才能在平常中看到异常，在情绪中看到客观。这中间最关键的核心在于，女性在付出劳动带孩子的过程中，其行为是存在边际成本的，假设她可能用了三年的时间把孩子带得稍大一些，可以到处乱跑了，但这三年时间对于女性个人来说，实际是人的寿命当中最高效的一个时间段？想一想这个问题，女性最精华、最高效的时间段，本来可以用于自身学习和提高的时间段用来带孩子，这一定会造成男女差别。我们假定男女都一样，那么同样是人生最精华的时间段，男性干吗去了？他没带孩子，他与社会保持着高度的接触，学习和提高的机会很多，同样一个时间段，女性却没做这个事情，而且由于效率差别，后来也很难赶的上来，于是男女的差别就看出来了，实际这种差别还是很大的。我这里讲的不是俞敏洪的责任问题，是由他的问题开始，考虑到一种家庭的客观现实，也就是男女差别的问题。我想很多家庭最后以离婚收场，男女之间没话讲，大家也听说过，什么"七年之痒"或者"三年离婚危险期"之类的说法，这都是有原因的。原因就在于男女选择上的确存在着巨大的差异，而且这种差异会影响到他或她的一生。知识、学习和提升，速度增长最快的时间部分，就在 30 岁左右，就在生孩子的这个阶段。男人和女人之间从客观的知识点来判断和分析，真正拉开差距的时间点就在这里。因此，它不是一个傻不傻的问题，不是一个性别问题，关键在高速知识积累的年龄段里，男女把精力和时间分别用在了不同的方向上面，这才是真正客观的一个结果。

抓住知识点以后你经常会发现一件很没意思的事情，或者说，你觉得没什么必要关注的一个事情，但信息方法会让你发现、发掘出一个非常有意思的结果，一个出人意料的结果，有时还会形成一个新的知识点，一个新的观点。因此，永远不要说"我没兴趣"，要永远保持兴趣，在任何事情上保持兴趣，挖掘知识点，在挖掘知识上踩油门，这样不但你可以永葆青春，而且还能让你与众不同。

有了概念和观点就能解释现实，目前有很多的社会现象，比如，丁克家庭，有些人就不能理解。实际上丁克家庭就是男女把所有的时间段都用于同步发展，确保生活品质，最起码有了这种可能性，因此，这就可以解释一种社会现象——丁克家庭现象。目前还有很多的家庭对于带孩子产生了大量的争吵和分歧。真正的原因在哪里？真正应该解释的原理基础是什么？还是男女之间的认识效率问题。大家要注意到，在家庭事务中，这不是一个应该不应该的问题，如果你把重点放在应该不应该之上，那就是道德判断，道德判断就打起来了，产生的就是评论，评论对于我们智库而言没有意义，客户不是因为评论付钱的，其价值不高，含金量不高，社会舆论圈层里面随时可以获得评论，用不着专业分析，因此，智库的专业工作就是要寻找某种可能存在的逻辑！这个逻辑经常是用观点的形式来表现的。

讲这个例子的原因在于，知识经常并非像科技字典一样，是明明白白摆在那里的，它经常是一些触发灵感的事情，它需要你的追寻。一般的人，普通的人，眼前划过去的、类似的事情多得不计其数，这个与我无关，那个也与我无关，什么都是"飘过"，差别就在这里出现了,每天的每时每刻,有人会关注一些事情,大多数人不关心,最多只是"知道"或者"听说过",这样大多数人就失去了对知识的认真提炼机会,失去了认真思考的机会,最后就失去了对未来社会的正常理解和认识,所以才称之为普通人。这种普通人或者称为是社会大众,对他们而言会有一种什么结果?他们实际就是把自己的命运拱手让人,由别人来决定。事实上,只有很少部分的人,比如高级知识分子,比如某个部门的决策官员,某一个很有钱的企业家,他们才会因此付钱,让一些专业机构来帮助其处理这些事情,安邦就是这样的一家专业机构,就是在做这个事情。因此,当我们的客户把自己的命运交给你去管理的时候,你要知道,你眼前如果在"看电影",这个没关系,那个没关系,这个我不知道,这个无所谓,看了看没意思,这就会带来致命的影响,这是极不负责的表现,失去了客户的信任。实际上,社会上发生的一切事情都"有意思",没有"没意思"的事情,只是有你无法理解的事情,有那种理解不了的事情,这其中的差别很大,大家一定要把握和理解,这关系到安邦作为智库的使命和社会定位,关系到机构之间的区别。

我非常鼓励大家,要拼命扩大知识点,扩张知识面,不要惧怕知识点的多而广泛。我那个年代想学到点东西有多困难啊。我们这种60岁的人,当时只能看看书,除了看书也没电脑,就更别提互联网,电脑在那个时代都是四五万块钱才能买一台的台式机,那时电脑是很贵的。目前,你们都具备了非常好的条件和环境,时代迅速地进入到了互联网时代,进入到了信息时代,信息浩如烟海，再能吹牛逼的人，现在也不敢说自己"什么都知道"了。在这样的时代里面，关键是要形成非常好的知识习惯，把自己的知识范围、视野范围，把自己的知识潜能，一下子释放出来，窗口打开，不能允许你自己的视野和知识范围越来越窄，变得深不可测，直至完全消失，让整个人生彻底陷入困惑当中，这种"深不可测"是一种悲哀，这对知识时代的人生来说太恐怖了。最后收缩的结果就是世界对你来说太陌生，陌生到你完全无法理解这个世界。接着就会出现心理疾病，焦虑症，抑郁症，还有各种各样的问题，根本谈不上什么世界对你的吸引力，因为你完全与世界就是"两张皮"，互相隔离，你对世界是完全陌生的人，没有一件事你能理解和消化的，你觉得隔离在世界之外，一切发生得太快，这个世界你完全看不懂，无法理解。

现在的世界，变得实在太快，这是信息推动的。过去可能需要 20～30 年才会发生的变化，现在由于信息量的爆炸式增长，变化的速度非常快，大量的信息，大量的知识点，随时浮现出来，这就对个人的知识积累习惯提出了巨大的挑战！过去，你在 40 岁的时候，还能洋洋洒洒的跟人讨论一些有价值的事情，那么现在你可能在大学毕业之后的短短几年时间里，就失去这种能力。你没学到多少东西，你对外部事务的兴趣，迅速地被融化了。因此，现在的世界，压力是很大的，你不能允许自己忽略掉大量有趣的事情，你只能跟进，最好是在掌握技巧的基础上跟进，在认识和理解的基础上跟进，而不是盲目跟进。现在之所以有粉丝经济，其实粉丝恰恰就是一个盲目跟进的群体，不要

第一讲　知识的带宽

那样！

最近发生了埃航飞机的坠毁，我们跟进了这一坠毁事件，有一些成果。其实，这个事情你也可以做，但也可以不管它，这取决于研究态度，但只要坚持这样做了，专业态度就没问题，慢慢地工作就会上轨道，就会从不专业变得专业。所谓研究其实就是一种生活方式的转变过程，研究就是一种生活方式，这句话我经常讲。你们看到我分析的埃航事件，纯粹就是一个"玩推导"的过程，其实我也的确不是认真的，整个推导过程，对我来说就是一闪念之间完成的，就是一种玩法。你们最终的目标，也是要做到这种程度，才能称之为我们这个行业中的专业人士，但其中的基础和条件，就是你要有广泛的兴趣，你要有广泛的视野，不能允许有些东西轻松地从你眼前划过去，不能允许那种情况出现。有一些东西你可能觉得没有意思，你以往绝对不会有兴趣关心的，现在你就要注意了，这很可能是因为你没有发现其中的奥妙所在，你才会没有兴趣。当你发现了这一奥妙所在，你就会对世间万物充满了兴趣，你会觉得我们这个世界非常精彩。

最后说一句，不要怕脑袋里面塞满了东西、实在塞不进去了，脑袋里面的空间是可以无限扩展的，如果你觉得脑袋里面的空间不够，难以跟进，消化不了，自己太忙，那只是证明你过去的能力太差，你的脑袋没有像自己想象中的那样好，那般灵光。如果存在一个大脑的知识带宽的话，实际这个带宽是有弹性的，知识的关联性导致你获得的知识越多，大脑的带宽就越大，能理解的事情就越多。信息链的概念说明的就是这样一种效果，它是一种加速反应的链条，互相有关联，一连一串，速度很快，有兴趣的话，可以看看这方面我写的书，也可以与我讨论，这是挺有意思的一个信息分析行业的概念。不过，最重要的是先要培养自己，培育自己对知识点的广泛兴趣，试着做一些挖掘，试着找出一些差异化的思考，这种差异化的思考就是创新思维。它一定发端于你的知识点，再由知识点扩展为思路，一定要有开阔的思路。

第一讲　知识的带宽

课后 Q&A

Q：这个课程属于信息分析业务的简单培训，我们请陈先生来做这个培训。陈先生大家都知道并且熟悉，他实际是信息分析的创始人，他从事这个工作已经有几十年的历史了，中国以前并没有互联网，在那个对信息尚不了解的时代，陈先生就已经开始从事分析专业，并且明确定义了信息分析以及信息分析的很多相关概念，他是名副其实的信息分析界的权威。陈先生由于工作关系，并不是经常能够给大家来讲课，大家都知道，通常外界请陈先生参加一些答疑的活动都很困难，所以希望大家能够抓住这个宝贵机会，多多请教一些问题。

A：谢谢大家的参与，我在这里采用分段式的讲课方式，因为时间的限制，每次只能讲一个重点领域，时间还不能很长。我希望大家踊跃参加讨论，最好是从讨论开始，然后我可以尽量有针对性地与大家聊聊，有重点的讲一些问题，这样对大家的工作和学习，可能更有帮助。

Q：现在属于一个信息泛滥的时代，怎么来判断它是有用的东西？很多信息混在一起，怎么去选取一些有意义的知识点？

A：这是一个很好的问题，关系重大，但这个问题实际主要是一个定义问题，你能定义问题了，你有能力去定义问题了，那后边的事情就好办了，你一旦清楚了问题的性质，就会知道价值取舍，这犹如要看一个人的品质好坏，最重要的是定义他所做过的事情，因此，关键在于问题是定义以及相关的系统概念。要知道定义与系统概念是有着密切关系的，系统是有边界条件的，做什么事情，一定要知道自己的边界在哪里，知道问题对象的框架、标准、底线和原则。所谓的系统概念，主要涉及的知识构成，就是框架、边界和结构等，有人经常做一些综合性的东西，如报告等，其实这都要拜托系统概念，没有系统的存在，那里来的综合？关键是要认识系统，了解了一个系统，就容易下定义，知道了一部车子，就知道车子的好坏，价值自然也就知道了。还有一点要注意，一件事情可能就是一个系统，这个系统一定有关键点，那就是系统的核心，这样才能驱动，系统才能运转，你要的知识点，有价值的信息，就在这里面。

对于问题的认识和定义，对于知识点，对于各种选项来讲，关键在于，你要有这样的一个系统概念，那么怎样才能建立这一系统概念？一般的来讲，你可以参考其他东西来建立这样的系统。比如，参考你的研究范围，可以参考研究团队的成果，它们的边界和框架体系是一个什么样的范围？比如，我们的宏观研究团队，在宏观经济的范畴里面，经常涉及的公共政策，甚至一个报告的目录，一本书的目录，都可以构成为你的系统认识，成为系统边界，构成为你的边界条件。还有一个就是个人感兴趣的领域，也可以作为这种边界条件来对待。从发展的角度来看，任何事情都是动态的，它都在运动，都在变化，一件事情的轮廓和运

第一讲 知识的带宽

转、演变进程,这就是系统。当你真的搞明白了,认识清楚了,你就会发现系统实际是由一条条的运动逻辑组成的,支撑起来的,那条逻辑有用,那条逻辑没用,选择权就在你。不要看见有人振振有词地讲一条自己的逻辑,实际就是讲一个自己的观点,结果你就被喷晕了,实际那最多仅仅就是逻辑组合中的一条而已,你轻易就被喷晕了,说明你的训练不够,还太嫩。

系统认识、边界、框架、标准等系统分析要件和认识要件当然还与个人能力有关系,与一个人是否是个天才,也有关系,有人的确认识问题会快一点,对问题的认识,有很高的敏感性,这是个人才华问题,要承认这一点,但也要看到,这同时也是个人的专业训练问题,是专业水平问题。个人的能力,随着对各种信息的判断和解读,随着时间的延长,你的训练水平会越来越高,你识别问题的速度就会非常快。如果训练得法、自觉而持续,你就可以吸取更多的东西,你可以非常迅速地判断哪个是垃圾性的信息,哪个信息是很有意思、有价值的信息,因此,系统认识、边界、框架、标准和条件等等,都与你的能力和训练水平有着很大的关联,最重要的是,大家要去主动地做,持续地做,训练是做出来的,不是看出来的。在这方面,不要害怕与畏难,不要让自己的消极天性被激活,一开始对很多年轻人或者应届毕业的学生来说,先不要考虑复杂的系统和边界问题,大家在讨论的时候你就跟着走,然后慢慢地建立起自己的兴趣点,跟着走一趟,房间大小就知道了,生活中的道理与学术活动是一样的。关键要打开心扉,认真去读别人的东西,因为你是要积累问题,一张白纸什么东西都可以往里放的,随着你看的东西多了,你就可以为很多事情的理解，建立起关联性，有了对限制性条件的认识，这个时候你的系统认识就成熟了，对问题的定义也就熟悉了，价值取舍也就好评估了。我认识协和医院一位很高明的医生张烜，他目前起码也是一个协和医院教授级的医学权威，当年他在做学生学习的时候，为了彻底掌握和研究风湿问题，一个人扎到协和医院的地下室，一口气研读了2000多份以往的病历。权威之名，不是烂得的，那是真功夫，不肯花时间是不行的。

还有一个因素就是团队问题，智库工作是一种团队研究的模式，这个团队的作用，大的超乎一般人的想象。谁要是说团队没作用，我在这里都是个人做个人的，那只能说明你所在的机构根本就不是一家真智库，可能在大学里面是这样做事的，但在智库是很难这样做事的，这种范式上的区别实际也与系统概念和系统认识有着强烈的关系。

智库推崇的团队研究模式，关键作用在于这个团队可以为你建立起某种系统认识，建立起边界条件，建立起标准、框架和原则，更为重要的是，可以确保这些研究要件，维持在一个比较高的水平之上，这样你就可以很清楚地比较，知道自己该做什么，不该做什么。如果你是一个人茫然无知地去试探，凭主观认识，凭过去的经验去做研究，失去了团队的支持和配合，你可能就要走很多弯路，找不到关键所在，兴奋点的地方都不对，知识点也走偏了，最后可能都不知道走到哪里去了。这样只会让思路信马由缰，完全就是兴趣导向。要知道个人兴趣导向的效率是比较低的，真正的研究要坚持问题导向，这样效率就会更高一点儿。而这个问题导向的控制，对于问题动态走向的控制，问题和对象的动力结构,往往是研究和认识问题成功与否的关键,这一点在很多情况下,一定是靠团队来建立并且提供支持的。因此,在智库工作,你一定要关心团队正在研究的问题。

在安邦有很多研究简报,研究简报反应的就是问题的动态变化,显示了追踪研究的进程。什么事情都等水落石出了再说,等事情死了再说,等糟糕的结果出现了再说,那就是评论。打个比方,人都死了,评论得再出彩,说得天花乱坠,也不如治病救人来得重要,对吗?所以追踪研究非常重要,它反应的是动态进程,呈现的系统认识里面的逻辑演变,这可以让你有机会验证逻辑的演变,确信自己正确与否。

研究团队用什么来展示这种追踪研究?用什么展示变化,解释变化的意义?其实就是要互通消息,互通信息,这就要利用简报工具,常看简报的人,知识点会非常丰富,对重大事件的逻辑认识不会走偏。在安邦我们有很多的简报,比如《每日经济》《每日金融》,还有其他的研究简报产品,那里面反映了很多我们正在关心和讨论研究的问题,让你知道重要的知识点,让你了解研究的进展,事情演变的真实动态。作为年轻一代的智库学者,你一定要关心研究简报,通过简报去获得团队的支持,要仔细去看,去想,为什么大家都在关心这个问题,它与现实公共政策或者其他的事态有着什么样的关联?时间改变了,为什么又重新唤醒这个问题?你只有这样认真地对待研究简报,去读,去思考,去跟进,你才能够形成一个有效的系统认识,体会到框架、边界的意思,再从中定义和评估。目前,很多年轻的智库学者对于研究工作就是一种"交作业"的心态,写完了赶紧下班,这不是健康的心态，甚至可以说，这是自己在浪费自己的时间，你不会利用这样的宝贵工作机会，去学习和提升自己的能力。你的确拿了工资，但实际你丢掉了含金量最高的东西。

团队研究会产生一种化学反应，激活你的灵感，让你走出消极的自我循环，这就是团队研究对于系统认识建立过程的重大作用。作为一个智库学者，没有得到实质性的团队支持和配合，这是一个非常麻烦的事情，是一种悲哀，那样你只能钻进兴趣导向出不来，只能被迫维持一种完成"作业"的心态。最后的结果就是，你感兴趣的东西与整个团队所做的事情完全是不搭界的，不匹配的，别说问题导向，就连"问题在哪儿"都搞不清楚，最后你只能被迫离开，做一些分散性的，不管大家关注不关注，社会对你的兴趣有没有兴趣，只能这样慢慢地去乱碰、乱撞，其实现在搞评论的人，大都是这样的人，活跃在舆论场中的人，有成功的人，但失败的人更多，他们所有人都是这样的人。应该说，这个局面是一个不太好的局面，层次不高，本来可以登上研究的神坛，成为万人膜拜的经典，结果却因为方向搞错，路径出了问题，迷失了方向，个人付出的成本和代价就太高了。

讲得有点散乱，再强调解释一下，就是要从知识到系统，通过系统认识，来定义问题，通过问题导向，找准、瞄准价值点和知识点，避免随意地评论和情绪发泄，学会研究，要利用团队研究的成果来为自己助力，这是捷径。

Q：在形成自己观点的时候，拿不准，不确定，利用工具检索之后也没找到相关可参考、可借鉴的内容，这种情况您有什么建议呢？

A：我要首先祝贺善于利用检索工具的人，这表明已经形成了知识的检索习惯。对于其他问题，我的建议就是你还可以在谷歌和百度之外借用其他工具，比如，广泛的书籍阅读，建立、组装、形成自己的思想体系。书籍也是可以建立系统认识、边界和框架的，尤其是经典书籍，尤其是资料性的书籍，这两个性质的书籍是最常见、最有用的书籍。前者提供了可信的系统框架和系统认识，后者提供了大量的证据和数据，方便你去论证。

我们现在的办公室犹如图书馆，里面有很多书籍，怎么就没人看？有的人说，"我今天没什么东西可写"，实际上你随便翻一本书，那些书里面都有很多重要的资料信息可以加以利用。书籍阅读与大学的学习没什么分别，关键是问题导向，你有了问题导向，书籍就可以成为一种很重要的帮助，一种重要的资源。通过书籍的阅读，你可以看看别人是怎么认识问题的，有什么精彩话语，有什么关键论证，你可以在其中挖掘出一条条有价值的信息，做出笔记，写出简报与人分享。再有一点，我强烈建议你一定要与别人多讨论和沟通，这种讨论和沟通可以印证一些想法，激发灵感，这是一种重要的分享。它可以支持你的一些想法，或者否定你的一些想法，这就是学习。

在我看来，人生提高自己，就是三件事——阅读、思考和讨论。这三件事就是终极学习，一切学习之本。对于中国年轻一代的智库学者来说，最重要的就是讨论，中国人的沉默寡言是真要命，重大事情害怕不开口，总是担心说错了怎么办？面子比脑子看得更重要，实在被逼的没办法了，就骂街，走情绪化发泄的路子，这些表现都很极端，其实就是非理性的表现，非此即彼，缺乏素养和专业训练。

我非常鼓励大家交互讨论，有问有答。其实咨询这个词汇，一咨一询就是问答，如果你没有这样的一个过程，只靠被动地灌输，这不是一个健康的成长过程，这等于是一个心理年龄很幼稚的、没长大的状态，还是在学校的那种幼稚生。我在这个世界上看到很多心理年龄不成熟的学者，离开大学已经十几年甚至二十几年了，但是心理年龄还依然停留在大学阶段，他的观点对研究的认识水平还处于大学阶段。大学说一定要有资料，一定要数据，一定要模型，这样才能写成一篇论文，结果已经40多岁、一个很高级的政府官员，在与别人讨论问题的时候，还是在强调这个数据怎么样？"没给数据，这个结果就有点问题了"等等，这样的认识水平，显然很不成熟，作为一个高级官员，根本没在状态里面，不掌握情况。类似的这种现象，现在社会上俯拾皆是。我不希望大家在这条道路上继续走下去，大家应该培育出一种能力，这种能力能够让你变得非常成熟，能够让你显得训练有素，拥有基本判断力。在这个过程中，思想交锋是必需的，讨论是必需的，只有通过思想的交锋和讨论，理智才能爆发出来，灵感才能积聚，才能避免稚嫩，转为成熟。

我必须告诉大家，尤其值得重视的是，判断力是一个很奇妙的东西，读书是为了提高判断力，而这个判断力不是天生的产物，它也是积累出来的。你看到的一份报告，阅读一本书，听到的一段讲话，或者看了一段文字，一定要想一想，作者处于一种什么样的水平和阶段之上？代表了作者是什么样的特质？你这种疑问的审视态度，最终能够提高你的辨识水平或者鉴别能力，这是一个成熟和训练有素的表现。否则，别人站在舞台上发表个演说，你听了也频频点头，这就没展示出来你的训练有素的水平和你的成熟度。你应该立刻就知道这个人的水平。他究竟是学院里面一直在讲一门课的老师，抑或是一个训练有素的、接触实践并且在非常多的实践场合里锻炼出来的一种实战派人士，你应该有一个定义，你应该有一个判断，这样对于你未来的成长非常有帮助。

Q：现在安邦每年的系统进步是非常明显的，与社会上的知识学界拉开了一些明显的差距。现在这些年轻人，他们一下子来到这个平台，从客户的要求来说，不管你是新人，还是应届生、往届生，对产品的质量要求不会下降。而他们在知识点上、经验的积累上都是比较慢的，对问题的认识还有一些点状离散的状态。那么对于这个阶段的年轻人来讲，作为新一代的智库学者，如何比较快地、比较有效率地增加自己对于问题的系统性认识，建立起信息之间的关联？

A：这个问题的性质与刚才第一个问题是有关联的，我已经讲了一些基本问题。你要依赖团队，你本身在团队工作当中，你也在这里工作，你一定要知道个人的成长也是团队的成长，你是团队的一个重要组成部分，一定要意识到这个问题。团队其实就是一种套路，你明白了团队，也就明白了套路，别人怎么做的，别人怎么看这个问题的，显然了解清楚套路是最简单、直接的路径。此外，最重要的还有流程，我会在后面讲到流程的问题。实际在流程部分，好的智库一定会有更多的讨论设计，但是我觉得最好的学习途径和提高效率的方法，进步最快的路径，就是要积极参与讨论。最重要的就是破除害怕心理，我的讨论会不会露怯？会暴露出什么自身的弱点，让别人笑话等等，这些实际都是心理疾病的问题，这是我们教育体制留下的心理阴影。上学的时候，老师会训斥你，"你怎么不乖，问出这种愚蠢的问题"，这当然表明了教授和老师的水平很低。

我们是非常鼓励讨论的，你们中间也有不少人在西方大学受过教育，你们应该知道有一个词叫"苏格拉底问答法"。很多大学都是奉行这样的原则，那就是苏格拉底问答法，这是基本的基础，也就是说坚持问题导向，一问一答，在问答之间，你要通过展示你的缺陷，才能学到一些东西。你如果总是顾及面子问题，隐藏在后面，像个"阶级敌人"一样藏得很深，就没人知道你渴望知道什么，也不知道你不知道什么，这样就非常不利于你的进步，你少了一个灵感的源泉。有的东西，你问了一个问题没人理，你要知道没人理，空白也是个答案。有可能这个问题是无足轻重的，或者完全是错误的，那就要反省了，自己为什么问这种问题，我什么地方不足，你可以换一种方式再去问，往往这个时候就可以得到一个比较清晰的指示。讨论的水平高低决定了团队整体水平的高和低。在讨论当中也有一些基本的规则，也是流程当中的问题，后面会详细地讲。但是你知道，一定要坚持去问，要顶着压力去询问，在这里没人训斥你，禁止你讨论，相反在鼓励你不断地去讨论，就差跪求你讨论了。这样你就可以得到很多指导，如果说你离开安邦，你到外界要想得到这样的指导，是要花大钱的，无论是上学也好，上培训课也好，都要花大钱才能得到这样的指导，而且这种指导往往还是江湖式的指导，还是非专业性的指导，结果还不一定。因此，你们应该有一万个理由在这里好好利用目前的机会，积极参与讨论，提出各种各样的问题。这样在交互过程当中，你才能够学会很多东西，发现很多有趣的世界有待于发现。如果你悄无声息，这个精彩的世界离你的距离就会越来越远，所以我想这是一个关键点，你先不用管它后果如何，你先去讨论，先融入进去，就像学游泳一样，跳进游泳池最重要。最好的方法就是一脚把你踹下去，你为了挣扎，你就被迫开始学了，而且有样学样，比较着学，就会学得很快。你老是在岸边看着别人学理论常识，学了很多游泳技巧，即便背诵了很多技巧，你也学不会，永远学不会的。

比较着学东西，讨论中学东西，比别人付出更多的努力和时间，这就是新一代的进阶之道。我们总说，研究是一种生活方式，这是真的，一个人是不是在做研究，一看他的生活方式就一清二楚了，假装不了的，我保证你会在比较中发现这一点。

第二讲

思维训练和批判性思维

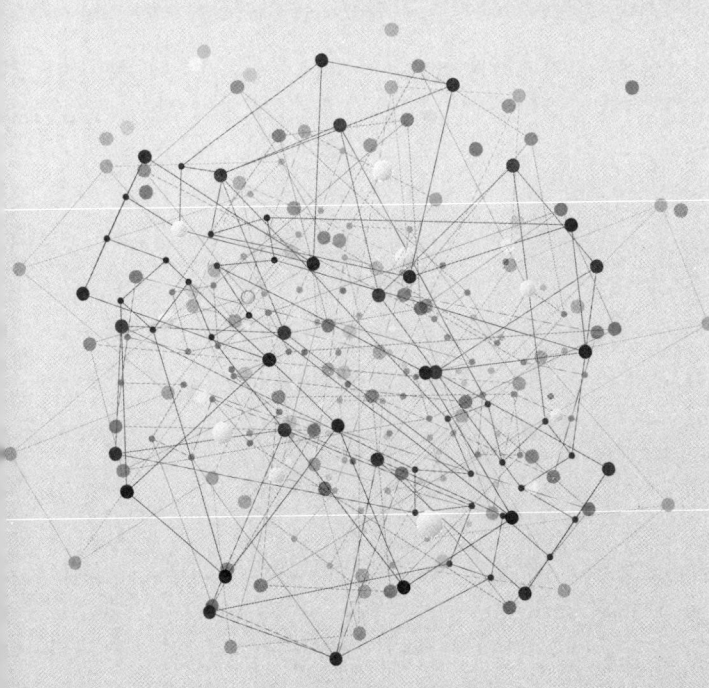

很多东西都是联系在一起，都是互相牵连的，所以打开视野看世界，积累知识点是第一步。有的人经常会讲专精、术业有专攻，强调的是纵向的专业性，强调的是深度，实际上广度也是一种深度，而且广度提供了更好的深度。分析工作的下一步，还需要另一种技能——思考和研究的技能，这就需要用到批判性思维，要通过思维训练来加以完善。培养一种质疑的精神是非常重要的，培养一种基于逻辑的理性是非常重要的，首先是质疑，其次是逻辑，二者缺一不可。而作为一个卓有成效的分析家，他的思维方式永远都是疑问句式的，要以疑问的态度看世界。这一点，永远要记住。

第二讲　思维训练和批判性思维

讲课实录

现在我们讲讲思维训练的问题，这个问题包括同一个问题的两个方面：一个是思维训练，一个是思维训练的方法论，也就是批判性思维。

思维训练的基本定义很简单，概括来讲，就是人的大脑是可以训练的。就像田径运动员或者足球运动员可以训练肌肉和骨骼一样，人的大脑在受到有效的刺激和训练后，也会出现积极的改变，也会变得强大起来。这个概念提出的时间是很早很早以前了，我在过去写书的时候，发现并提出了这个概念，那个时间是在20世纪末了。大家要知道，脑神经科学的进展，只是近十年的事情。那个年代还没有系统神经学等这些方面的证据和进步。最近十年，也就是在2007年左右，生物神经系统学或者认知神经科学等很多与生物学和神经系统有关的科学，都在研究与大脑神经有关的课题，并取得了突飞猛进的进步。这种进步成果非常之辉煌，所以称之为"脑的十年"。出现这种情况，是因为过去我们的神经科学和生物学研究缺乏技术装备，只有一些解剖学手段，可以看得见生物的内部组织，但是生物活体及其变化、动态的这种研究就很难观察到了。而在这几年，由于核磁共振技术、基因技术、分子人类学等方面的技术进步，提供了远比过去更多的手段。设备更多了，自然就有了更多的科学发现，因此，才促进了脑神经科学的巨大、飞跃式的进步。目前，它展示的科学前景告诉我们，脑的神经系统的确会因为外部的刺激而出现明显的改变和提升，这是通过系统神经学的研究形成的一种结果。当然，同样是围绕大脑在做工作，但他们是在做基础性研究，我们是在做应用型研究，但这种研究的结果，证明了我们的思维训练概念是正确的，是完全正确的。可以预料，今后随着这一概念的普及，有越来越多的人了解思维训练的好处，那么未来可能就会有更多的课程，有更多的人，专门去从事这方面的思维训练，让这种思维训练转化为价值更高的商业活动。

在这方面有很多例子，比较著名的就是一个伦敦出租车司机的例子，这个例子经常也被系统神经学科学家讲述。在伦敦，出租车司机是一个非常古老的行业，其考试标准非常高，其中有一项就是要求能够准确记住伦敦的 25000 条街道，并且迅速构建出从城市任意一点到另一点的最短路径。这听起来似乎是不可能完成的任务，因为伦敦是依靠泰晤士河自由生长起来的城市。泰晤士河把"弯弯曲曲"的形态遗传给了这座城市，城市街道结构曲曲折折、错综复杂，在某些地方，可能过一百米不到就有一个路口，从一条街转向另外一条街，道路网格遍布伦敦这座城市。然而，现在的伦敦实际满街都是出租车，这意味着有成千上万的伦敦出租车司机通过了如此复杂的考试。大家都知道，出租司机并不是一个什么高大上的行业，这些出租车司机就是普通的蓝领工人，而且是相对层次比较低的蓝领工人。按说这么复杂的考试，像大学生，受过本科、硕士训练的人恐怕都很难应付，那么这些蓝领工人是如何应付的呢？事实与大家想象的相反，事实证明只要经过一定时期密集的、高强度的学习和训练就可以做得到，这些出租车司机都通过了所有的考试。有一些科学家在伦敦出租司机考试前后，分别对他们的大脑神经系统做了测试，对比结果显示，经过密集的高强度考试学习，这些司机的大脑神经系统都出现了一些改变，特别是有关智力的人体大脑生物组织，在受到外部的强刺激之后，出现了生长性的改变。类似的事例还有很多婴幼儿的观察，在神经学上、解剖学上也取得了实践证明，不可能变成了可能。这些例子都证明了一点：如果对大脑的神经系统做有效的刺激和训练，那么大脑就会出现积极的改变。这意味着人的智商，只要训练得法，是可以得到提升的。从这个角度来看，或许爱因斯坦取得的伟大成就并不完全取决于他的出生，很大部分可能取决于其后天的科学训练。这种训练非常重要，而这种训练因为是在大脑当中进行的，所以它是一种思维训练。

思维训练是一回事，要将思维训练成功地应用于工作是另一回事。在安邦，二十几年的工作过程中，我看到过很多学生来来去去，他们有不少毕业于名校，也有不少在国外留过学。这些在座的学霸，有的是北大、清华的学生，能够考上北大、清华的都不是弱者，都是所谓"很有能力"的人，但是他们到了安邦以后，在安邦这里的工作并不是很顺利，有相当部分的人，或者说有相当大部分的人，无法适应安邦这个地方的工作环境和工作要求。慢慢地时间长了,他就会产生困惑,产生很大的压力。于是,出现了一种情况,外界来的这些学霸们到了安邦,开始的时候都是雄赳赳、气昂昂地进来,认为自己毫无问题,甚至可能还有人认为自己是大材小用,自己是屈就,因为自己的训练学习能力很强大,所以有强大的自信感。问题是过了一段时间,就开始感觉有难度了,有压力了,甚至有点勉强了,这个时候人的气场就开始出现下降。问题导向的研究场合,很像是打仗冲锋,迎着问题的核心打冲锋,冲的上去就上去了,冲不上去就躺下来了,与你的学历没什么大关系,这是玩真的地方。有相当部分的人其实解决不了这种问题,最后也只好带着困惑的大脑离开了安邦,雄赳赳地到来,困惑发现,躺下离开,就是这样三步曲。

我也经常在想,这种从雄赳赳、气昂昂到带着充满困惑的眼神离开安邦,这个过程当中究竟发生了什么?究竟是什么东西缠绕着他,束缚着他,无法释放自己原本就具有的学习能力?为什么会卡在这里?而我几十年的观察告诉我,可能最大的问题还不是那些知识问题,可能根本不是技能性、技术性的问题,不是这些表面现象,而是更深层的问题。

大家可能不会相信,我们这个世界有那么多的人被束缚于自我定位,无法突破,无法挣扎,甘愿束缚,甚至到了综合征,以束缚为骄傲。我听过不少人说,我就擅长于做化学,我就擅长于做钢铁,还有做什么别的……,我做这些都可以展示才华,如果做别的什么我就不擅长了。结果到了这儿,什么都要求我去做,我开始觉得我搞不懂了。这是一种经常性的、常见的解释。其实这种解释都是为某一个出口，人被逼急了，就需要出口，这个出口是一个借口，这是为了困惑而准备的东西。你怎么干了三年，越干越困惑，最后带着困惑的表情离开了安邦？究竟是什么原因？别人会问他这样的问题，所以他就用这一点来解释。其实，这不是现象当中最关键的地方。透过现象看本质，真正卡住他的、最难让他释放能力的地方在哪里？

这就是批判精神！

在社会的大舞台之上，你们有机会看到很多的"名嘴"，舆论圈中不乏这样的人士，总是眉飞色舞地夸夸其谈，阐述自己的观点和思想，好像他的大脑中装了一部"观点生产"的机器，可以源源不断地输出各式各样的观点。你觉得很奇怪，这种现象他是怎么发生的？他是怎么做到的？很多人简单地认为就是"胡说八道"，但是这明显也不客观。仔细想想，他们有些观点、有些想法还是蛮正确的。问题在于，他们究竟是怎么产生的观点？其实在开始时我就说过，这种现象就是一层窗户纸，一捅就破，很简单，并不是真正的困难。关键在哪？就在于思维训练以及与它相关的东西。思维训练就是讲的批判性思维，但实际上它还包括更高级的信息分析思维，只有批判性思维是不完整的，它无法推动你跃升到一个更高的水平上去，所以才有后面的信息分析思维以及信息分析。

我在这次的培训讨论仅仅局限于讲解批判性思维，批判性思维都还没有学好，怎么讲信息分析思维？而放在批判性思维这个层面上来看，实际上仅仅掌握了批判性思维，就可以让你达到非常高的水平。什么是批判性思维呢？目前社会上有好多相关的书，建议大家至少读好其中的一本书，掌握批判性思维的基本要点和常用手法。批判性思维看着挺复杂，也是因为这一点，才会出了这么多书，但归结起来，批判性思维就只讲了一个问题，我可以告诉大家，批判性思维的核心理解，就是一种思维模式，一种思维习惯，要求你的大脑一定要用疑问句式来输入一切知识和观点。这意味着你听到某人讲了一个观点，你的直接反应，不应该是鼓掌、点赞，而是要立即产生疑问：这是真的吗？为什么会这样说？这样说好不好？总之，要产生一系列的疑问，然后思考这些疑问，形成自己的答案。如果找不到疑问的结果呢？当然这就是正确的观点，你要支持和点赞。所以批判性思维看着很复杂，甚至被讲课的"大师们"越说越复杂，但实际真正的精髓就在于此。一定要养成疑问的思维习惯，要真地去思考，去琢磨，要像一个"思想忍者"一样，享受思想折磨的乐趣，而不是一带而过，在问题面前总是飘然而过。那样你就是思想奴隶，是粉丝，是鼓掌机器。我实在不愿说那个词，但又不得不说，其实就会成为一个随便可以驾驭和控制的"愚者"。

世事犹如黑白无常，简单与复杂，中间真正复杂的是转化过程。批判性思维之所以重要，可以说西方现代所有的学术系统知识，都建立于批判性思维的基础之上，从古希腊的亚里士多德时代开始，就是这样。这是经验之说，也是学术史。人类文明所包括的学术研究和活动，包括那些哲学的、自然科学的、所有的科学研究，一直到今天我们所取得的、所有的这些学术成果，无一能够脱离开批判性思维，所以这是基本的思维框架。

目前，我经常看到一种可悲的现象，很多在中国学习成绩非常好的孩子到美国去读书，都是乖孩子，肯下功夫学习的孩子，但到了美国就面临"学习压力大"的问题，闹出各种悲剧，跳楼自杀的，得抑郁症出事的，甚至还有精神变态刺杀、下毒给同学的。这样一闹，美国的学校也害怕了，于是就有很多同学被学校劝退，或许自我退学的更多。我记得一位从芝加哥大学毕业的博士感叹，自己从死亡陷阱里挣脱出来了。很多人认为这是因为西方大学的"学习压力大"，实际这个认识并不十分正确，只是问题的一个方面。压力总是因人而异，对你压力大的事情，对其他人未必，关键是看应付的能力而不是要求的严格。西方传统上的大学学习，要求比较严格，压力比较大，有些大学实际上是在告诉你，只有95分才算及格，比如，美国的哥伦比亚大学，即便考上了也很难毕业，还有普林斯顿大学、麻省理工学院等等，这些大学的要求都非常高。当然也有要求相对低一些的，像哈佛大学等等。自由度宽一些，宽松一点，鼓励你自我向上发展。在这个问题上，大学的取向是不一样的，不过总体而言，美国以及西方大学的要求非常严格。面对这样的挑战，几乎所有的美国大学，都要求自己的学生要熟悉和懂得运用批判性思维，比如，牛津大学的批判性思维课程就很有名，在网络上可以下载，很受追捧，这些大学几乎无一例外地都要求学生掌握批判性思维，运用批判性思维来学习。

对比起来，我们的学生就很惨，在国内没有认真学习和掌握批判性思维，到国外去读书的时候，大脑当中还是考试机器的模式，一时间，感觉太茫然了，学习变成了真正的学习而不是考试，万事都要自己去做主，自己要做出选择，要靠自己去阅读大量的书籍，那个阅读量就令人吃不消。美国的科技部门曾经提出过一个标准，高中毕业之前建议读的书，就有8000本之多，数量相当大。实际上美国的孩子，从五岁开始就安排阅读，小学三年级和四年级的时候，阅读量就已经很大。从四年级开始，就不鼓励读那种虚构的作品，开始转向实际的、现实的、历史社会哲学的这些东西，从而建立起一个非常好的阅读习惯，可以自己去问问题，自己寻找答案。很多的美国学校是没有课本的，讲的都是老师对这本书的理解。他讲他的理解，然后还会问你，你的理解是什么样子？然后，在两个理解之间帮助你去消化这本书，并不是照本宣科，从头讲到尾，直到讲完一门课，这个过程就叫苏格拉底问答法，很多大学都是遵循这一源自古希腊传统来教学的。我们的学生，难就难在阅读，更难在消化和吸收知识，很难参与讨论进程，实际是在旁观别人的讨论，很多人一旁观就是几年时间，乐此不疲。因为过去所有的知识都是老师按照一贯制的标准帮着做完的，学生只要记下来，"明白了"就可以了，系统是人家的，是老师的，不是自己的。现在一旦要自己去应付这些知识系统，感觉就太难了，适应不了。这种一条道走到黑的死板教育模式，不知道害死了多少中国学生。

我看现在的中国学生出国留学真是可怜，所有的思辨讨论过程全都是基于批判性思维，你没有掌握批判性思维的诀窍，没有这个思考习惯，根本参与不了这个过程。参与不进去，融合不进去，你们想想会面临多大的压力？在大课堂，总是渴望老师从头到尾讲一遍，考试的内容就在他讲的内容当中，而内容圈子是固定的，这个习惯就是东方式习惯，尤其是中国的大学教育，就是这个路数。到了美国，到了西方大学，就不知道该怎么办了，于是出现了很多悲剧。

说了这么多，批判性思维的掌握是不是真的很难呢？我告诉你，它一点都不难。对你们来说主要是因为陌生，才造成了一种迷思。很多事情都是这样，因为陌生而传奇，因为神秘而伟大，这是东方社会的成功法宝。其实一旦你熟悉了、习惯了批判性思维，就会发现事情一点都不传奇，一点都不伟大，各种真正伟大的点子会从你的头脑中自然而然地飘荡而出，这原本就是批判性思维的魅力。现在没有这样，只是由于你的大脑已经适应了一种布道式的模板，你的机体和你的大脑神经系统，按照经年累月的训练，已经适应了这种僵化的东西，一旦要你用另外一套方法来搞学术知识系统的时候，你就会觉得困难万分，其中的障碍简直高的像喜马拉雅山一样。实际上这个障碍是可以跨越的，方法只有一个，华山一条路，那就是要通过密集的、高强度的思维训练，就可以很快闯过去，实现穿越。所以在这里工作，你们要知道,你们现在所做的一切工作,压力非常大,工作的密集度和强度也很大,目的就是要协助你们穿越思维的迷雾,掌握其中的技巧,实现穿越,从一个个乖孩子,变成神奇小子。

你们每天都在看安邦的简报,实际里面充斥着批判性思维,不懂批判性思维在这里工作就很困难,有趣的工作变成了一种煎熬。有人总结说,安邦总是在"唱反调",别人说某一公共政策好,我就偏说它"不好",很轻松地"刷一下"穿越到那边去了。其实,智库与大学有着很大的不同,智库的作用就在于对公共政策的建设性,就是要去想公共政策的"好与不好",把没有想到的提出来,这就是建设性的帮助。因此,所谓的"唱反调",其实代表了这种研究模式,这是真正的建设性作用。最后再来看看事实验证方面,同一项公共政策,随着时间的延续,很多事情冷静下来,或是随之发展,问题就会逐渐暴露出来,通过观察,舆论、政策、官员的讲话,你会发现他们的调子慢慢又变了,又开始倾向或者支持我们的说法和观点,甚至公共政策出现了不小的改变,这种现象几乎每天在安邦这里都会发生,这就是验证。在学术系统里面,诸如大学等国有研究机构,你看到的这种从"另类"走向"建设性"的改变比较少,大部分都是照本宣科,按照某种范式去做这种事,但是在这儿基本是大学范式的颠覆者,大学范式的叛逆者。不过,要注意的是,我这里所说的范式颠覆,更多的要理解成一种小的范式,对问题的定义、工具、方法方面的范式,流程方面的范式,并非是学术方式。大家可以看到,安邦智库的简报范式,就与一般的学术成果表现形式差异很

第二讲 思维训练和批判性思维

大，因为简报主要反映动态、趋势和要害。

我们相对于传统上的"政治正确"这些基本要求，在工作中确实有颠覆性的工作要求，我们要求有突破性，要求有发现，要求有挖掘，要求有观察，通过追踪式的研究工作，建立简报内容。这样做的目的是什么？因为我们是智库，我们要起到一个"提个醒的作用"，我们渴望对公共政策做出一些有益的、健康的改变，建设性的作用就体现在这中间，如果都是点赞的，都是鼓掌的，都是迎合的，都是只会说"yes"的，那智库还有什么意义，还需要智库干吗？这个智库就没有价值。因此，从安邦智库工作机制的角度来看，批判性思维就是融入血液当中的，它是工作体系的重要组成部分。

说起来，批判性思维很适合那种性格倔强的人去学。就是那种从小到大都不是"乖"孩子的人，性格非常倔，有自己的想法，坚持自己的独立见解，挺固执的那种孩子，这种孩子往往大器晚成，他们在中国社会中往往要靠自己来证明自己。不过，道理其实是一样的，要释放自己，释放自己的胆量，就是要释放自己去迎接挑战的勇气。行为上的"乖"是一种可爱，但把它延伸到思想上也很乖，那就不对了。思想上一旦"乖"了，其实就是僵化了，你就被冻结了，而冻结又关系到你的价值，你的思想也被冻结住了，那你还有什么价值可言呢？因此，行为上的"乖"是完全正确的，这是东方式的美德，给这个世界的生活带来美感，但是你的思想一定要自由，要奔放，要发挥出创造力。批判性思维的价值与作用的产生，源自于你的勇气，源自于你在人性和心灵方面的勇气。你要没有这样的勇气，总是困在自己的舒适圈里面出不来，做事情就很难，难成大器。换句话来说，如果你形成了一个千古传诵的思想，一个精彩的思想，基本上你在人性方面就不会有太大的问题，原因就在于它是关联的。你要没有道德感，没有那样的勇气，社会传统思维根本不会产生这种东西。你肯定会说 yes、yes、yes，跟着大家走。这种情况占了绝大多数，还有一种更激进但却是很坏的典型，就是用说 yes 的方法破坏这个世界，破坏这个社会，这也是很常见的事。

我们共同讨论到这里，问题还没有完，批判性思维的结果是什么呢？如何呈现呢？如何论证呢？关键的问题在于，批判性思维的结果要靠逻辑来呈现。有人说，学问之所以难，一个难是难在提出观点，还有一个难是难在证明自己的观点，因为这要下功夫去搞，去做才行，而且都涉及逻辑。其实，关键还是要看逻辑的梳理和呈现，有了逻辑，才有验证。有了观点，只是第一步；这个观点有没有逻辑是第二步，梳理出逻辑之后，才是证明，而证明只靠数据或者其他资料，那还是学术范式，公共政策更多的是要靠正确的逻辑，因此，这个逻辑的结果必须是要可验证的，你不能说那种只有"天晓得"的结果。一项政策结果证明有效，那就是有效的；结果不佳，那就是错误的，这些都是玩真的，都是实践说了算。这不像大学里面搞研究，讲究的就是数据到位，论证符合逻辑，那就行了。大学里面的范式可以这样做，因为它是对新人的基本训练，到了有理有据的程度，也就可以了。公共政策的成本巨大，影响千家万户的命运，当然是非曲直就更为复杂了，不是做到"有理有据"就可以了，而是一定要切实可行。

那么批判性思维究竟应该怎样去做？第一是逻辑，第二是逻辑，第三还是逻辑。我前面已经讲过了，批判性思维的千条万条，最大的一条就是你必须要去质疑，要有质疑的精神，一切都要用疑问句式的输入作为开始。我已经具备了勇气，我已经做好了准备，但是我怎么才能去批判呢？会不会一发言就被别人给毙掉了，不但没批判别人，相反还成为别人的批判对象，怎么做才合适？基本的方法就是形式逻辑的方法。形式逻辑的后边，还有一些辩证逻辑的方法，这两大块加载到一起，基本就可以了，够用了。这些都是常识性的逻辑知识，如果连这个都不知道，就需要补补课，不过我看这块很容易补课。值得注意的是，形式逻辑与辩证逻辑还有一定的对立性，辩证逻辑提供了一种保险的作用，因为辩证逻辑从其发端来看，多少有点诡辩论的性质。一个熟练掌握辩证法的人是"不可战胜"的，因为他怎么说都有道理。任何事情都是一分为二的，如果是这样的话，这个人真的是"不可战胜"。你说东，他一定说西有道理；当你说西是对的，他忽然又说东是对的，总之你还是错的，他总是有道理。对于辩证法，有人持怀疑态度，就是因为这个原因。实际上辩证法的开端是这样，但后来它又增加了一些限制性条件，所以才有了唯物和唯心的分别，这可以视为限制性条件，辩证法前面加了两个字就变成了唯物辩证法，稍微好一点。对于逻辑，实际我们更注重的是形式逻辑这个部分，与辩证逻辑相比的话，我们更要熟练掌握的是这个形式逻辑。形式逻辑有很多的内容在里边，我们常用的方法有很多，包括一些比较的方法，比较和类比两者之间还有区别，还有演绎的方法，归纳的方法，因果关系等等，这些都是我们最常用的逻辑方法，关于这些知识，大家必须要熟练掌握，这些是最基本的常识。

有了逻辑的方法，还有逻辑的使用问题。我们平常可以看到很多的逻辑谬误，还有逻辑的陷阱。在西方大学，几乎每一堂课的每一句话都要严格遵循这样的基本逻辑规律，否则就要出现问题，无法回避各种各样的逻辑陷阱。在达特茅斯学院，我亲眼看见教授站在台上刚刚讲完，下面的学生就站起来讲话，首先，学生的第一段话肯定了教授，这是你刚才说的吧？教授没办法，他确实刚刚是这样讲的。其次，学生说了，如果你的讲话成立的话，为什么会出现什么样的现象？质问教授，这不等于证明你的观点是有问题的？学生的问题提出之后，这个教授就解释，等到这位教授解释完了，下边又站起来一个学生，他说如果按照你的解释，那么按照逻辑一定会这样的情况，为什么没有发生呢？教授又进行解释。结果又站起来第三个学生说，假定你的解释都是正确的，为什么还会有别的情况发生？……他们就是这样，台上跟台下是一种辩论关系，所有一切在辩论的过程当中变得透彻和清晰，而所有这一切都是基于逻辑关系的。因此，在西方大学讲课，教授不好当，不见得是赢得掌声的问题，而是逻辑上是否站得住脚的问题。如果你在逻辑上跟不上，就根本听不懂他们在说什么，这个大学读起来就很吃力。这与英语水平其实没多大关系，都是口语化的表达，这与你的逻辑解析和逻辑运用能力大有关系，尤其与逻辑思考的习惯有着巨大的关联性。如果你没有这样好的思考习惯，都是凭感性的、直觉式的东西，或者死记硬背书本里面的套路观点，就靠书里面告诉你的一些格式化语句，那么面对这样的场面，面向问题，面向实践，你就可能插不上嘴了，根本听不懂、不明白他们在说什么。

我们经常说的一个词叫作"理性"，理性是什么意思？就是他们彼此之间讲的每一种关系，都要受到清晰的逻辑约束，这样的辩论才是一种理性的辩论。理性来自于哪里？理性就来自于这里，来自逻辑的规范。与这个相比，你们会看到我们日常生活当中的很多人，包括朋友、同学、同事在辩论中是不会有输赢的，因为他们没有逻辑，没有逻辑的约束，所以这种辩论是没有理性可言的，完全是情绪化的表达，就是发泄不满，目的在于发泄，而非正确与否。

对比现实我们可以看到，逻辑运用当中，最重要的是要拥有逻辑思维的习惯，所谓专业训练，训练的就是要大脑按照逻辑规范去思考，而不要四通八达，乱七八糟，不着边际。不要端着架子去寻找逻辑，自己告诉自己，"我现在要去逻辑思考了"，而是要让逻辑思考融化到你们的血液里面，融化到你们的神经系统里面，转化为你们大脑的条件反射，变成为一种思考习惯，这才是至关重要的专业训练。一定要有一种条件反射似的思考，如果你做到了这一点，台上有人讲一句什么话，你立刻就能做出逻辑上的反应，因为你在不停地与他辩论，在你的内心深处，存在着这样一场永无休止的思辨过程。只有这样，你几乎立刻就可以知道它是正确的还是错误。或者说，他虽然是正确的，但是我觉得还可以更加正确。到了这个程度，你就已经在不断地产生出自己的东西，属于自己的观点，属于自己的思想。到了这个程度，你已经接近成功。

稍微归纳一下，究竟什么是形式逻辑？其实就是比较、类比、演绎、归纳这些东西，如果你们不熟悉，那么我再三建议你们应该去看看一些书，这些东西不可能在短时间的培训中讲清楚的，但它们并不复杂，这是一个简单的阅读问题，有些甚至就是目前的中学课程。有些逻辑关系非常重要，如因果关系；有些在写作和讲话非常重要，如三段论，即观点、论据和论证。这些都是最基本的思维训练的内容，你怎么想的？理由是什么？为什么？这些东西在我们书架上的书中都有现成的，希望大家去读一遍，带着问题去读，你对形式逻辑就会有一个最基本的认识。不过，最关键的是逻辑的运用，真正的问题在这里，逻辑按照你们的水平都可以在一两天之内搞定，但逻辑的运用可不一定在短时期就能搞定。重要的是逻辑思考习惯的培养，要看这个逻辑思考习惯，是不是能够融化到你们的神经系统中，融化到你的血液中，变成你的习惯性条件反射，这个过程实现的时间可能就长了。要知道你无时无刻都需要它，你也无时无刻不在学习，你要想消化知识，靠什么呢？还是靠这个逻辑。因此，逻辑一定只有融化到你的神经系统，变成你的条件反射，变成一种你的习惯的时候，它才能够发挥作用。你仅仅是知道它，其实一点用处都没有。一个有趣的问题是，为什么伟大的逻辑学家不能成为智库学者，你也从未见过一个伟大的哲学家对公共政策做出过什么了不起的贡献，对吗？所以关键是运用，思维训练，解决的就是逻辑运用的问题，你必须要真正用起来，必须变成自己条件反射式的思维习惯。

现在到处都是大师，一个号称是"太极拳大师"的人，可以写很多书，但如果没有去打，没有去练，一点用处都没有，他不可能打得赢别人。真正的大师都是打出来的，然后再总结；而不是只搞总结，但坚持不打，那是不折不扣的伪大师！我们现在的江湖，伪大师实在太多了，大家一定要搞搞清楚，一定要明白标准在那里。在过去的安邦，就有很多人都听说过思维训练这种东西，但在他离开安邦多年以后，你会发现他还是原来的那种水平，没有多大的提高，原因就在这里，一定要变成自己的思维习惯，而不是仅仅"听说过"，这一点最重要。

课后 Q&A

Q：有一些可能类似于公理性质的东西，就是大家观点比较一致的公理，我们的观点也与它类似，怎么在这里体现出批判性？以什么样的一个技巧来体现出这种批判性？

A：公理性的共识意味着你很难颠覆，数学也好，其他逻辑也好，如果失去了公理系统，那么它就飘起来了，它就变成无根之草在天上飞的那种东西，因此，公理是不能被颠覆的，但是公理的应用则大为不同，所以这个问题实际上是一个应用问题。怎么去应用公理，用什么样的方式去应用公理，如何用公理来解释一些问题，这里面同样有很多技巧，基本问题和毛病都在于公理的应用环节。在不同的应用环节中，有没有错误应用公理的现象呢？是有这种情况发生的。因此，你要果断地抓住这个问题，运用批判性思维，就能得到自己的观点，形成自己的东西，同样就是一层窗户纸，一捅就破。

Q：科学就是基于过去实验和批判的结果，我们会不会为了批判而批判，有时候可能也要去遵循前人的结论。这些界限可能还是要把握，而不能完全接受批判性思维的所有方法。

A：这个问题本身就源自于诡辩论。其实，即便是一个无论对错的某种思想消化过程,批判性思维也非常有助益,因为你毕竟是在一个论证过程,没有错的,那就是对的,这样你对正确思想和观点的认识就会非常客观,不会排斥正确。不过很多时候,一种大而笼统的结论,目的还是在否定批判性思维,实际上也是一种逻辑谬误的陷阱,目的都是在抑制别人的质疑和反对意见。现实中,任何人的质疑都有强烈的目的性,只要你认为这个目的是正当的,你就应该做出质疑,做出挑战。举个例子,比如我们是一家智库,每天发生成千上万的事,我们大概只选择其中的十几件事情,太多了就要压缩。我们只会选择七八个,这种选择性就代表了你的目的性,选择也是分析的结果。我们认为这些是真正的大事,非常大的事情,有很严重的后果,因此,我们才会动用批判性思维这样的分析工具做出质疑。比如,我们过去和现在,都在质疑现在一片大热的减税呼声,减税似乎是一种流行的共识,也是教科书上的经典结论。问题是这在当下就是正确的吗?为什么要减税?开始的时候,经济学家要求模仿西方国家减税刺激经济,政府官员尤其是基层官员则反对这样做,因为他们承受的压力很大,结果这个问题所有人都在谈,到处都是议论,但支持的呼声依旧很高涨。即便是这种情况,我们依然抓住它去讲,去质疑。原因在哪里?目的何在?因为这样做的后果对整个社会经济发展很严重。简单说关系到"三个稳定":政治稳定、社会稳定和干部稳定。最后可能的结果是,刺激经济增长的初衷可能告吹,可能无效,因为中国的经济增长模式中,政府扮演了极其重要的角色,这个角色没有钱用,这个国家就接近危险的边缘。所以我们一定要进行质疑,不会因为社会上很多人都在讲,应该这样，似乎已经取得了共识，再讲好像就是多此一举，为了批判而批判，我们不会受阻于此。对我们来说，目的性才是最重要的，关键是基于什么样的目的去质疑？按照这个路径去理解公理、共识和经典才是对的。我们对于智库的作用定位为什么称为"提个醒的作用"，这是用一种形象的方式来表达我们的目的。原因就是说智库的作用只是提建议，不是决策者，是在幕后。决策者的责任，智库肯定承担不了，智库也承担不了发展的重担。前台的政治家、政治人物要来承担这个责任，他们来拍板、决定这个事情。这就像打仗的时候一样，司令官是做决定的，但是他也有个参谋长，还有一大批的参谋为他提建议，但司令官没办法回避长官的责任，全世界都一样。你们看到现实的舆论场，经常可见很多人在夸耀，说我做了什么、什么的，这个东西是"经由我手做的"之类的，以此要求别人信任他，其实凡是这样做的十个有九个是江湖神术，是骗子级别的，因为他连自己的定位都没有搞清楚，中国官方体制几乎不存在这样包打天下的机会。

Q：在写简报的时候，有时也会用一些批判的眼光去看现在的政策过程、发展的问题。但是自己在提建议的时候，会发现仍然还有一些其他问题存在，感觉很复杂。这个时候进行批判和认识的时候，就会有些矛盾，这种时候应该怎么办？

A：实际上这种现象是一种不确定的现象。你对自己的思考逻辑和路径并不是非常肯定、有把握。解决方法很简单，提出来去讨论、去验证。还有一种情况是你尽管写出来，让时间去验证，等待一个客观的结果。我们经常讲科学，究竟什么是科学标准，一般是以"可验证的"才称之为科学，我们既然称信息分析是科学，那么它就一定是可验证的、可检验的。虽然没人敢保证说自己所有的东西都是准确的，但是你可以保证自己非常认真地对待自己的分析成果，这是一种客观分析的成果，没有添油加醋，没有夸张，没有自己的情绪，那么形成的分析结论就是客观的，这种客观性为验证创造了条件。如果都是天马行空，不知所云，那恐怕就无法验证了，变成上帝耶稣基督的工作。一般的来讲，只要其中有部分是正确的，是可验证的，你就已经是很了不起的研究人员。在华尔街，一直有一个传说，60%的正确，那就是投行里面大神级的首席经济学家，这是很了不起的预测水平。没有人敢绝对地说，自己正确。如果有人敢这么绝对地说，那肯定是这个圈子之外的人物，对这个世界几乎一无所知的人，才会持有这种看法。建议大家要多与别人讨论，进而提升正确的概率，讨论经常可以将正确的概率大幅度提升，但这并不是说提升概率以后就一定正确。你还是要等待和观察，看它是不是可以验证的。顺便说一句，当这种验证一旦出现，你就可以享受到那种可验证结果浮现之后的、发自内心深处的一种狂喜之感，只有搞预测和分析的人，才会有这种感觉，这种体验，这种"狂喜之感"是无法形容的，但它是真实存在的。我相信任何一个杰出的科学工作者，可能都有这样的体验，他为了证明一种理论，在实验室做了一年多的实验，终于形成了一个结果，写出了一篇论文，那种狂喜的感觉，其实完全一样。所以有发现和可验证的东西才是最有价值、最值得追求的东西，我们专业分析家值得为它付出时间和精力。

Q：我的老师提出一个方法，就是我们每提出一种理论，然后就要自己去想批判自己理论的想法，还要再想一个针对批判自己理论的批判想法，他的这种方法是不是就是您说的批判性思维？

A：你是港大毕业的好学生，你也有一个好老师。是的，这就是批判性思维的一种，是其中的一个侧面。他不过用这种要求和标准来让你养成一个好的习惯，但实际上你必须真的达到一种神经条件反射的水平，那才是真正的批判性思维，不仅仅是为了应付批判自己的观点，而是要面向更为广泛的领域。偶尔用得着的时候才想一想，这个远远不够，你面对各种问题依旧会很累，也不习惯。

Q：您刚才谈到"端着架子去想"与把它变成一种条件反射，这个过程怎么去跨越？

A：需要时间，需要高密集、高强度的训练，自己没事找事地去做，就是要反复地去这样做，保持压力，等待验证，舍此无他。一般的经验，没有三年的时间是做不到的，需要你反复地去练、去写、去思考。经过一定时间的反复，你才能养成习惯，"习惯"这个词永远是与时间挂钩的。没有时间，只是知道，只是听说过，仅此而已。形成一个习惯，那是需要时间的，就像人的成长过程一样，大脑也是这样的成长发育过程。

Q：在经济学上有一种经济心理学和行为经济学概念。我们在进行某种批判的时候，可能会片面地或者有意识地去搜寻这方

第二讲 思维训练和批判性思维

面的信息，这就是自我的强化。导致的结果也有可能与外界的认知产生一些偏差，怎么能避免这种自我强化？

A：这个问题的水平也不低，行为经济学正是目前的大热门，拿了诺贝尔经济学奖的。其实，经济学与心理学的结合也是信息分析的追求，从过去到现在，都是这样的。自我强化往往是基于偏好，我喜欢这个，就渴望它成功实现，但这不是一个"避免"的问题，你在信息分析的过程中，要有一个"路径"概念，路径可能千万条，但你只选择其中一条，这个过程必须是客观的，这是避免偏好产生影响的关键。这条思考的路径完全由一个你认为正确的逻辑所组成的，从 A 到 B，从 C 到 D……，形成一个完整的路径结构。这条路径确实不能保证它百分之百就是最后出现的、可验证结果的路径，但因为先前比较路径的存在，这可能是很多条逻辑路径中最有希望的一条，你要尽可能地去选择一条正确的路径。同一件事情不会就是一种逻辑，它还可能有其他逻辑存在，还有其他成因、其他解释存在，要在客观比较的基础和前提下，去选择你认为最正确的思考路径。这种客观基础和前提条件可能与环境中的信息条件存在关系，你可能有没注意到的信息，或者有忽略的证据，可能还有其他一些因素。当你尽可能多地注意到环境条件，注意到各种影响力因子，注意到客观性的时候，就会选择出现一条最为凸显的，你认为概率最高的，能通向正确结果的一个结论性的逻辑路径。要抓住这一条分析逻辑，这个就是对的。所以一个分析家拥有更多的知识点，拥有普遍的、丰富的、信息量大的知识能力，得出的逻辑正确的概率就会远高于其他人，这也是知识点、知识带宽的重要意义。

第三讲

信息的挖掘

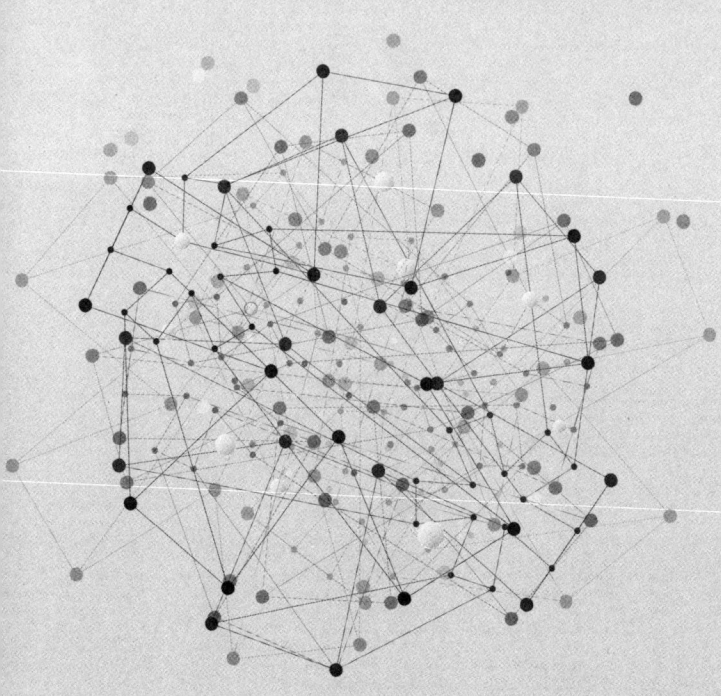

信息分析犹如考古学，都是追踪研究，信息挖掘则是考古学上具体挖掘的点。信息分析的专家都是好的猎人，他们总是善于在信息森林中追寻猎物。信息挖掘的关键就是利用批判性思维和研究团队的力量去追踪线索，深入资料，去比较、去探究，确定一个挖掘点，找出有价值的证据、数据和信息。信息挖掘与推导分析一样，都是信息分析工作的组成部分，但是信息挖掘更加适合起步阶段的新手，要做好信息挖掘，必须关注资料的细节，深入其中，才能有所建树。

第三讲　信息的挖掘

讲课实录

我过去在书中讲过，信息分析的工作有点像考古。正好北京大学一位很有名的李零教授也讲过，考古学是一种大知识系统的分析工作，两厢对照，大家可以看到基本认识是一致的，工作的内涵、要求和定义是一致的。为什么这样说，因为文章和资料犹如埋在地下的宝藏，需要根据线索去挖掘才能得到。它是埋在下面的东西，表面上看不到的，都是平平常常、司空见惯的东西，大家都有所了解的东西，这种表面化的东西如果掌握一定的线索，深入下去就会发现有价值的内容，这一点非常像考古。

我看过一篇文章是这样讲考古的，在约旦东北部目前有一大片沙漠，那里一个考古遗址有了重大发现。伦敦大学学院考古研究所的 Lara Gonzalez Carretero 和哥本哈根大学的 Amaia Arranz Otaegui 博士带领的考古团队在这片大沙漠中，发现了至少三种或四种不同类型的扁面包，还在炉膛中发现了共计 254 个碎片。考古学家分析了其中的 100 个碎片之后，有 24 个产生了成分数据。其中，75% 是纯天然野生小麦，12.5% 来自野生大麦，12.5% 来自野生小麦和大型牛筋类似块茎的混合物植物。在炉膛中也发现了许多芥菜种子。吃货总是关心吃的东西，看到了面包的历史居然这么久远，不免眼睛就会亮起来。

考古就是挖掘，看到了东西，找到了发掘的点，当然令人狂喜，但问题是这些发现有什么意义呢？意义在于这些考古发现可以得出结论：野生谷物面包不会产生净营养增益，生产这些面包对于居住在这个沙漠地区的史前人类来讲，消耗的能量要比吃掉面包所获得的能量多1倍，也就是说，找到野生大麦，费的劲更大，消耗的更多。而这次考古对面包的分析和鉴定，实际发现了人类复杂烹饪的诞生，让我们知道早期的"高级烹饪"比以前想象的还要早上几千年。因为在这次的考古中，发现了世界上最古老的烤熟的面包，这在历史上就算是"高级烹饪"了。要说意义，这就是这次考古发现最大的意义。

社会中存在各种各样的事情，而且是变动的，因此，我们总称为社会事物的运动。社会事物运动中总是有各式各样的事情，有平常的，也有意外的，但是大多数是被报道的，被公开的，你可以从报纸上，从电视上，从手机上，看到并且了解。互联网社会还可以大幅度增加社会透明度，信息的透明化程度更高，信息更多，千奇百怪的事情都有，你可能什么事情都知道一点点，但有什么用呢？你因此而得到更大的成功机会，或者因此而家庭受益，你的企业因此顺利走向成功？你的文章或者论文有了更多的题材，写出的内容得到了更大的影响力？我看未必有这么容易的事情吧，信息的广泛传播，透明度的增加，都是资料性质的，故事性质的，听《三国演义》很多遍，你也成不了历史学家！因

第三讲 信息的挖掘

此,考古发现是发掘地底下的东西,信息挖掘则是发掘存在于表面之上的,但不易为人所察觉的东西。表面的东西,视而不见的东西,更是无底的黑洞,远比埋藏在地下的东西更为丰富。

值得注意的是,发掘是一个方面,追踪和研究其中的意义是另一个方面。讲究情节的故事,讲得虽然精彩,但其实意义和价值都不高,可能很长时间以来都是同一套说法,诸葛亮就是神人,魏延就是反贼,一直就是这样,实际到魏延的家乡一看,魏延墓前跪着的人之一就是诸葛亮。因此,真实的意义必须要深入挖掘,只有发掘才能找到真正精彩的东西,找到那种能够改变目前事态进程,改变社会认识,提供了新的颠覆性证据,可以修正人们认识的东西。打个比方来说,三国演义听了几百遍,也没听出什么新鲜东西,实际越听越没意思。不过,考古发现了曹操的墓地,那就有意思了,因为通过曹操墓地的考古挖掘,可以证实很多事情,不切实际的猜测都可以被消除,新的想象开始浮现,这就是继往开来的一刻,也是信息挖掘的价值。

因此,信息的挖掘非常重要,这是一个由表及里的重要过程,让你透过现象看本质,让你透过故事看真相,让你穿透热闹非凡的表面,深入到问题的核心。如果信息分析是一条线的话,那么信息挖掘就在于一个点。不过,这不是普通的点,而是重点,能够改变很多事情的重点。问题是我怎么才能做好信息挖掘?什么是线索?很多人会说,我看同样的文章一百遍了,可为什么就是看不到线索?这是非专业人员常见的问题,业余和专业还是有着巨大区别的，你没受过训练，没有掌握方法，没有支持的资源和渠道，那当然只能是看看热闹。你只能是有趣而平庸的一辈人，只能当粉丝，成不了明星。你的一辈子只能靠体验，也许经过了人生大难之后，才有点经验积累，总之大脑和知识帮不了你的忙。

正确的、专业的做法应该怎么办？第一个是批判性思维，这个大家必须知道，而且前面已经讲过，一般人认识问题都是有固定套路的，大都是别人告诉你的，或者你从书本上看到的，也就是作者告诉你的。问题是这样的答案是正确的吗？批判性思维告诉你，一切都要质疑，都要用疑问句式的输入来思考，换句话来说，你必须要去质疑，假定它不是真的，是不正确的，是不好的，然后，根据这样的思考去找找答案，这个答案很多时候就是需要挖掘的信息点，如果能够真地找到答案，找到证据，那么你就得到了新的认识，找到非表面化的宝藏了，所以批判性思维是你首先可以借助的工具。如果你不会批判性思维，谁跟你说什么，你都当真，听风就是雨，那自然还是停留在表面，什么也看不出来的，等于是一个睁眼瞎。再一个是靠研究团队的力量，研究团队是重大的资源，也是重要的平台，研究团队可以互相启发灵感，可以提供以往的研究成果，你可以通过大量的阅读，知道哪些事是重要的，知道套路之外的天地，以往已经发生了哪些事情，公司观点是什么，这样就了解了线索，跟着大家走，就会有方向感。一旦你发现了新的证据，通过与过去观点的比较，就可知道新的不同，新的差异，那就有了发现，真正挖掘到了信息宝藏。如果只靠自己，当然也能取得一定的成功，但这种做法相当于梦游，随意而行，舒服是舒服，没人管你，只是效率太差，一样是不行的。

举个中国经济形势的例子，2019年经济工作会议对中国经济走势做出了判断，应该总体结果是比较乐观的，但到了2019年4月份，月度经济数据出来了，情况就有了不同。首先你要会对比数据，注意到规模以上工业增加值急剧下降，因为这是一个关键数据，是一个重大信息点，你挖掘到了这个关键数据，从过去的8.7%降到了目前的5%多一点，那就应该意识到"大事不好"了。因为工业增加值与经济增长率大有关系，工业增加值的下降，而且是"规模以上"的企业，这说明经济形势有了急转直下的可能性。这个观点的得出与全国经济工作会议的结论有着很大的不同，这么重大的差异是有极其重大意义的，其中的关键就是"规模以上工业增加值"数据的挖掘和发现。从这个例子大家可以看出，你发掘出来一个点，比较了一个数据，就会有很大的发现，看不到的话，那就算是你读了一篇新闻报道而已，与成百上千的普通人一样，这就是专业与业余的区别。业余人士之所以业余，就是因为他们从来都是采取视而不见的态度，当你说了之后，他们的反映是，啊，真的吗？好像听说过，他们的确"听说过"的，事实上，他们永远只是"听说过"。

应该说信息的挖掘与我们的分析实务有着非常大的关系，信息挖掘究竟要挖掘什么？有哪些重点？只要你从事分析工作的时间稍微长一点，就会有所体会。你们也经常会看到我指着某一篇文章中的某一个点说，这是一个很有价值的信息点。这就是一种挖掘，这个地方存在有价值的信息。这个点的挖掘，就是信息的挖掘。与信息挖掘相比，在社会上你还会看到另外一个词，叫作数据挖掘，数据挖掘实际上是对一类软件工具的概括，它也是以基本逻辑为基础，但它是一种软件工具，叫作数据挖掘工具。像我们的技术部门，他们一直在做这种挖掘工具。就是要把数据提炼出来，抽象出来，加以整合，放到信息平台之上供大家使用，这就是数据挖掘。数据有很大的用处，数据是一种事实的抽象，我们经常要使用的，但在这里我们要做的是信息挖掘。信息的挖掘，包括数据，也包括事实，或者可以用作说明和解释之用的案例。信息挖掘的用处，通常主要是用作论据。以某一数据的信息挖掘为例，在数据的群体中，挖掘数据之间的逻辑，理解其内在关系，发现其中的缺陷和问题，比较过去与现在的差异，这些都是有价值的、高价值的含金点，这些信息挖掘都是我们在数据领域中要做的信息挖掘工作。在我们的社会中，一个数字可能就会要你的命，这可不是新闻。我们的领导人，经常会突然关心某一个数字，而经济增长率的一个数字，就可能掀起滔天巨浪，一个数字就可能意味着世界发生巨变，类似的事情非常多，我们作为信息分析的专业人员，必须有这样的职业敏感性。另外一个方面就是在文字当中，文字当中同样也含有"金矿"和"富矿"，包括文字语句的语气、语态、语义、语境等方面都含有大量的信息，作为信息专业的分析人员，你们不但要意识到问题，而且还要及时、第一时间把它挖掘出来，发现问题。过去的提法是什么,现在的提法是什么,微妙的用语、用词,出现了什么变化,这种变化意味着什么,这些都是很大的信息点,要及时加以研究和讨论。细微之处见真章,分析本领的大小,本事的大小,分析功力的强弱,就与你观察和思考的细致程度有着很大的关系。

一方面是数据,一方面是文字,有时还有案例,加在一起就是信息挖掘,对此不要对立起来,厚此薄彼,要同等重视。在很多书籍中,尤其是过去出版的书籍,其中反映了很多历史信息,也非常重要的信息点,所以看书也可以做信息挖掘,而且是重要的挖掘。很多人读书读得很粗,不是所有书都适合粗读,有的书要精读,尤其是资料性质的书籍,里面有很多信息富矿,存在很多有价值的信息,只要联系实际,历史联系现实,理论结合实际,一对比,就可以发现很多高价值的、有说服力的数据、结论和观点,对理解现实,认识现实世界,非常有帮助。

信息挖掘有很多故事,这些方面很有趣,千万不能小看这方面的工作,它实际上也是信息分析的一种类型,与信息分析是一种点与线的关系。实际上,信息分析广义地说,并不是只有推导演绎才是信息分析,信息的挖掘和发现同样也是重要的信息分析类型。"两会"期间,中国领导人都要做报告,但是你再看外界的新闻报道,就会发现很有意思的场面。最高法院院长周强做完报告以后,冲着习主席鞠躬,习主席就随着大家鼓掌,但并没有特别地看他,因为周强与崔永元最近发生了一些事情。崔永元在网上的发言,提出的一些问题涉及周强,于是敏感的媒体人就注意到这个场景，这实际就是一个语境问题。在这个过程中，你觉得最有价值的点在哪里？你怎么发现定义这个有趣的信息点，其实这根本与文字内容无关。没有报道说过周强报告是精彩还是不精彩，甚至连这个报告究竟有什么内容大家都不关心，媒体人真正关心的是什么？就是一个场景，他向习主席鞠躬，而习主席并没有什么表示。大家关心的就是这样一个事，所以如果仅仅做文字挖掘，忽略掉语气、语义、语境这些附加的东西，那你就会失去一个个宝贵的信息点，这就是信息挖掘。类似的事情很多，有的人讲话，经常会有这种语气方面的表达，比如，一边念稿，从头念到尾，最后感觉他有一种很不爽的感觉，感觉他其实是受约束的。这种感觉也表明了一个有价值的信息，他的表情也是有价值的，也是信息，所有这些表面化的现象，完全都是信息挖掘的范畴。

信息挖掘在我们的信息分析业务中有着非常重要的位置，它与分析推导不同，分析推导的难度更大一些，要求的专业素质更高一些，通常由功力更高的分析人员来做，但信息挖掘同样是信息分析的重要组成部分。如果说信息分析的推导是指挥员要做的事情，负责全面的方向和预测；那么信息挖掘就是狙击手，瞄准的就是重点目标，要打胜仗，两种人都是需要的。应该强调是，我们的工作是比较忌讳只做粘贴方面的事情，一段文字原封不动地顺手粘过来，这是我们非常忌讳的一件事情。因为别人可能以前已经看过了，别人为什么要花钱看你粘贴过来的东西？你的工作价值又在哪里呢？除了能够保证时效或者不在意时效的重大事

第三讲 信息的挖掘

件,除了必须广而告之的重大事件,我们是不能做粘贴处理的,一贴了之,原样照搬。因为那根本不是信息,你把信息产品当成粘贴板,你把自己当成了一个普通的出版编辑,这样做是不行的,专业性质和专业水准大大降低,从一个信息分析的专业人员变成了一个为出版而做的编辑人员,一个服务和辅助人员。现在的市场上什么都有,互联网带来了极大便利,的确有一些所谓的智库,一些研究机构,也在模仿我们做一些什么"简报"之类的东西,其中,大多数内容均为粘贴、转载或者个人性质的评论,与中学时代我们都做过的"黑板报"区别不大,这不是专业机构的出版物,内容也不是出自专业人员之手。读了之后,不会引起尊重,不会引起思考,更不会令人有敬畏之感。

信息挖掘不是一挖了之,挖掘出来就算了,而是还要呈现、表达、反映,要通过写作等方式告知给服务对象,告知给公众,挖掘出来的这个信息点存在何种价值,有什么意义,这种呈现的过程是一种知识的注入过程。任何知识产品的价值就是这样,价值的实现要求你一定要注入一些知识,注入一些有分析含量的内容,这样才能让别人感觉到与众不同。你怎样注入知识呢?信息挖掘的方法应该是你注入知识含量的一个非常重要的工具。最开始要做的,你起码应该是在问题的定义上,给予一些新的东西、新的内容注入进去,实现和突出标题。这往往意味着你在问题的定义上要认真思考,要把主体内容、核心观点体现在标题上,我们要求绝对禁止使用原标题,就是这个原因。标题强调了一种新的方向、新的认识范畴。即使面对的是同样一件事情,也要禁止使用原标题，这就是要求你对这个问题一定要有一个新的定义，有一个新的角度。有些事情包括文字、故事和数据，可能人人皆知了，通过手机、网络、电视、报纸都已经看到了，但是这些问题究竟应该怎么看？还有没有其他的角度，这个就需要你对这个问题进行再定义，而这个再定义的过程一定要体现在标题上，转化成一个中心意思的大标题，这是正确的做法，而且是建立在信息挖掘的基础之上，因为你确实有新的发现。至于你在标题之下的文字里边，可能有80%，甚至90%，甚至99%，都是一样的文字内容，那没有大关系，关键在于核心意思是新的，对于问题的定义是新的，这个最重要。对此要理解，核心意思与文章中的内容文字没有必然关系，都是描述一样的男女生活，但家庭的婚姻关系与"包二奶"的关系性质不同，核心意思不一样。因此，关键是要对信息挖掘进行新的定义，只要你的标题体现了一个全新的中心意思，使用了一个全新的标题，这就非常好。事实上，这种中心意思的创作也属于受著作权保护的创作。在出版界，还有大学里边，有的时候会用一种软件来扫描你的文字内容。查完了以后，如果相同内容的百分比达到一定程度，就认为你是盗窃了别人的版权，这是一个简易工具，对学生训练用的，与我们的要求，与社会的实际情况是不同的，这是在编辑水平很低情况下使用的一种方法，非常机械。现实中的知识产权和著作权包含的内容含义要比这个复杂得多，我刚才讲的对知识和文字内容的再定义、重构等等，都体现在里面，古人还有一字之师，遑论现在。当然这对编辑的水平有一定的要求，作为编辑，他必须要理解你的再定义，理解你所强调的核心逻辑，他才能够确定你的创作。也正是因为这个原因，在国外出版什么书籍，你是要向编辑付钱的，写完一本书，你一定要请一个编辑来帮你处理一下这部书，然后才能交给出版社。这个编辑是要作者自己出钱来请的，非常贵，动辄是几万美金到十多万美元。他做什么呢？的确有大量的工作量在里边，他要理解你的逻辑，认识和理解你的所有内容，并且由他来判定结果，像法官判定的结果一样，然后才交给出版商。在这种情况下，出版商就是投资商，出这本书就像押宝，卖得不好就赔了，他并不像中国出版社做的事情，因此，这个世界与中国之间还有很多有趣而不一样的地方，这是信息挖掘所要涉及的一些问题。

关于信息挖掘，大家要理解和体会的问题可能还是比较多的。昨天我看到的一则信息中讲，可能你们也有人注意到这个事情，伊朗石油受到一定程度的制裁，于是他们开始用人民币去做购买结算。这是很长的一篇文章，我从头看到尾，不过在这篇很长的文章里面，我注意到了四个字，"影子市场"。这四个字引起了我的注意，因为我以前对石油交易的影子市场并不是十分了解，我也是第一次看到"影子市场"的表述，怎么去定义这个影子市场？于是我就去追踪研究"影子市场"这个概念。我查完了，才发现相关的文章还挺多，不是说今天世界上存在石油交易的这个影子市场，很早以前就存在这个影子市场，它实际上是一个欧佩克、布伦特原油等所有熟知的金融、燃油、期货交易等交易体系之外的一个市场，这个市场始终是存在的。这个结果的意义在于，伊朗要回避制裁的主要方法，就是用影子市场去进行石油交易，这样就可以回避美国对伊朗的全面制裁。当时美国对伊朗的制裁到什么程度？伊朗连石油美元的交易体系都无法进入，根本被取消了资格，被踢出去了，只要涉及石油交易的，那些知名的交易市场根本不允许伊朗进入系统。银行和银行之间的交换，票据的交换都被终止了，但是伊朗依然可以顺利地进行这种石油交易，原因就在于"影子市场"的存在。所以这个"影子市场"的存在对于理解和判断今后伊朗问题的变化趋势非常重要，显然在中美贸易战的背景下，今后对中国也有着特殊的意义，别人要封锁你怎么办？有了这个影子市场，恐怕很多人就有想法了。因此，"影子市场"这四个字一旦被挖掘出来，你们就可以看到它背后的信息含金量是非常大的，对整个美伊之间的关系都有影响，对中美贸易战也有影响。你们在媒体的新闻报道中，在各种手机故事的渲染中，看过有人重点写这个吗？你很难看到的，泡沫就是泡沫，起哄而已，但我们这样的追踪研究，这样的信息挖掘，就能让核心问题凸显出来，就能抓住事情的核心意义，这就是信息价值！而这一切的实现，关键是你要能够在阅读整篇两千多字的文章中，成功捕捉到"影子市场"这四个字，就像狙击手一样，透过瞄准镜，准确瞄准到这四个字，这样才能成功。能不能瞄准到这四个字呢，这是一个有难度的重大挑战，但这是你们要做的专业工作。你要是把它忽略掉，那你与"大众浏览"没什么区别。别人是一晃而过，你也是一晃而过。你只有紧紧地抓住这四个字，才能证明自己拥有了一种能力，你就不再是"大众浏览"，你一下子从"大众浏览"的这种水平和层次上，一跃而成为一种专业浏览，变成一个专业人士。我希望今后你们在分析实务当中能够越来越多地表现出这种能力,当你听到某人在台上讲什么样的东西,你随时随地可以抓住它的一些点,然后进行讨论和发挥。这种信息挖掘能力是一种很可怕的征服能力,这种可怕的征服力当然是一种信息能力,你们要争取拥有并且实现。

课后 Q&A

Q：抓住敏感点，是不是要先建立一个系统性的思维，就是对这个领域比较了解，才能有敏感性。有的领域不太了解，理解其中的逻辑就很费劲了？

A：第一条要记住的就是，凡是你不知道的，就要提出来讨论，这样进步会很快。有的时候你会看到这样的情况，每个人写的东西，他有不同的水平和层次。从新人开始，一直到老人，水平是不一样的。为什么？实际上，我们要求也好，不要求也好，这些都不会脱离你实际拥有的知识带宽。你知道的就这么多，你肯定写出来的东西也就这么多，你不可能超越。如果我不告诉你知识有带宽这个概念，存在一个知识点的问题，你可能一辈子还以为自己写得很好呢。精神与肉体不可能出现分离的情况，一般情况下，身体与灵魂总是合为一体，有什么样的知识，就会写出什么样的东西。因此，多看多问，去做广泛的了解总是没错的，这样可以扩展自己的知识带宽。此外，不要在意这个问题，不要自我设限，只要自己认为是对的，就可以把它作为价值点写出来，让别人去评判，然后自己再更新，这也是寻求突破和提升的重要之处。

第二条就是要做检索，利用好检索工具，利用信息方法，在

第三讲　信息的挖掘

更大的范围里面寻求答案。凡是你不知道的问题，就要想一想，你的团队是不是也不知道？如果你的团队也真的不知道，就要利用检索工具在更大的范围里面看看，是不是能有答案。做宏观研究的人，对你们来说，最简易的工具就是我们内部 RDA 平台，里面本来就有检索工具。通过这个工具可以看到我们以前所有的简报内容，你做一个简单的检索，就可以知道这样的观点以前是否有人写过？当时的观点是怎么样的？凡是以前没有人写过的，说明它就是一个新的东西，可能是被人忽略的，你完全可以去做，而且到了这个程度，实际上你已经在超车道上，你会有一种兴奋感。创新并不是很复杂的事情，有时的确也简单，就是一个闯一闯、试一试的事情，即便是同样的观点，你也可以再定义，有自己的想法，你要结合自己过去的思考和认识，或许在论文或其他地方曾经有过的认识，或许听过去老师讲过的观点，把它结合在一起，综合在一起，那也会是一个有价值的观点和思考。

第三条就是概念的创设与覆盖。什么叫好的观点？尖锐、直接、有效、深刻、直白、透彻，有些人提出了一些概念，但实际很糟糕，这个时候你可以修改这些概念，提出自己的概念。比较概念的好与坏，主要是看能不能覆盖、解释你所挖掘到的东西，覆盖了最有价值的信息点，展示出重要的意义。我们经常提及概念的存在价值，就是因为它有解释力，它有穿透力，如果某人提出的概念，其解释力覆盖了你发现的内容，那么你至少要知道，人家已经考虑到了，你认为所谓很新的东西，人家实际上已经想到了这一点，覆盖到了这一点，换句话来说，你的所谓概念就没有意义。另外，如果你的信息挖掘，让你发现了某些原有概念无法解释的事情，那你就会有所得了，因为你可以提出自己的概念，也可以指出别人的错误，这就是论证过程的价值。所以平时你们对一些研究概念，必须要重视，要有充分的理解，实际上你读博士或读其他专业的难点也在这儿，层出不穷，无穷无尽的这些概念，必须要理解它，要消化它，不能无视它，否则，你认为很新的东西，很有价值的观点，可能人家会说1960年我就研究过这事儿，那就尴尬了。你们在微信群里经常可以看到这种现象，把旧的当新的，信息垃圾到处都是，很讨厌。最起码在安邦的范畴之内，你们提出的概念，不能出现重复，不能犯这种愚蠢的错误。也就是说，过去已经解释过的，已经提出过的概念，包括公司观点，你不能作为一种创新概念和观点。不过，很多概念和观点你是可以提出来再定义的，可以修正的，进行再解释，比如，"金砖四国"的概念，你认为现在还有意义吗？你可以再提出一个新的概念来，这就是创新。有关经济增长率的数字，经常也需要做出修正，世界上的研究预测机构也是经常这样做的。

Q：信息挖掘之后的论证要点在哪里？

A：信息挖掘有点难度，恰当的论证是必要的。不同的信息分析人员会面临不同的环境和任务，所以表达与论证的标准是不同的。安邦主要从事战略层面的任务，无论是经济，还是城市，还是地缘，主要在战略层面做事，关心的都是策略，关心的都是策略的短长，关心的都是策略的较量，而在这个战略层面，读者群的素质都非常高，对事件动态已经有了清晰把握，绝对不是一无所知的大众群体。对于这样的群体，论证的要点在于你要写出关键点来，要把最关键的地方论证明白，说得清楚，说得明白，这比什么都强。因此，一个研究机构的范式是多种多样的，并非是像大学里面讲的，只有论文范式的论证才合格，那是给学生讲课用的，外带一点夸大其词。实际是根据客观需要，尤其要看目标群体，根据环境条件来确定范式的。如果你面向的是老百姓，面向的不是精英群体，你只能讲一些大道理，有忽悠的成分也是很显然的。你在舆论圈中发现有很多的忽悠高手，那是自然的，说得不好听一点，就是因为大众喜欢听忽悠，喜欢演绎故事，认真而刻板的东西，你要去讲还没人愿意听。在论证过程方面，我发现你们老是去追求写很长的东西，非要写很长的东西是没必要的，这是学术范式的不良影响。最开始设计安邦每日经济简报的时候，我专门研究过这个问题，当时只搞了三页纸的设计，就是写三页纸的内容。你要对自己写的每一页都有要求，要有含金量，对它的价值要心里有数，有个估计，绝对不是说弄出来的页数越多就越好看。其实，后来也是事与愿违，我对简报的这个设计要求，慢慢地也被突破了，有不少人认为，话还没说到位，事情还有很多，信息也太多，结果越弄越长，这本身就是一种信息品质的下降，看不准，把握不清楚，只好什么都写上，于是越来越长。不过，现在也不可能一下就把已经十几页的简报再砍到七八页或者更少，这会让客户读者产生不好的感受，只能今后再慢慢地压缩。我觉得现在还是七八页这样的一种水平比较合适，写的精简一点，更加容易清楚了解，究竟什么是"大事"。从信息挖掘的论证来看，各种通过信息挖掘搞出来的信息点，或者叫内容，写的稍微短一点比较好，不要每个都写得很长。你只要把逻辑讲清楚了就可以。论证的重点在于你的观点和意思是什么？我怎么定义它的？这样讲的证据是什么？三段论的情况又出现了，这的确是个基础。几乎每一本有关批判性思维的书都会讲到这个内容，只要这些论证过程的逻辑交代清楚了，适当有点文采，加一点"片花"，丰富一下，也是可以的，可以增加印象，有助于吸引理解的目光。还有一点也很重要，你写得简短而直白，逻辑清晰，这就为将来我们解释和阐述这样思想和观点保留了空间。也就是说，你可以去办讲座，你可以去演说，进一步地解释和发挥。什么都写出来了，你还讲什么？那不就变成背诵稿件了？所以我认为，论证就是要简洁，越是简洁的论证，越可以让人感受到逻辑的清晰。

Q：做信息挖掘的时候，面对的一篇文章中，有很多这种有价值的点，我们在取舍的时候怎么做？或者怎么去突出我要的这个点？

A：最优先的选择，就是与现实背景挂钩的，就是要根据现实背景来做取舍。我们在中美贸易战这种情况下，就要选择与中美贸易战相关的事件和观点，这是第一优先。要牢牢记住，现实背景和环境是第一优先，所谓的动态，其实就是追踪变化，关键在于变化，重点在于变化。你脱离了环境条件，脱离背景去夸夸其谈，那还有什么意义？第二个层次是，一般要选择与某种创新和突破相关的内容，一种传统的共识性概念，很流行，大家都是这么认为的，但如果它是错误的，影响就大了，所以我们必须挖掘出来，反其道而行之，证明它是错的，这就是建设性的意义。

第三个层面就是某种远期的预测,与判断性相关的事情,这也非常重要。我们这个世界有很多人喜欢预测,但有没有那种能力,于是就瞎猜,尤其一些带有学术装饰性的瞎猜,更是具有很强的迷惑性,如果能够挖掘一些证据,去证伪,证明它是不成立的,那就很有现实意义。第四个层次是自己的分析和预测,这个当然更要优先了,这是信息分析的最高层级,难度很大。我们为什么说信息分析的过程就像猎人在森林中打猎一样,在小路上,看到路边的草被动物踩倒了,这就是一个信号。只要能够不断发现印迹和信号,猎人就能在森林中去追踪,最后在茫茫的林海中找到这个猎物,这是一个寻猎的过程,这就是信息分析,所以针对信号的推导和判断,当然要放在第一优先级。当然,我们也可以在这个过程中去证明某些"猎人"犯了错误,走到歧路上去,是不对的,这同样要赋予很高的优先级。

Q:安邦智库以前做过的判断和预测,有没有什么印象比较深刻的,存在明显的错误?有没有经验总结这一类的反思。

A:哈哈,这是一个有趣的问题,有水平!不过,我个人很少有这样印象深刻的时候,如果你是以职业的方式,真的是在做专业的工作,那做过的预测和判断就非常多,想都想不起来的。只有那种偶尔"对"过一次的人,才会津津乐道自己的正确。大致来看,我可以肯定,我正确的时候多过错误的时候。至于别人做的判断和预测,我没有完全看过,所以不知道对与错的百分比,我们尽量用流程来控制,避免错误判断的产生,这是安邦流程机制的一个控制重点,要求和标准都比较严格。

事实上，作为一个智库，对于预测和判断，我们是高度重视的，这是信息分析的根本，也是公共政策的根本，你是一家智库，总是像新闻界那样搞评论，肯定不好吧，所以在安邦我们是将预测和判断作为使命来看待的。但凡是有预测和判断，就会有对与错的是非，谁也不能保证所有的预测和判断都是正确的，要保证的是，正确的时候多过错误的时候，这就是品质和地位！有一点要说明的是，关于对错，我们虽然自己还没有清楚地统计，但是我们的客户，我们的读者，每一分钟都在做这样的事情，免费来挑我们的毛病。很多时候，他们发现了问题，都会很惊喜地告诉我们。我们有多少客户呢？粗略地估计，大概有几十万读者吧，其中包括花钱的，也包括没有花钱的。这就是说，有几十万双眼睛在给你挑错，如果你的毛病很多，估计你绝对不会像安邦一样，能够干上几十年的时间，你早就完蛋了。一般来讲，你如果没有看到客户与你较真，一般就可证明这个预测和判断是对的，因为客户群体的规模很大，比你这个个体要大得多，是级数上的差异，他们都会与各自的实践对照来发现问题，他们雪亮的眼睛是容不得沙子的。当然，我们有的时候也会碰到没有根据的"较真"，这种情况通常以情绪发泄或者利益冲突为多，这种情况也要客观估计和评估，只要客观面对客户和读者的意见，就会进步，他们才是品质的最客观保证。大家要记住，没有人是绝对正确的，只要确保自己大部分正确就可以了。事实上，只要"大部分正确"，你就已经是大神级的预测和判断大师了。

总之，不要刻意地去考虑这样的问题，那样会封死自己进步的道路。你更要做的事情，主要是去寻找自己做预测和判断的兴

第三讲 信息的挖掘

奋感，你要保持客观和理性，不要辜负客户群体对你的信任。你要在预测和判断中找到那种超越和创造的感觉，过去没有的逻辑，过去没有的证据，过去没有的观点，抓住这个就是超越，由此而来的这种兴奋，才是你应该追求的东西。而且在这儿，在安邦的方法论中，要求你不是偶尔地超越，而是要不断地超越，持续地超越。在这里，你是有可能，有资源，也有机会，做到这一点的。你受过一定的训练，你持续地受到鞭策，所以这一切是有可能的。当你离开安邦之后，你的工资要比市场上同等学力、同等资历的人高出三分之一，基本上金融、投资银行之类的机构都认可这一点，因为安邦在研究圈有这样的知名度。到了这种时刻，你就会觉得在安邦"受过的苦"是值得的！相反的是，如果你要是轻易地放弃了，轻易地出去了，离开了，但还没掌握这套安邦方法论，没有那个预测和判断的功力，那你就会露怯了。别人会认为你在安邦不是个好孩子，没有好好学。过去我们有好几个人都是这种情况。有些研究机构根本不接受本科学历的人，一问出身，原来来自于安邦的研究团队，那就可以谈谈了，最后不但接受了简历，而且那里的领导还直接面试，给的工资也确实高一些。搞研究是一种生活方式，吃苦受累外加忍耐都是值得的，但不要浪费时间，浪费自己的时间，浪费别人的时间。

Q：挖掘到的重点，但我不确定是否就是正确的？应该怎么做？

A：你要有一种研究讨论的态度，对自己认为正确的东西，去验证，去修改，而且要反复进行，避免谬误的发生和存在。人就是一个系统，有输入，也有输出。你看任何东西，都要做到这三点，重点在哪里？正确吗？为什么？你不可能胡乱地接受信息，你有选择性，你必须有序地接受信息，这就是系统的输入。每一条信息，每一样东西映射到你的头脑中的时候，通过你的眼睛，通过你的耳朵，通过你的鼻子和嘴，映射到你的大脑，你才会知道酸甜苦辣，所有的味道，这就是信息反射论。任何事情的意义，只有在大脑中才能消化。如果在这个环节，过滤一下，重点在哪里？正确吗？为什么？你试着不停地去问这三个问题，用这样三个问题来过滤，用疑问来挑战它，全是疑问句式的输入，这样你就掌握了批判性思维的精髓。最起码能够建立起一套个人思维的过滤机制，形成自己这种疑问式的思考方式和习惯，这样就可以避免认识错误的发生。

还有就是，错误和迷失是经常发生的事情，要进行修改和调整。我经常在办公室开会，碰到的问题百分之九十九都是重点迷失的情况，你要把他拉回来，告诉他这是重点。这其中有很多的原因，有一种是故意模糊重点，知道重点在哪里装作不知道，然后把你带跑带偏，达到自己的目的。还有一种是真的不知道重点在哪里，所以重点是很有意思的，重点迷失与能力相关，这是一个很重要的能力标准。因此，修改与修正是非常必要的。现在"两会"刚刚结束，李克强开完"两会"很自豪地宣布了一件事情，他说我们这次还是很民主的，因为这次报告被修改了83处，总共修改了800字，也就是说每一处修改不到10个字。这件事情告诉大家两个问题：第一，就是修改和修正是不可避免的。甚至信息的语气、语态这些方面，都可能是重要的问题。第二，修改和修正，即便是一两个字，同样影响重大。因为改动的一个字，两个字，这一两个字修改的背后，有很多的背景，这些背景也是重要的信息。在政府机关工作，有的时候领导修改你的东西，修改一个字的结果就大不相同。比如，停止和暂停是一样的吗？不一样！因此，修改与修正的问题，在信息挖掘上面一定要加以注意。

第四讲

推导和判断

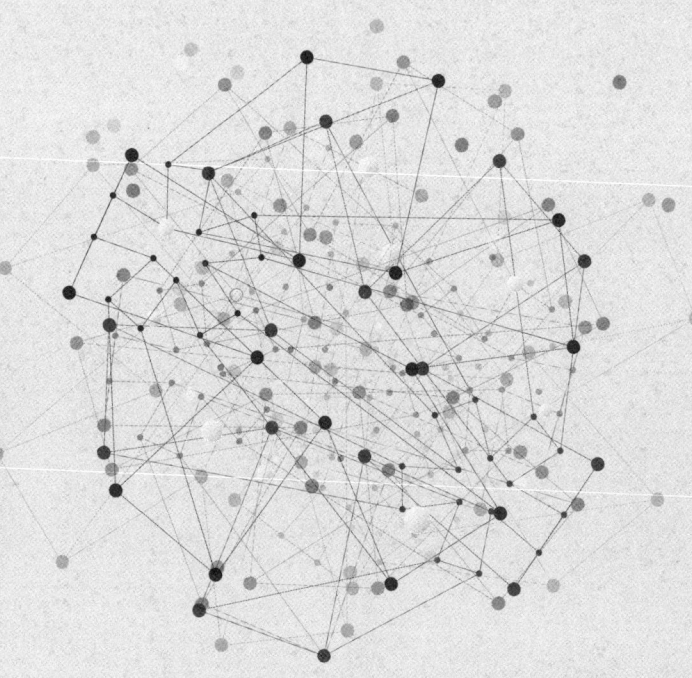

现实中的信息世界，复杂而诡异，极易令人失去判断力，陷入迷茫无助的境地。推导和判断是信息分析中最高级别的工作，难度很大，但非常有趣。推导和判断是在整合逻辑、清理逻辑的基础上，一方面是用逻辑来判断谬误，发现谬误；另一方面是用来演绎推理，形成下一步的结论，这是推导和判断产生的基础。推导和判断，在现实工作中，往往不是集中在一个问题上，而是通过层层推演，最后集中在一组问题上，形成逻辑的链条，将信息组合成信息链，让事件变成一张事件网，这种网型的模型（渔网模型）就是我们认识世界的基本形态，而分析逻辑以及批判性思维是根本的基础。

第四讲 推导和判断

讲课实录

今天先讲一个故事。基督教是怎么来的,有谁知道吗?

在过去,古希腊、古罗马的时候都是多神教,直到犹太人的出现。当时摩西带着古埃及人,在茫茫大沙漠中,带着大家闯了出来,这就是出埃及记的故事。如果有人去以色列,一定要去参观这个纪念景点,茫茫戈壁滩上一棵树没有,几乎寸草不生,人要走很长的路,缺乏食物和淡水,从埃及走到耶路撒冷,这段路程是漫长而艰险的,大自然的威力带来的是无穷的折磨,很多人会在路上死掉。摩西在带领众人出埃及的过程中,犹太人感受到了大自然的威力,大家都知道,大自然变化多端,沙暴狂风,没有吃的,没有水源,生命变得非常脆弱,可能随时消失。从那个时候开始,他们认为大自然代表着一个神,一个能够左右他们命运的神。从那时开始,世界就从多神论转化为一神论,这是从犹太人开始的。

从多神向一神的转化,对现代文明有着巨大的影响。那么犹太人相信什么呢?犹太人相信末世之说,他们认为这个世界是按照神约决定的,最后一定会出现一个末世,也就是世界末日。如果你信仰犹太教，那你就可以进入一个新的世界，进入一个新的国度里边。你如果不信，就会受到末日审判。末日审判在电影中，在文学中，多有表达，救赎这个词汇就是这么来的。这个末日审判的过程就很悲壮，大多数人死得很惨，人类没有好的结果。犹太教相信，最后一定会有这么一天，这种审判终将会到来。也许很多人觉得这种悲剧式的结尾太可悲了，让人感觉没有希望，到头来终不免一死，生的欲望更加可贵，于是就提出来一个概念，叫作"救赎"。"救赎"的意思是，你在不到末日审判的时候，能够自我救赎，同样也会出现一个很好的结果，那样就可以回避末日审判。所谓的"救赎"概念，就是信众向上帝或者耶稣基督祈祷，这些都是为了自我救赎，因为这个自我救赎的概念不同于犹太教，于是延伸出来了新的宗教，也就是基督教。

基督教出来之后，在教义中存在一个天然的问题，那就是耶和华生的基督，这未免就出现了人与神的问题。过去的神，是非人类的，如果能生出孩子，那就不是神了，犹太教当初是因为大自然的威力，而创造了一个神，他们很清楚在这个神的力量面前，人类的力量是多么的渺小。目前，这个基督教的耶稣原来也是人生的，于是这里边出现了理论盲点。为了解决这个教义理论上的盲点，后来就出现了基督教历史上一个著名的解释叫作"三位一体"，这"三位一体"就是圣父、圣子、圣灵。这也就是说，虽然还是有圣父、圣子之说，但依旧还是一神论，因为这三位是一体的，所以这样就勉强解释、维持了一神论，避免了究竟是人，还是神的问题，这就是基督教一神论的理论进程。

第四讲 推导和判断

不过，毕竟这个理论显然还是有一些勉强，而且这是后来的解释。因此，这个解释还是不断在基督教内部遭到挑战，这种挑战又衍生出了很多基督教的派别，比如，阿瑞斯这个人，他很早在君士坦丁大帝时期，也就是在拜占庭时期，提出了一个非常有名的论点，他认为耶和华和耶稣不是同格的神，就是他们的地位不是同等的，他用这种方式来解释"谁生谁"的问题。很显然，这个问题又掀起了一场巨大的基督教内部纷争，这种纷争和争论激烈的程度，比咱们现在看到的互联网上的争论还厉害，最后君士坦丁大帝只得亲自出山，担任议长，由各派的教圣们进行现场辩论，看看谁更有道理，争论的结果是阿瑞斯败北，他就被驱逐了，其理论也被基督教视为异端邪说。于是，"三位一体"同格不同格的问题，在国家政权的干预和压力之下暂时得到解决。你们在佛罗伦萨，目前依旧可以看到那幅著名的油画，反映的就是这个故事，其实目前依旧存世的很多著名油画，都是宗教类的内容，宫廷油画流行这类内容，都有时代背景。那幅画是非常著名的，画面中是一大帮人在一个大堂里面争论不休，君士坦丁大帝就坐在中间裁决，谁对谁不对。此后，就有了一个学历史的人都知道的"米兰敕令"，通过敕令把基督教上升为国教，试图结束意识形态上的纷争，因为那个时代的意识形态问题主要就是一个宗教问题。

问题是，既然是意识形态问题，从来就没有那么简单，这种基督教内部的纷争，实际上涉及教派内部教士们的地位以及巨大的利益，包括政治地位、社会地位以及经济地位，所以大家还是必须要争出个所以然来。否则地位会受到影响，利益受损，这可非同小可。因此，这些纷争始终都是存在的，始终有人试图挑战，后来还是有一个人叫聂斯托留，也是基督教历史上的一个著名教派，他认为"神的母亲"这个说法不妥，这个"神的母亲"肯定还是有人的关系，存在人的因素，所以他强调，人性要比神性更为重要！最后争论的结果是，聂斯托留又被驱逐了，认为他是异端和邪说。那个时代因为异端和邪说而被驱逐的结果是很悲惨的，可不是简单地走人，而是可能要死人的。聂斯托留没办法，只好带着他的信众去流浪，结果他在阿拉伯帝国得到庇护和支持，在阿拉伯的穆斯林地区得到了繁衍和发展，而且他还继续往东，将基督教传入中国，到了中国之后，这个教派就叫景教。实际目前我们中国人所知道的景教，只是基督教派其中的一派，同样强调人性。那么留下的主流教派学说就是利罗的学说，利罗主张的就是单性论，强调神性，这个就是基督教的由来。

故事讲完了，我现在有一个问题要问大家，你们大多数人在这复杂的基督教纷争中能搞得清楚是怎么回事吗？（大家摇头），搞不清楚！在座的各位，受过高等教育的人都搞不清，那普通老百姓就更加搞不清楚了，搞不清楚怎么办呢？那只好盲信，所以才有"信众"这个词。大家信什么，我就信什么，这是没有信息辨识能力的办法，愚昧吗？！这是没有办法的办法。

请大家想象一下，目前社会上的所有事情，你将来可能要面对的社会，是不是每时每刻都有这样的事情发生，并不清楚却又不得不信，半推半就只能相信，这是一种可怕的现实。有人可能会说基督教是一种迷信，但实际人人都在迷信着什么，因为你并不清楚，根本没有判断能力。历史上还好点，那时人口少，是一种约束型的导向社会，人们的辨识压力不大，生活中的事务比较简单，容易辨识；现在的互联网社会实际更糟糕，信息庞大如潮，无时无刻困扰着你们，社会出现了一个大转型，从导向型社会彻底走向了辨识型社会。

现在的社会，手机上，网站上，互联网无时无刻包围着你，信息排山倒海，你除了辨识、判断之外，就只好盲从，当一个信息"信众"。微信里面的内容是真还是假？网站的内容都是真的，没假的？人民币都能造假的社会，网站造假就太容易了。目前有多少人在半真半假，半信半疑之间带着困惑在盲从？！这是一种多么可怕的现实，你的生活被绑架了，你的信仰也可能被绑架，你的一切都可能被信息绑架。你今后可能根本搞不清楚，一个学说，一个理论，到底是正确的，还是错误的，但无数的人在说这一套，你可能也只好照着做。看看现在流行的成功学，看看现在舞台之上的"大师"数量之多，哪一个不是借助互联网在群魔乱舞？！这是一个可怕的现实环境，是人为造成的现实环境，而且这就是现在和以后的将来。在这样的社会中，你如果没有一点批判性，你没有掌握辨识的基本思维能力，你在未来的互联网社会，在未来的 AI 社会，就根本没有办法生存。你可能是最委屈的一个，可能是最惨的一个，你的生活可能一塌糊涂。因为你没有质疑精神，没有判断能力，你只能处于一种精神奴役的状态和地位。

讲了这么多,还讲了一个故事,出了一个问题,考验一下你们,目的就是在告诉你们,推导与判断是非常重要的,属于信息分析业务的重中之重。这是我们从事信息分析工作的人一生所要做的事情。有人问过我,您这一生做的都是什么事情?我也试着用外界所能理解的那些话,非专业地来解释我的工作,但是这些解释都是表面的,冠冕堂皇的,并非真实而准确。真实的情况在于,我所做的事情,我职业生涯的全部就是对信息的推导和判断,这是真正在做的事情,是我的职业。就此而言,我的工作状态非常像一个数学家,定义一个问题,然后去推导它,最后得到结论,这个结论通常是判断或者预测。那么什么是推导和判断呢?推导准确地说,就是演绎推理(英语:Deductive Reasoning),在传统的亚里士多德逻辑中,这是"结论,可从作为前提的已知事实中,必然地得出的推理"。因此如果前提为真,则结论必然为真。用每个老师都会用到的标准例子来说明:"因为,太阳以前每天都会升起""所以,太阳每天都会升起"。总结起来,其实很简单,标准模式就是:前提—结论。当然推理未必总是按照这样的标准模式进行的,有时存在多个前提,有时隐含前提条件,但你总是可以在论证中找到"前提"的存在,也可以相应地找到或者形成"结论"的存在。此外,推理在形式上也不拘泥于标准模型,推理还可以分为溯因推理和归纳推理,这两种推理的方式,其"前提"可以预测出高概率的结论,但是不能确保结论为真。总之,中国有一句老话,叫作"有前因必有后果",

这就是基本的逻辑形态。值得注意的是，推导是一个逻辑思考的过程，但现实中的问题不止一个，问题可能是动态发展的，很多事情是周期性的，这种变化的存在意味着必须要有层层推理，必须要有层次的递进推理，这就意味着可能存在一连串的推理，当你逐一推导完成，一定会形成一个路径，构成一种特殊的关系，形成一个逻辑上的链条，我们称之为信息链。之所以这样解释概念，这是因为其中的逻辑关系强大而有力，对链条之上的信息，彼此之间存在强大的影响力，因此联系起来看的时候，可以更加有效地反映事物的演变进程。当年我提出"信息链"概念的时候，很多人不理解，我这里特地再解释一下，信息链的作用，有点像化学键，它也是客观存在的，制约或者硬化了逻辑上前后信息之间的关系。

我不知道你们的逻辑学基础如何，所以再举几个例子来说明推理的逻辑。

"门口这个人是盲人，有音乐才能""阿炳是盲人，有音乐才能""所以，盲人都有音乐才能"。这个结论当然是错的，但这是多前提的归纳方法。这儿有两个前提，但现实中通常会面对若干前提的归纳。反过来再看一个例子，"盲人都有音乐才能""门口的这个人是盲人""所以，门口的这个人有音乐才能"；这个例子的结论不一定，因为这只是一种可能性。这是演绎推理、归纳推理和溯因推理的例子。推导问题玩得很好，有助于你轻易发现逻辑陷阱，你的信息挖掘就会变得非常轻松，直接就可以写出来东西,因为社会上常见的逻辑错误,包括各种逻辑陷阱、逻辑上根本不成立的观点等等,比比皆是,你可以随便指出来,随便进行批判,对不对。再举一个例子,"细菌导致了感染""所以,所有的细菌都是坏东西",这个对吗?当然,不对,事实上也存在身体需要的细菌,那就是好的东西。正是因为很多人都在犯逻辑错误,社会上充满了浅薄之人,可以随意去批判,所以逻辑学家通常都是高傲的。有这样的一个故事,物理学家、数学家和逻辑学家首次访问苏格兰,通过火车的窗户,他们看到了一只羊:"瞧",物理学家惊叹地喊道,"苏格兰的羊都是黑的"。"不对",数学家打断他,"苏格兰的羊至少有一只是黑的"。"不对",逻辑学家说,"苏格兰至少有一只羊的一半是黑的"。大家在使用逻辑的时候,在玩逻辑游戏的时候,一个是不要忘记可靠的常识,再一个就是一些标准和原则:充足性标准是相对的,要注意前提是不是足够,前面说的"苏格兰的羊",就是一个例子,一只羊又能说明什么问题?判断相关性就要注意前提与结论之间的关联,否则就是瞎扯。准确理解有效性,检查有效性,这势必要求去寻找反例,这就是反例和反证的作用和价值。还有无效推理,很多无效推理经常被广泛使用,只是大家视而不见,比如,"如果知识分子待遇好,科研教育就会进步""现在知识分子待遇不好""所以,学术落后"。要知道,如果P是Q的充分条件,表示P出现Q就会出现,这是成立的。问题是,P不出现,并不意味着Q也不出现。类似的还有,"互联网提供了便利""所以,电商有利于消费",这个答案当然也是错的。因此,这种"常识性的逻辑错误",经常在逻辑学家眼中就是开玩笑,当然大众是不以为意的。

关于逻辑与推理的知识，还可以讲很多，都是一些常识，但这些毕竟是最初级的逻辑知识，建议大家还是看看相关书籍，了解并且掌握这些知识点，我这儿重点讲讲信息分析实务中的应用问题。因为很多情况下，大家了解但却不会用，就像中国学生会考试，但不会创造一样。实际推理演绎是一件非常有趣的事情，复杂事物的条件下，大规模的层次推理非常伤脑筋，但也非常有趣。这个工作的性质很像数学家在做的事情，闷声不语，端坐桌前，长时间在各种信息之间浏览、徘徊，反复尝试推导事物的演进过程，有的时候可以推出一种结果，但与目前的事实、证据和案例比较，可能又会放弃，这样推导放弃，再推导再放弃，不断进行下去，层层递进，直到有一天，忽然发现了一条逻辑路径这条逻辑路径，能够很好地解释现有的事实、数据和证据，这个时候结论就浮现出来。这样的结论往往就是现有证据环境中的最佳结论。对于一般的结论，最怕的就是遭遇到某一反例，这等于是被证伪了，让结论不再成立，那一切只好推倒重来。如果没有这种情况出现，那么这就是现有的最佳结论，对此要有自信。由于这是一个复杂的逻辑推导过程，有时还需要很长时间，从几天到几个月都不罕见，这种情况就很难描述，解释起来很麻烦，我经常是重点表述和解释结论，也就是只告诉你一个结果。这样做也是有其必要的，因为在听众和读者一侧，也就是需求端，由于信息和资源条件差异很大，你即便进行全面解释，结果也未必乐观，要么他不相信，要么他不明白，要么他不理解。所以没有办法，通常拿出一个结果去和他讲，他有兴趣的话，自然会需要进一步的解释，没有兴趣的话，知道一个结果对他而言已经足够。受众这个群体很有意思，要区别对待，信息资源条件的差异，表现得特别明显，有的时候你非常积极主动地讲解推导的全过程，但你们会发现他已经迷失了，还没等你讲到结果，他就出现半昏迷状态。这种情况下，当然简单明了地直接告诉他一个结果会更有意义。长期以来，演绎推理就是理智的代名词，人们总说理智是有差异的，这是真的，因为掌握的信息资源不同，理解不同，这就决定了理智的长短。

"受众"这个群体是很有意思的，历代学者都对其有过很多的研究，有的时候，即便嘴巴上不讲，但实际内心评价也很低。至于如何解决、应对这样的问题，那就不一定了，有的方法是很厚黑的。比如算命的人说，你一定能发大财，你为什么发大财，他是绝对不会与你讲的。他没法与你讲这个过程，那种复杂的逻辑推演，他有没有这个能力还是个问题，就算他真有这个逻辑进程，那可能也是一个非常复杂的过程，所以他就告诉你一个结果，你就为这个结果去付钱，算命嘛，就是如此，算命先生都应该熟知群众心理。实际上，哲学家尼采也很讨厌群众，他在有关群体意识的那本书中，甚至把"群众"称之为"群畜"。他坚持认为，群众没思想，没有辨识能力。根本不可能按照他们的想法去定义什么样的事情，所以才有"权力的意志"这回事。也就是说，尼采总是站在精英阶层一边思考问题。他的观点认为，权力和统治权力的运用关键看你想干吗。当你"基于爱的原因"运用权力,这个时候做一切事情都是正确、完美的,反之就是恶。尼采的书,最大的特点就是思辨能力,他批判了概念演绎和推理这种哲学,说他也是一代宗师,原因就在这儿。他颠覆了一些传统逻辑哲学的原有路线。这种颠覆式的东西一旦理解了,再看看他的那些疯话,就感觉它不是疯话了,你会发现他真的自成一派。只要看看他的原著,就会发现尼采实际上始终就是在自我辩论,不停地自我辩论,他在书里面有很多的自我辩论。年轻时看他的书,我也不理解,看不懂,一般人都认为尼采的书最难懂,不知道他在说什么。年龄大了以后,我承认他有很多伟大的词句,我都在旁边注上"伟大词句"几个字,讲得太精彩了。尼采因为第二次世界大战德国纳粹时期的问题受到一些影响,他的这些哲学思想和他的纪念馆,直到 20 世纪 50 年代末才重新开放,尼采的社会地位才逐渐恢复。讲了这么多,就是告诉大家逻辑有多么的重要,科学与逻辑是紧密相关的,学好了逻辑,你在任何一个科学领域当中都会有地位,因此,把逻辑玩精、玩熟,没事多做做推导练习,这是非常有必要的,你把它放到多高位置去衡量、评价都不为过,在某种程度上,这就是生命的意义。

再举一个例子来看,爱因斯坦是一个伟人,但他在后期基本上只搞搞演说,变成了一个明星人物,在科学上已经不做什么东西了,他自己也认为他的学术生涯已经结束。不过,爱因斯坦总是去普林斯顿大学找一位葛戴尔(Kurt Godel)学者共同散步。他自己在日记中也是这样写的,我唯一去这所学校的理由就是能够与葛戴尔一起散步回家。葛戴尔是谁?他可不是一般人,一般人怎么能被爱因斯坦如此看重？葛戴尔被誉为人类社会继亚里士多德之后最伟大的逻辑学家。他为人所熟知，是因为葛戴尔创设了不完备定律。他的逻辑非常缜密，你与他讨论的时候，等于有一部电脑在帮你梳理各种各样的逻辑，所以爱因斯坦非常喜欢与他一起散步聊天，讨论各种问题的逻辑。他可以把一些含糊不清的东西整理的非常清晰，这是一种难能可贵的伟大能力，当你一旦具备这种能力的时候，你就非常了不起了。现在举个例子，我在现场做做测试：有一句话叫作"妄念不生即修行"，请你们现在拆开这句话，用逻辑的方法、结构化的方法，告诉我你对其中逻辑的理解？是的，前提是"妄念不生"，结论是"修行"。这个结论对人生有怎样的影响？答案是忠告人们要克制妄念，因为这是祸根。你看逻辑的推导并非是为了逻辑而逻辑，而是为了寻求某种有意义的答案，这同样也是逻辑链条（信息链）产生的意义，因为对现实有意义的答案，往往是一组逻辑，你只能持续地、层层递进地推导下去，持续地去追寻。

在实际的分析业务中，逻辑的推导是一个问题，逻辑的展示，信息链的关系，这是另一个问题。你有了逻辑，总要展示一下，所以这个展示也是研究的需要，也是对逻辑理解的需要。究竟应该如何进行展示？有几个要点是需要学习和把握的：

第一点，要有逻辑，有结构，按照时间的先后，按照周期进行安排，从那儿到那儿，进行划分展示。

第二点，逻辑路径是在推导过程中形成的，表达的是动态情况，一件事情的进程，就是靠这个来表现的。

第三点，逻辑路径往往不止一个，很可能会有多条路径存在，还会存在各种各样的条件和分歧。

第四点，就是运用逻辑的符号系统，形成一个表达系统。

那么在这里要导入一个东西，这个就是逻辑路径的符号系统。过去信息界都不太重视这个符号表达，原因在于信息与信息分析，尤其与推导是分割开来的，逻辑仅仅是一种个人思考活动，因此作用就不明显了。目前安邦建立了逻辑路径的概念，建立了信息链的概念，这就大不同了，逻辑不再是一种个人思考活动，而是一种逻辑上层层递进地推导，目的是寻求预测和判断，解决事态与纷争，这样符号系统的作用就非常重要了，因为需要的是一种系统地表达，整体地表达。

那么究竟可以使用什么样的符号系统？首先，最重要的就是要引入逻辑框图及其符号来表达逻辑。我平时一直就是这样做的，因为过去的工作习惯，我非常适应编程用的逻辑框图，所以最早在人民大学讲课的时候，就介绍过这个方法体系，对于信息链上的逻辑有很好的帮助。因为其中对于条件、判断、循环等结构化的表达有很好的、现成的符号可以利用。实际这套符号系统在世界上都是统一的，大家制作的逻辑表达式、逻辑框图基本都一样。全世界的编程人员都熟悉这套逻辑体系，大家一看就明白，没有国界和语言的限制，否则，世界上的程序编制人员就没法合作了。所以我建议大家使用逻辑框图来展示逻辑关系，当然现成的工具，思维导图也可以使用，道理是一样的。

其次，就是特殊的符号语言，逻辑学自身也有一套符号语言，有简单的逻辑符号，也有复杂的逻辑符号，但我个人认为你们没必要学那么复杂的符号语言。自己创设一套符号语言，也不太可取，越是简单的东西，越容易流行，大家都不能理解的东西，你拿出来也不好使用。因此，最多添加一些简单直白的符号，如习惯性的标识、注释等，就可以构建分析框架。大体来看，符号语言的引入有利于构建相对完整的系统认知，系统在符号语言的表述下就能呈现出来。什么事情都是系统，在系统下面认识世界，要比简单的线性认知强很多，但这已经超出了基本培训的范畴，进入到信息分析思维的领域，所以这里就不多讲了。

从逻辑到推导，从逻辑的推导再到信息链和逻辑路径，再到逻辑的语言符号，这是我们已经介绍过的东西，展示了安邦信息分析实务的关键内容。下面还有一点也很重要，这是一个问题，我们怎样才能证明自己的观点、思想和认识是正确的呢？我们那里来的自信，普天之下，唯我独尊，难道就我是最正确的？这其中的理论基础是什么呢？

关键理论在于可验证的概念。在信息分析业务层面，分析路径不止于一条逻辑路径，我们日常面对的事物都是这样，往往不

第四讲 推导和判断

止于一个解释,可能存在很多种解释,存在几条路径。两个人组成的家庭,都未必能够最后走到底,最后分手的也有不少,何况世间万物的复杂性呢!因此,我们在针对问题进行推导的时候,一定要知道推导是存在不同路径的,甚至复杂事物运动的条件也是变化的,大家要选取的是最有效的、最有解释力的,与现有证据没有矛盾和冲突的,呈现概率最大的路径,这个就是作为结论的最后选择,也是现有条件下最佳的逻辑路径。

通常来讲,这种概率最大、最有效、最接近于成功的一条路径,是可以验证的。大家都知道,科学不科学,关键看你是否可以验证,是否可以重复。最近韩春雨的论文事件,闹得满城风雨,影响很大,原因就是世界各地的科学家去重复其试验结果,结果愣是做不出来,这就是不可验证,那他的结论和论文就说不清楚了,最后他的成果和论文都被推翻了,还戴上了一顶科学作弊的大帽子。因此,这个可验证的概念非常重要,我们所做的分析工作与科学试验还是有区别的,但是可验证是能够实现的,可以相当充分地观察得到的。我们做的是一种动态的、追踪性质的研究工作,逻辑路径上有一连串的节点,我们可以观察每个逻辑节点上的分析结论,看看这个分析结论是否被验证?如果这种验证过程在持续,就充分证明这一推导出来的逻辑路径是正确的,被验证的节点愈多,这条逻辑路径的结论就愈加可信。当这条逻辑路径清晰呈现并且被验证之后,那么预测和判断就变得非常现实,变得像是触手可及的东西。因为你只要顺着已经得到验证的逻辑路径往下走即可,你已知趋势,往下是什么将会非常清楚,所以信息分析家们做预测和判断，与大学靠数学模型做预测是不一样的，方法不一样，理论不一样，但逻辑是一样，数学也是逻辑，不过数据就不太靠谱。因此，信息分析家的方法也就是信息方法，在做预测和判断方面实际更加靠谱。这是推导和判断所要做的事情，也是最主要的工作。

实际上当你真的去这样做，你就会发现这件事情其乐无穷，而且只有你自己明白这个事情会走向何处。你可以坐着等着瞧，大家折腾来、折腾去，最后肯定还是这个结果。安邦智库的公关部做过一个时间轴图表来看看我们已经成功的预测和判断，结果我都吃惊，这么几年时间，做出来厚厚的一大本，全是可验证的事实，都是被证明是正确的预测和判断，巍巍壮观！要知道，别人谈预测说判断，那是说观点，真搞个模型的人我看没几个，但这些说个观点来判断和预测的人，背后没有工作量，没有逻辑路径的支撑，那是纯粹的观点，几乎等同于瞎猜。当然，即便是瞎猜，也有猜对的时候，那当然就可以狂吹一番，你再让他预测、判断一次，完蛋了，就不行了。而我们所从事的专业工作与之非常不同，只要我们研究一个事情，就要建立一个逻辑路径体系，我们的预测和判断是基于逻辑路径的选择，基于信息链的严谨判断，完全是根据可验证的程度做出来的。如果出现可验证的结果 a，那么就会有 b 的出现，最后的结果过了一段时间，真的出现了 b，这种推导过程非常令人开心，这就是科学带来的兴奋。我个人认为，有点像先知的快感，我要承认我很享受这种快感。当然，只有你亲自推导出来的东西，你才能获得这种快乐。如果你

第四讲 推导和判断

不是在做推导和判断，你根本就没在做这些分析工作，那你就是在做评论人，基本是乱猜。现在大家都在评论，评论与验证也没关系，评论错了，忘记就是，反正与结论验证没关系，正好可以肆意地评论。因此，同样是推导和判断，分析与评论背后的工作量不一样，工作流程不一样，其价值和含金量也就大为不同。

我真的非常希望看到我的"徒子徒孙"未来能够出现几位推导和预言大师，那种被大家所敬佩和景仰的专家，那种结果可以得到不断验证的权威。你们在这里工作，有机会成为信息的好猎手，我们的日常工作就是对问题的追根寻源，所以你们有这样的机会，要好好地把握。

经常有人问我，你是怎么看待你的工作的？我想，现在可以告诉大家，平时说了，解释了，也没人懂，因为后面有一套复杂的理论和概念体系。其实，我做的事情很简单，在我眼里，世界上所有的事情都是一张渔网，这个渔网就是模型，所以也称网型模型。我们认为，所有的事情都是这样的，在一张网中有无数的节点，彼此之间有关系（绳索）相连，实际就是信息链，我只要在一定范围内摸清了这张网，那么就可以构建形成分析逻辑，而且逻辑关系也就清楚了。至于这个事情，下一步还会出现什么情况，对我而言，就是一个非常轻松的推论问题。不过，这个工作看起来容易，讲起来更轻松，但做起来很难。我以前看过一部日本电影《天皇》，美军占领日本之后，麦克阿瑟要求自己的日本专家团队确定天皇在战争中的作用，决定他是不是应该承担战争责任。这个日本专家团队由一名将军负责，他本人就是日本问题专家，但搞到最后也没搞明白。最后，在这位将军面前，巨大的黑板上满是日本皇室和军部成员的人像照片，其中的关系犹如蜘蛛网一样错综复杂，他们都是发动战争的关联者，对于发动战争都曾发挥过作用和影响力，但究竟谁是主谋，天皇与之究竟是什么关系，是不是主谋，就愣是搞不清楚。最后没办法，这位将军几经周折只好决定，虽然对于天皇如何发动的战争搞不清楚，但是对于天皇结束战争的作用是非常清楚的，所以可以放过日本天皇。这部电影是一段史事，它对我们的意义在于，等到了客观结果出现，再去回溯追踪，就像大学里搞研究那样，这是非常困难的事情，恐怕大多数时候都是象征性的理论综述，摸一个大概其，最多也就是一个脉络，也就只能到这个程度。同样的工作要求，真正要科学地做这个事情，就必须争取从开始做持续地追踪研究，这是得到清晰而科学判断的唯一办法。

有一点要说一下，与艰苦分析工作相对应的是潇洒的评论。现在互联网很发达，给了各种"评论员"很好的机会。不过我认为，从分析职业转向评论职业基本就是小儿科，但评论这种事情没什么大意思，赚点"快钱"而已，而且大多数人也不会真的赚到大钱。像台湾电视上的名嘴，就是评论，电视台也经常请人来讲这个问题、那个问题的。最好是，名人 A 讲一个观点，名人 B 再讲一个观点，双方观点再进行互相反驳，生怕大家打不起来，只要打起来，节目就更好看了。这其实与事实和真相无关，只是好看而已。这种评论性工作实际上都是演员的工作，专业人员怎

第四讲 推导和判断

好去做，说得严重点，简直是有辱斯文，那是没办法才会去做的混饭吃的事情。

如果大家今后本事大了，还可以搞搞理论创新和概念创新。理论创新也是一条逻辑路径，很多事情就看你怎么去看，重大的理论创新也是这样，用一点逻辑技巧找到创新点都不是事，只要顺着逻辑路径往下走就可以。当然，你还是需要做些工作来证明他确实是创新，知识点的扩展也是一个问题，但只要你找到以前没有人说过的、做过的，证明这一点，那你就已经在别人前面得出了结论，我个人觉得就非常了不起了。想想看，那些前辈大师也是经过艰难困苦，做了很多事情，才得出结论，而你经过训练后很快得出结论，这在很多人眼里就是天才啊。只是他们不知道你的头脑被格式化了，一旦对你的大脑进行有效格式化，你真得按照这样的思维方式去做，你就能捕捉到灵感。因为你无时无刻地在做这些东西，在别人看似非常复杂的工作，在你这里可能比较容易。天才并非是真的天才，而是你得到了妥善的训练，你的大脑被正确格式化，才会有这样的结果。如果你始终没有这样做，你的思维方式是单单的一条线，你的老师从开始就是这么教你的，应试教育的传统，你总是这样一条线走下来，大脑里面都是肯定句，那你的脑袋也就是一根线。无论是牛津的教授，还是哈佛教授，面对这样的学生，恐怕也没办法，只会用死记硬背的方法能有什么出息？即便专业上再专业，最多就是一条深度线上的延展？但是现在你有机会改变了，你的大脑对结构化很敏感，你是立体的，从上到下都有知识的带宽，容纳了大量知识点，这些知识在你的头脑当中，产生了无数可能性，有无数种概念和理论选项存在。剩下的就是你要做一个选择，一种非常有效、概率较高的选择，把它的逻辑捋清楚，你的创新观点和创新想法就会更容易实现。

下面再做一个实际例子的推导和判断，看看实际工作中如何运用信息分析来推导和判断，又能产生什么样的结论。很多人介绍某件事的时候，总喜欢首先介绍事情的背景，而这个"背景"一词，实际我很讨厌，因为"背景"的意思通常是截取一段时间的事情，这样就很不准确，还是用"事实报道"比较好，本来就是事实。

事实报道：塔利班和美国人在卡塔尔举行的第五次和谈预计不会达成协议，部分原因是塔利班坚持阿富汗政府不能参加，因为这个政府是西方的产物。塔利班认为，古兰经中根本没有提到"民主"这个词，这是对伊斯兰教的冒犯，美国人也同意这一条排除条款。同时，报道还提及，阿富汗政府被美国政府告知谈判中发生的一切。

问题：你们看一看中国在阿富汗未来是否存在机会？

我给出一个稍微全面的答案，首先，这其中有几个知识点，知识点一：塔利班；知识点二：阿富汗政府；知识点三：古兰经与塔利班之间的关系；知识点四：特朗普的政策，他希望撤出阿富汗。解析这个事情，那么就要发现信息挖掘的重点：阿富汗政府不能参加。我们经常讲信息挖掘，要挖掘重点，这里的重点就是这个阿富汗政府不能参加谈判。这也就是说，决定阿富汗命运的事情，这个与美国一起浴血奋战的盟友政府却没有资格参加谈判，只能顺便有选择地被通知一下。结论：阿富汗政府实际上已经被放弃了，至少是随时可以被放弃。推导和判断：因为美国特朗普的政策，过于急切地渴望从阿富汗撤退，阿富汗政府于是成为被放弃的筹码，所以中国未来在阿富汗是存在机会的。

从这个案例可以看出，信息分析是从一些可疑的、重要的信号开始，这些信号可能是多种多样，一旦你发现了信号，你就可以开始做逻辑上的推导。只要有意识地培养，专业思维的养成就可以从这里开始。这就是发现问题，推断可能性，形成判断。

课后 Q&A

Q：请问怎样在推导和判断之后，客观地呈现一种可能性？说得太满是不是有问题，会不会出错，容易被别人揪住把柄？进而推翻整个推导和判断。

A：嗯，这是一个好问题！

推导和判断的结果都是一种可能性，信息分析没法儿提供百分之百的必然结果，我想除了上帝之外，也没有这种可能性。事实上，这个问题也困扰着世界其他研究机构，英国国防情报不确定性衡量标准是这样："微小或很不可能"，概率范围是小于10%；"不太可能或不大可能"，概率范围是15%～20%；"现实可能性"，概率范围是25%～50%；"很可能或有可能"，概率范围是55%～70%；"非常有可能或非常可能"，概率范围是75%～85%；"几乎一定"，概率范围是高于90%。

美国国家情报委员会的概率表分为七级，微小、非常不可能、不太可能、一半一半、很可能、非常可能、几乎一定。这种概率性语言的表述，实际上可以做到很精微，一种策略就是用数字化的概率来代替语言表述，这样显得更专业一点，尤其对于那种外行受众而言，更是这样的。在国外，对于数字概率可靠性的检验办法，一般是重点检查假设错误和假设正确的百分比之和是否为100%。此外，重点说明为什么有信心，逻辑的真实有效性也非常关键。这些表达的规定，意味大家要特别注意用词的规范性，下笔之前要想一想，你有多大把握，选取与之对应的用词和表达方式。

大多数国家的研究机构，一般都是通过定义一个概率表来解释有关问题，形成一个标准，确保"可能性"的结论可以被接受。不过，实际大多数国家的研究机构也承认，这种推导和判断被追究可信度问题的机会是微乎其微的。加拿大的国家机构说，他们一次也没有过，最重要的是机构整体的可信度，流程的严谨程度，如果这方面是可信的，信誉卓著，那其结论就是可信的。至于个人，那就单说了，大多数被视为是不知可否的"评论"，国外政府部门是不会以这种"评论导向"为基础采取政策行动的，这恐怕也是个人研究与团队研究之间的一个重大差别。

Q：我看到您对搞评论的人评价非常糟糕，评论真的那么糟糕吗？评论是否也是一种分析？

A：这个问题很尖锐啊，不过答案很简单。分析的范畴，包括有描述性分析、解释性分析、评估性分析、预测性分析，总共四大类别，这是一般世界战略研究机构的公允定义，有一个图表解释这四大类的分析，最低端是解释性分析，按照顺序的最高端，在纵轴上的最高峰是预测性分析，因为这个难度最大。图表中的横轴，从左到右，越是低端分析，越倾向于数据的解释；越是高端，越倾向于概念的定义，实际概念就是结论。凯瑟琳·弗森以及耶鲁大学的伦道夫等人都在书中使用了同样的图表，大体上研究机构对此的定义差不多，因为这源自于实践结果，真正做过事情的人，从事过实际分析业务的人，都明白的。其实，这里所说的评估性分析，是有范式的，非常讲究的，有情景分析，有定义和解释，有数据和论证，你们所言的评论，我估计不是这种评估性分析，而是指的"意见领袖们"发表的个人看法，这种东西的意义不大，根本就是在分析的范畴之外。

第五讲

结构化的记忆

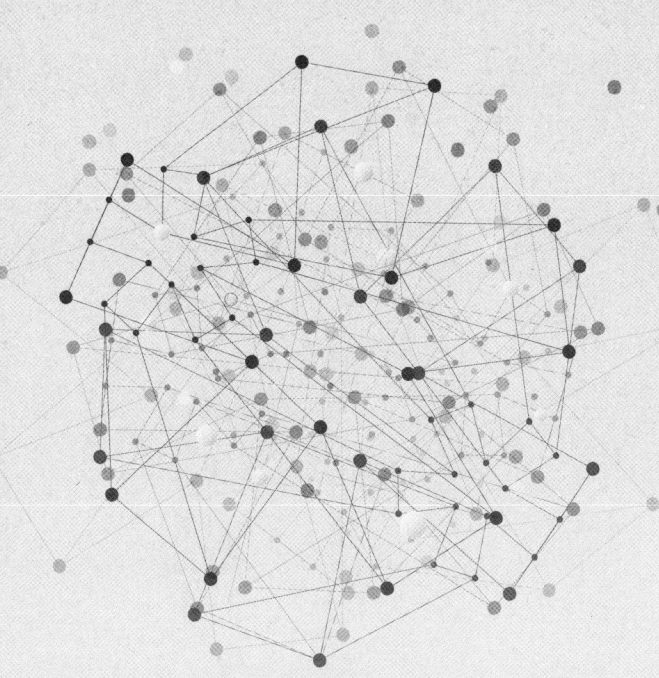

信息分析，不是像某些大学教授讲的那样，系统是系统，逻辑是逻辑，两张皮，信息分析与系统的关系，重点在于结构化。认识问题是结构化的，记忆也是结构化的，所有的一切都是结构化的，这种结构化方法的引入，才是系统论思想在信息分析当中的体现和运用。所以，绝对不能拆开了去看待，否则你读了再多的书，也搞不懂信息分析是怎么回事，也做不了信息分析。

第五讲　结构化的记忆

讲课实录

如何记忆安邦也要讲讲，实际上这还是简化版的培训，在安邦实际"听说读写思"五个方面都要训练，我们这里只会讲到记忆和写作，所以是非常简单的必要训练。现在讲记忆术的书籍不少，我就不管那些书了，我把记忆作为专业训练的组成部分，将一些记忆的经验和体会告诉大家，希望大家能够有一个好的方法可以参考，将让自己的记忆水平提升一个高度。这个方法，千言万语其实就是一句话，要用结构化的方法去记忆，让自己的记忆变得训练有素。

我们这个世界，很多人似乎有着超群的记忆力，他们的记忆能力着实让人惊叹。其实，你只要查查百度就可知道，记忆术是从古罗马时代就有的玩意儿。在古罗马的时候，记忆术（mnemonic）作为一种助记方法，分为"串联"和"定桩"两类。记忆术是记忆的窍门和方法的简称，指的是一种通过给识记材料安排一定的联系以帮助记忆并提高记忆效果的方法。记忆术的原则就是在心中建立一个人为的结构，将生疏的概念、特别是一系列互不相干的概念组合起来。而这些概念要一个一个地记住是很难的，理想中的这种结构要设计成能相互提示。有一种流行很久的记忆技巧，就是把需记忆的细项，分组构成押韵诗句，从拉丁文法的"词性韵文"（gender rhyme）到用以记忆每个月份包含天数的英文诗都属于这种类型。大体上说，古罗马时代的记忆方法已经采取了以逻辑为线索的形式，利用熟知的逻辑作为线索来帮助记忆。

实际上，历史上人们已经进行了无数的尝试，发明了各种记忆系统——适用于各种内容的编码系统，用以提高记忆能力。希腊和罗马的记忆系统是建立在依据感兴趣的物品，结合使用的位置符号或图像实现的。这种方法把熟悉的结构（locus，地点）以及需要记忆的物品、事物或物件结合在一起。这种记忆法在记忆一系列物品时非常有效。最常用的方法是选择一间大屋子，将屋子的各个房间里的墙壁、窗户、装饰品以及家具分别用象征性的图像与某些名称、短语、事件或概念联系起来。要记起这些内容时，只需在心里寻找屋内的房间，直至在想象中放置这些内容的具体地点被找到为止。依据这个记忆系统，如果需要牢记一个历史日期，就可以将它放置在一个想象中的城市里，该城市被分为若干个区，每个区有10栋屋子，每栋屋子有10个房间，每个房间有100个方格子（或记忆地点），这些方格子的一部分放在地板上，一部分位于四壁，还有一部分安置在天花板上。于是用这种系统，就可以在内心里将一本书或其他的东西放在这个"想象城镇"的第一栋屋子第4个房间的第40个方格子里，从而将这个年份牢记在心。也就是说，用熟悉的事情去记住不熟悉的、不容易记住的事情。

第五讲 结构化的记忆

1968年著名的苏联心理学家卢里亚（Aleksandr R. Luria）写成《记忆能手的头脑》（The Mind of a Mnemonist）一书，提出记忆术领域是值得深入探讨的心理学研究领域，这本书的出版使科学界对记忆术的兴趣大增。卢里亚在书中描述了一位联觉（synesthesia）能力极强、记忆力惊人的男子。其实，记忆能手总是可以利用各种各样的方法来方便回忆（recall）。其中一种方法称为关联法，其法是将任何一对物品（如笔和椅子）联系起来，然后再将这对物品与第3个物品联系起来，这种连锁关系可以无止境地进行下去。而且不只是要纯粹的联想（association），还要让它们交互作用，比如你可以想象有支笔正在椅子上写字。事实证明此法无论对中小学生还是对成人都是有效的。其他的方法包括押韵诗和替代法，如柴可夫斯基（Tchaikovsky）的名字可变成"chew – cow – ski"。记忆能手强调的一个重点是，怪诞的意象能有效增强记忆，起到辅助的效果。

大致上，这是百度或者网络可以告诉你的有关记忆的方法。我要讲的其实也差不多，只不过没有这么玄乎，没这么复杂。记忆其实也是我们的一个专业训练，而且在安邦是一个很重要的训练方法。对于记忆的过程和能力，平时自己要有意识地训练。我们在读书的时候，也要写笔记，大家在大学读书的时候，也要写笔记的，不过你们写笔记的方法与我们写笔记的方法是不一样的。我们写笔记的方法，在我的职业生涯当中，实际真写下来的字并不多，写的不多的原因在于，它是后写的，不是一边听一边写的。这就涉及一个关键的、结构性的、梦幻般的方法：点线体法。这是一个结构化的记忆方法，会涉及记忆的点，从记忆点再到线，最后恢复成为一个完整的记忆整体。

对于点线体法，首先，你要理解到一些记忆点的存在，注意这里我说的是，理解到一些点，这个事情跟你的理解有很大的关系，所以要做到的是"听明白"了，这是最重要的，听不明白，就理解不了。这些记忆点全部都是知识点，都是重要的信息点。要牢牢地记住这些知识点或者信息点，必要的话，就写下来，这是真正要靠记忆来记住的地方。后面的一切，都是以此为出发点的，都是一种延续的发生。如果这些记忆的信息点忘记了怎么办？那就要回想讨论的过程，究竟讨论的是什么事情，在这种事情当中，想一想，还会有什么重要的点，这样就能唤醒你所记忆的信息点。再不行，那只好查笔记了。无论怎样，牢牢地记忆这些信息点，这是最重要的记忆起始。其次，有了这些信息点和知识点，下面就比较好办了，因为这些知识点和信息点必然与某些事件、想法和进程紧密相关，上下之间，后面一定有一条线的存在。比如某人说了一句反对的话，你记住了，那么他反对的是什么事情，自然而然，就可以想起来了。事情到了这个程度，记忆就变成了一件事情的来龙去脉，一件事情的基本进程，就会完整地呈现出来了。最后是体，讨论的过程或者会议很长，有可能不是一件事、两件事，也可能不是一个问题，而是若干问题的集成，尤其是遇到大事，线索和头绪可能非常多，但无论怎样，在你的记忆当中，它都是一条线、一条线地来加以呈现的，只要信息点存在，只要那条线存在，那么把所有的这些线加载到一起，就是一个完整的、立体的事情回顾了,这也就是完整的记忆。

记忆的方法就是这样,所谓的点线体记忆法,就是这样的简单,最重要的是信息点,信息挖掘的训练已经告诉你如何挖掘信息、把握重点,你只要能够归纳、提炼出来这些重点,也就是重要的信息点,那么剩下的就是基于这个信息点,基于重点的一条线,然后就是几条线的总结,也就是完整的"记忆体"了,整个事体就是这样记忆下来的。很显然,这样的记忆方法,也不是死记硬背,要论死记硬背的功夫,我真的远远不如很多人,尤其是现在的年轻人,记忆力惊人的大有人在,我是比不了的。我靠的就是这样的方法,这是一种建立在逻辑和理解基础上的方法,没有逻辑就理解不了,没有知识点也理解不了。把握不清楚信息点,找不到重点,找不到北,那就不行了。所以,专业就是专业,记忆也是一样的,也是一种专业技能。

有的时候,大家记住几个点毫无问题,但要是如果碰见开几个小时的会议,记住十几个点,甚至几十个点,那就有问题了,记不住了。其实,这与理解和逻辑还是有重大关系的,关键是你的理解和逻辑能力要非常强大。能够把握和了解事情的全貌,整个事件也是一个点,围绕这一个,再争论的激烈,意见再纷纭,又能跑到那里去?所以逻辑和理解是基础,在逻辑和理解的基础上,就能记得很多、很全。以前有一次在科技部开会,那个时候正是 SARS 闹得很凶的时候,我们到科技部开会,同在那里开会的,还有清华大学的老师,我记得有薛澜教授以及其他几位老师，还有科技部的几位官员，大家讨论了很多怎么应付SARS的问题，提出解决SARS问题的意见。类似这种会议，遭遇到的信息点就太多了，SARS在那个时候是多大的一件事啊！实际整个会议上，我的记录可能就有三五页小黄纸吧，回来以后复原出来的文字量就是几万字，展示了整个会议的讨论和观点。

运用点线体记忆法的一个主要好处在于，你可以最大程度地集中精力去跟别人讨论，把你的思维重点停留在问题本身的逻辑上，听清别人在讲什么，不要因为记录跟不上节奏，忘记他们正在讨论的问题，仅仅记录下一句一句的话了，那就真的是"捡了芝麻，丢了西瓜"。所以一旦掌握点线体记忆法后，你的记忆力水平在别人看来，简直就是天才，简直就是具备了神乎其神的一种技能。其实它是一种非常简单的方法，只要养成这种习惯就可以，并不是很复杂。你们在安邦的职业生涯当中，还会看到有很多的训练，都是以时间为基础的专业训练。一切都要靠高强度和高密度的工作来塑造，要靠时间来做，"听说过"那是一点用都没有，必须得去做，这样才能有体验，才会在专业实践中转化为自己的真实能力和真实的实力。你不做的话，你听我讲过这个，没有什么用，可能永远就是"听说过"。我这里曾经要求大家要去经常做检索，经常去练习做检索，碰到什么问题，马上就解决，随时随地地检索。你们这样做了，知识点就会大增，就会养成好的职业习惯和职业素养。你们其实有两支笔，一支笔是你手里拿的笔，还有一只"笔"就是检索工具。检索工具随时分分钟要揣在口袋里，手机里面可以做检索，电脑里面可以做检索，你要每时每刻都用好这支"笔",要用好检索,不能只停留在我"听说了",太懒是干不了这一行的。点线体记忆法的训练也是一样的,要用才好用!

课后 Q&A

Q：点线体记忆法是由点到线再到体，这个"体"的结构是在听之前脑子里就有一个大概，还是根据后期的"点"释放出来的？

A：点线体记忆法对于事情的轮廓是知道的，也就是你在听之前，要有一个对事情的基本了解，东南西北是要知道的。假如我们是在一个讨论汽车的会议，你对汽车是要有所了解的。最后在后期整理的时候，再根据各个"点"来发挥、丰富成为一个"体"，但这个"体"，一般不会超出汽车的边界。比如讲一个大家都熟悉的例子，会议讨论"这是一个很特殊的家"。一个信息点就是关键词"特殊的"，你可以在笔记本上写下来这一点，然后你回到办公室坐下来，就要根据逻辑去思考，这个家庭的很多特殊性在哪里呢？动笔开始写第一个特殊点、第二个特殊点……这时候你的记忆就被唤醒了，逐渐从一个"点"，扩展成为一个"体"，整个会议的讨论被复原。它跟逻辑的训练是有关系的，逻辑是基础，它会帮助唤醒你的记忆，因为一些无关的东西，将会因为逻辑的存在而被排除。

Q：我们在还原的这个过程中，要注意什么问题来避免还原的偏差？让还原出来的东西，跟原始的东西基本一样。

A：你重点还原的是基本意思的正确，确保90%的正确性就可以，当然不可能一字不落，但一字不落应该是你追求的方向，涉及的所有问题、观点以及基本意思，全部都得到还原，这就可以了。其中，要特别注意逻辑，要注意观点的方向，别人说的是"东"，你的还原说是"西"，那就是重大错误了，方向一致就已经保证了大部分正确。所以这种时候，要特别注意利用逻辑来把关，有些还原的结果，可能一看就不符合逻辑，那就要重新核实，防止记忆出错。

Q：关于检索，我们一般都会想到用百度检索，这个方法偏差性较大，有没有互联网上的比较精确的检索方式，比较实用的方法？

A：一般都是用检索工具来做，同时通过一定的方法进行矫正，比如第二证据等，确保正确的概率。对于网络的信源，相对来说，我的经验是用维基要好一点，但是得翻墙用VPN去使用维基。维基的资料，在美国大概有二三十个大学包括耶鲁，都已开放给论文使用。英国的一些大学也是这样，这些大学都有一个比例限制，大概控制30%以内的网络引述，论文是可以接受的。维基解密是网上百科全书，实际水平稍微高一点。

还有一点，你在《分析的艺术》以及批判性思维的书里面一定会看过比较的方法，比较法与类比法是不一样的，这一点要注意。通过比较法，可以做交叉比对，这样可以发现错误，提高网络检索的质量。同一个资讯，出现不同意思，出现歧义，是不是正确的，这个可以用比较法来校验。如果你发现明显否定的结论或者矛盾的现象，这个就不对了；如果大致一样，那么结果较为可信。

还有就是扩大范围，在一个更大的范围里面，在一个新的范围里面，扩大检索去查找结果。这种方式在考古学中是被大规模运用的。考古工作中每当挖出一样东西，就要推断其意义所在，确定这是一个什么样的东西。到了这个程度，就进入历史检索的阶段，要进行很长的时间，才能找到证据，确定或是否定这一点。可问题就在这里，你看到中国人对中华民族有着自豪感，我们在西安可以看到秦始皇兵马俑，但是实际上我们的考古学长期以来局限在中国境内，出了中国，涉及区域文明往往就不行了，这是一种局限性。而考古中的很多发现，都涉及西亚，涉及欧亚大草原的时期，比如有关马匹的使用，区域文明早就发现在公元前新石器时代，马就被大规模地使用和饲养。马车就是最先在西亚波斯一带出现的。所以这个证据往往有跨越，必须在更大的范围里面寻找，局限在某一个领域，就会有大毛病，范围越大，正确的概率越高。

Q：点线体记忆法是一个还原的过程，逻辑是在后面自己来进行还原呢，还是简单记录原始讲述人的逻辑？

A：记住的是信息点，理解的是逻辑，这都是现场要做的事情。事后，只能对比发现有什么地方跑偏了，理解得不正确，这个你是可以发现的。

第五讲　结构化的记忆

Q：有时候可能听不懂他这个逻辑了怎么办？比如当时就没理解这个逻辑。

A：即便是大家都使用点线体记忆法，也有水平高低的问题，有人还原得好，有人就不好，这个很正常。如果理解有问题，一定会影响到使用这个方法的效果，这等于是在讲，你参加了一个会议，但会议上讲的什么，你都听不懂。实际这种情况表明，你可能根本不适合参加这样的会议，还不具备相应的水平和能力。这种情况，我建议你要重点记忆的是不清楚、不理解的点，你是处于学习状态的，所以事后的学习和理解对你最重要，你记忆的就应该是这个，为了自己，而不是为了还原。

Q：点线体记忆法的特点是什么？如何总结这种特点？

A：我们平时的记忆训练，大都是死记硬背式的，长篇大论的文字，精彩的句子。我们在学校训练的都是这种记忆法或者说是记笔记，这是一种与专业素质正相反的东西，一般作用有限，都属于是泡沫。当然这样做也有好处，起码拓宽了你的记忆力，但缺陷也明显存在，不利于专业活动的场合，因为实在记不下来。点线体记忆法让你能够把复杂的场面以及观点，压缩到最简结构，记忆的就是很简单的一些句子，实际笔记本记得几乎都是简单句的清单，这是一个压缩还原的过程，让你快速地提高水平，表现得就像是一个大师。你看大师写的书籍，那些经典著作都是小薄本，压缩到没得再压缩了，这是精华部分，这是人家思想的精华版。那种很厚的东西，明明可以几个字就能说清楚的内容，给你加装了很多的定语、表语、状语之类的玩意儿，再加上渲染的概念，弄完了以后，你看这个东西就是云山雾罩的，这种东西基本上就是学术骗子写出来的。一定要记住最极简的精髓，记住那个核，清楚地掌握它。没有这个，就没有了灵魂，而有了这个灵魂，就能创造躯体。

将来你们出去演讲、演说也是这样的。你不可能背诵一篇东西去给别人讲。开始都是一个金字塔，你要抓住金字塔的塔尖，然后发挥出一个完整的金字塔。氧化——还原反应也是类似，自然界中还有很多这样的事情，压缩之后再发挥。我们的思维，我们的头脑，我们的工作，每时每刻也应该是这样，让它保持一种充分的弹性。

第六讲

结构化的写作

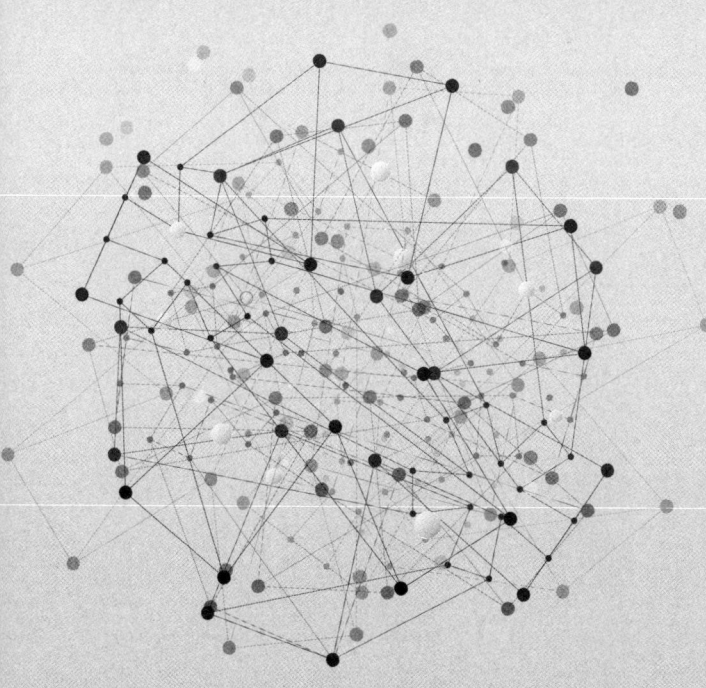

写作在很多时候都是一种碎片的再整理，这是一个碎片整合的过程。碎片的整合要依据一定的原理，依据一定的框架，因此这种整合或者说拼合，是一种结构化的整合。掌握这种结构化的整合方式，可以高效率地处理文稿，可以更加有效地传播，打造个人独特的品牌。写作要由小见大，由小到大，首先学会小文章的写作，这有利于驾驭大文章、大报告的写作，要通过比较和学习来掌握写作的技巧。

第六讲 结构化的写作

讲课实录

写作课很难讲,非常专业,非常综合,我只能尽力而为,试着给大家讲讲。我一直认为,写作是一门笨功夫,是一门无法投机取巧的笨功夫,必须要经常写才可以,写手都是写出来的,不是看出来的。所以世界上的作者都很少,读者都很多。写作又是特别重要一个的工作要件,你再有好的思想、好的观点,也必须要写出来,必须要展示出来,必须要解释清楚,让人理解并且长久记住,这一切都需要写作的功力和培养。

好多人写作找不到感觉;如果我们来形容这个层次上的难度,你大概要工作十年以上的时间,经常写的人,才会有那种本事,用个五六天的时间,也就是一周,写出七八万字的文章,这当然应该是一挥而就的。到了这个水平上,你才能称得上是一个写作的"能手"或者"高手"了。梁启超写书有个故事,原本是打算写一篇普通文章的,于是就关起门来写了,没想到思路打开了,一发不可收,七八万字一挥而就,这是真水平,真大师。你看现在的所谓大师,吭哧吭哧半天,写的那个东西,真是天晓得。如果你工作个三五年的时间,写个一万多字的东西,最多用个两三天的时间,这也很棒了,起码也算达到了及格的水平,是个可造之才了。实际上,从写作能力来评估一个人的实际能力,是比较靠谱的。讲话毕竟有表演的成分,众人不太追究其中的内涵逻辑,讲得好,也就是"表演"得好,那也是功夫,但不代表研究水平,否则说相声的不都成学者了!真正有水平的东西,要有一定的精神内容,还要能落在纸上,经得起时间的考验,让无数人过眼检验。

你看古时候的文化人,诗歌词赋都很漂亮,不少能传诵千古,因为那个时候的文化人,经常互相之间在练习,互相对对子,就能写出好对子,互相之间应和诗歌,就能写出好诗歌,这是练习和写作的结果。你再看看现代人,就只剩下拍案叫绝的了,写不出来,那种诗意的感觉转化不成文字,剩下的,就只能鼓掌叫好了。西方国家也认为,广泛的阅读不会自动转化为一个人的写作能力。精湛的阅读、勤奋的写作练习和有效的写作训练对于建立一个人的写作能力是不可或缺的。在美国,大家都知道 Great Courses、Lynda. com 和 Universal Class 提供了丰富的写作课程,涵盖各种类型或风格的写作基础,内容很丰富,他们都被誉为是"伟大的课程"。美国人是很重视写作训练的,而且将写作视为是终身学习的方向。

其实,我们中的很多人是应该能够写得出来的人,只是必须去认真地写,不写肯定是写不出来的。想想初中、高中的时候,老师们逼着写作文,留大量的作业,要求写作文,实际上到了这个阶段再寻求写作技能的培养就已经有些晚了。在美国,大概是

第六讲　结构化的写作

从三年级开始，就要不停地写作了，这样练出来的文笔就非常好，一直到初中，根本不用逼了。如果从初中才开始写作积累，再往高处去发展，节奏肯定会慢些，积累的东西就少。所以写作这个事情，你看人家写得很轻松，有很多吸引眼球的东西，这是怎么做到的呢？这是写出来的，而且越早写越好，绝对不是坐在那里只是一味地去想，"我明白了"。写作绝对不是"听说的"，即便有人面对面给你讲这些东西，你看到，明白了，你也做不到这一点，所以一定要多做练习，自我加码地训练才可以。

从写作的方法角度看，对咱们安邦的人来说，应该是没什么新鲜的，这里的一切方法都是结构性的方法，从记忆方法到写作方法，都是结构性的方法。结构，当然是个系统概念，有碎块的存在才有结构。写作，要将文章内容的碎块，实际也是元素，按照一定的规则、一定的框架，叠加起来，构建成为有系统的文章内容，这就是大体而言的结构性写作方法。对于运用结构性写作方法的人来说，你们就是文章的"建筑师"，你们要将各种各样的材料，按照美观、有效、清晰，尤其重要的是逻辑关系及其框架，重新组合起来，形成一篇文章的整体。同样的材料，在不同的"建筑师"手中，就会组合成为不同样的"建筑"，你们写文章也一样，即便是材料一样，文章的结果也会不一样。如果材料不一样，那结果当然更不一样了。值得注意的是，好的文章都有一个好的框架，一个好的关键点，也就是要努力加以说明的重点。同样用建筑师来说明和解释，一个建筑师，如果没有一张好的蓝图，没有一个好的框架，那个房子盖起来是什么样子就难说了，写文章的人，也同样如此。所以一定要在文章的框架上下点功夫，琢磨一下，看看用什么框架来写这个文章。有的框架可以非常简单，简单到清晰的三部曲，观点、证据和论证，就可以了。还有的就要复杂了，这个选择就看写手本身的水平和思路了。还有一个重点，你想说明什么，就是重点，下笔千言、离题万里的错误，是非常要命的事情，很让人讨厌的。我过去看过一部关于神偷的电影，故事的主角是一个"有文化的小偷"，他为了成功从博物馆中偷出艺术品，真的很下功夫，去买了几本很厚的艺术书籍来读，结果三大本厚砖头一般的书读完了，他的问题还是没有答案，气得半死，把书一扔说，"如果一百页不能把一个问题讲清楚，这家伙一定是个骗子！"这就是"小偷骂骗子"的故事，但是小偷都知道的事情，我们很多人却未必知道。所以，这个重点，也就是观点，不能忘记，你要是没有重点，没有观点，没有想法，千万别动笔，要动笔就要很清楚，我为什么要写，哪里是必须说清楚的重点，下笔千言，始终围绕重点转。还是用梁启超的例子来讲这个重点问题，梁启超有"四蔽""二病"之说，这"四弊"是"一曰知有朝廷而不知有国家""二曰知有个人而不知有群体""三曰知有陈迹而不知有今务""四曰知有事实而不知有理想"。所谓"二病"，是"其一，能铺叙而不能别裁""其二，能因袭而不能创作"。大家有兴趣可以看看梁启超编写的报纸、杂志和文章，数量之巨，一定会令你吃惊，他也是实实在在地写出来的，这个写作的本事的确是笨功夫。梁启超的"四弊"和"二病"之说，第一，梁启超是深明观点和重点的重要性的，这是文章的精神内涵，离开了精神支柱，那就是一堆废话；第二，梁启超也对结构性写作方法是有想法的，是不是叫"结构性写作方法"那个不重要，重要的是懂得材料与整体的关系。

千万别小看结构性的方法，所有的系统性方法都通向未来的学术之门。你通过点线体记忆法可以去记忆很多很多的东西，你在一堂课当中，如果老师只讲了一点，实际上只需要记录几句话，就已经明白相关的全部意思了，接着就可以复原。这就是说，剩下老师想讲的，甚至老师还没来得及讲出来的，你都可以把它复原，这就是结构性的记忆方法，实际就是切碎了再复原去实现记忆的方法。写作同样也是这样的结构化模式，有的人把如何写作变成一门课，他可以销售这个写作课程达到 1000 万元收入，其实他的写作方法也没什么特殊的，跟我们的差不多。所以，你们要学会这种结构化的写作方法，将来你们也可以给别人上课，也是可以赚钱的。现在这个互联网年代，你要想让别人知道你的思想、你的想法、你的意见，你想成为观点领袖，或者是一个新闻工作者，或者你想成为一个政府官员，离开写作是万万不可能的。或许可以这样说，写作能力是这个时代最能打造个人品牌的方法之一。一个会写作的高手，可以持续曝光、放大他的技能专长，个人品牌自然就建立起来了。昨天我看一篇报道，特朗普演讲稿之类都是出自一个反移民的犹太人之手，这个人的主要工作，就是负责为特朗普写作，他如果没有写作的一技之长，根本不可能坐到这个位置，而特朗普当上总统，也离不开这个人。这个人过去也不是搞政治的，仅仅是一位写手，专门为政治人物写讲话稿，所以写作无论怎么去理解都是非常重要的。

不过，没有人会因为"才华出众"就成为高明写手的，这都是写出来的。那个搞写作授课的老师，他赚了1000万元，但他这几年的写作量达到了300多万字，他并不是因为才华出众才成为一个写手的，他是结结实实地写出来的，如果不写300万字，他能积累出这些经验吗？梁启超也同样是写作狂人，他们同样都是写出来的。所以一定要写，反复地写，这就是我一开始反复跟大家讲，反复强调的地方，没地方可写才是最糟糕的，没东西可写才是最糟糕，如果有人跟你讨论，激发你的灵感，让你才思泉涌，那是天下最幸福的事情。不要搞错了这种事情，所以我希望大家能够认真地去做，而不是听听而已，那就是知道"一点意思"，实际"一点用处"都没有了。你怎么进来的，你还是怎么出去的，这太遗憾了。

写作的方法并不复杂，它是结构化的一种方法，概括起来重点就是，结构框架，思想重点，材料运用，逻辑整合，把这几个作为关键环节，学会了处理，那就会形成好文章。前面已经讲了框架和重点，逻辑整合实际在推导部分也讲了，这里再解释一下材料的运用。

写文章总是要用到各种各样的材料。材料哪里来的？一个是自己想的，逻辑方面的内容、结论和观点，这些都是重要的材料。再一个是看书学习得来的，这个也许更重要。你们在安邦工作，有机会看到了许许多多的观点，这里实际就是中国最棒的观点训练大本营，如果现在问你我过去对某件事情的观点，你讲得出来吗？讲不出来！那就说明你对于观点的观察和理解能力还不够，还没有意识到材料的重要性。如果我是你们，我就会围绕每一件事情，去了解别人的观点，当然最重要的是我们自己的观点，然后再想想看，这个正确吗？这是真的吗？这样对吗？如果不同意，那就有了写作的内容，如果找到了材料，那就更加可以批判和证明。所以，先了解，后比较，再创新，这就是我们的套路。这样的对照学习，比较式的学习过程，几乎可以说是一个提升的必由之路。当然，读书和读文章也是非常重要的学习过程，这个学习过程，要特别注意边看边定义，你要学会定义作者的水平，你要学会定义作者的主要观点，不要像那个神偷的方式，辛辛苦苦啃了几本大砖头的书，然后才发现作者就是一个骗子，纯粹在那里卖弄，废话太多，真东西太少。还有就是要学会分拆、挖掘、切割，找出重点，找出有用的材料，干好"建筑师"的活儿，这个我们在信息挖掘的部分已经讲了，到了写作的阶段，就要解决用起来的问题，像建筑师那样，用好材料，写出好文章。

　　实际所谓的好文章，就像拼积木一样，可以照着结构拼出来。所谓的结构，也别把它理解得那么复杂，你反过来看这个问题，把它拆解开来，肉是肉，骨头是骨头，怎样才能做成菜，而且是不一样的菜，这就需要一个想法，这个想法就是结构。再来看看结构，什么是结构？一个闹钟，就是这么一个小机器，你把它拆开来了，你还把它装起来，这个时候就必须用到结构了，结构不正确，就再也装不起来了。所以结构的理解，就是在拆散——组装的过程中，才能体现结构的重要性。我们之所以说，安邦的写作方法是一个结构化的方法，就在于此。当你把一篇长文拆散，把它变小、变精的时候，你就可以把它当做很多的写作材料，这些材料都是你文章中的内容，用来作为批判对象，可以；用来作为证据，可以；用来辨别真假，可以；用来做预测，可以。你可以选择一篇文章或是若干篇文章中最好的思想和观点，修改、精确化形成你自己的概念和观点；你也可以只选择数据和资料，作为自己文章中的材料和证据来使用。关键是拆解之后，要能按照一定的结构作为材料来运用，这就是安邦的结构化写作方法。在我们的眼里，文章都不是文章，那它是什么，都是数据、证据、观点、框架、逻辑……，都是这样的东西。什么文采飞扬之类的，那都是给粉丝准备的玩意儿，那是非专业的外行人的认识和理解。

那么大的文章怎么办？大的文章和报告，比如书籍的写作，怎么做呢？有什么区别？写文章与写报告不同，写报告与写书不同，越是大的，越不好弄，原因在于内容变长了，就非常不好驾驭，写到后面，前面写了什么可能都忘记了。现在出版的书籍，为什么有这么多的翻译著作，因为实在写不出来，只好翻译。现在的书籍，为什么有这么多属于文章集锦而成的，因为实在写不出来，只好凑堆。这种现象都不是偶然的，没有受过专业写作训练的人，实际可以大把抓，这种人能力不行，但又想出名，就很容易变成沽名钓誉之辈。搞大的写作，难点在哪里？技巧在哪里？最重要的是结构，所以归结起来，还是系统思想的问题。有小的，才有大的，这个不错；但由小到大，就要有组织结构的能力，要会创设结构。有的报告和书籍，一看之下，前后贯通，通顺合理，启合清晰，转承自然，这一定是结构高手所为。如何学习创设结构？一个是由小到大，再一个是阅读和对比，这样的写作路子效率比较高。

实际我们有很多的基础训练，写简报就是这样的一个活儿。表面看，写简报是小活儿，但小中有大，好的简报写法都是意识流，有一种意识自始至终贯穿全文，非常流畅。简报看上去只是几百字，但简报是一种基础训练，这个基础训练非常地重要，我要是你们，我就会从今天开始抓住每个写简报的机会去练习，根本不会考虑一天三条难不难？五条难不难？第一天写一条可能还不能用，第二天再写一篇可能还是不能用，到了第三天还是写一条，可能就有点靠谱了。以后再写，一而再地多写，逐渐就掌握了技巧，这就是写作的练习过程。这样做很快就能上手。有了写简报小文章的这个基础，写个小段子就不成问题了，内容建设的三段论就很熟练了：逻辑分析上——什么观点，为什么，所以会怎样……；内容材料的挖掘上——新的、旧的、不充分的、充分必要的，诸如此类的比较以及条件，都能流畅地表达，该有的都有，这样就很清楚利索了。有了这几百字的基础，就能写更多的、更长的报告了，为什么这样说？因为更长的报告，实际都是在框架中"装填"内容，框架就是一种分隔墙，把不同的内容，不同性质的内容，有机而合理地、按照一定的秩序逻辑装进去，就成大的报告了。就小的分隔来看，大的报告实际也是简报，也是小段子，所以你会写小的文章，才能写好大的文章，由小到大，就是这个意思。那么这个大的报告框架怎么建立？这就要靠阅读和学习了，重点是目录。面对一篇大的报告，或者是大文章，标题和目录就是一种结构，题目就是已知的边界条件，剩下的就是分隔，这种分隔是按照逻辑论证的步骤来的，是一种拼合的过程。一篇报告的目的是什么？论证和分析的主要方向是什么？在你的脑海当中，这就像拼图一样，要将手头的材料，当然现在还是支离破碎的材料，有系统地拼合起来，围绕目标和方向，构成一幅完整的画卷，能够清楚说明问题和目标。就像你现在有一堆碎砖头，你要建一所房子，那就要有一幅蓝图，根据这个蓝图，才能缺什么材料补什么材料，所以这个蓝图就是结构框架，反映在大报告上面，那就是目录。所以，你们平时在看别人的报告之际，要特别注意它的目录，学习别人的结构框架，要去发现其中的合理性，发现其中的问题，然后形成自己的论证框架。这种学习和比较不可避免的，通常一个问题对应一种框架，通常都是有一些固有的框架可以参考，内中包含有理论基础，也就是理论定义形成了论证框架。往往一个框架体系被突破，就意味着有新的理论出现了，这样就会产生新的定义。

前面我们讲了写作的意义，介绍了结构化写作的方法、写作的材料以及写作的框架，现在再来看看具体写作的方法和要求。

首先，来看看简报的写作。简报的字数要求不高，通常只有数百字，但要求言简意赅地说清楚问题，一事一议，对于同一问题要保持长期的追踪研究，反映到简报当中。简报对于写作逻辑是有很高要求的，因为短小，所以逻辑错误很容易被发现。材料使用错了、数据错误还有论证混乱等问题很容易被发现，所以对于逻辑有着比较高的要求，这也是一种逻辑训练。要在坚持观点、证据和论证的三段论的基础上，发挥逻辑优势，丰富写作的感觉，你可以发挥，比如证据前置，然后是观点，再后是论证，但三段论所包含的三个部分是不能缺少的。你可以留置悬念，甚至不加论证，但意识流应该清晰存在，没有结论胜似有结论。要善于组织材料，利用好信息检索工具，材料不够，通过各种渠道，如利用图书馆、百度、谷歌等寻找和挖掘，找到经典论述，补上空白数据。简报的内容，涉及观点分析、观点评判、数据评估、数据关系、数据论证、真伪辨识、趋势判断、历史比较等，包含有信息挖掘形成的内容，也包含有信息的推导和预测，所有这些都要求以经济分析为总的边界和范畴，不要轻易超越，不要从分析经济飘离到分析政治去了。

简报的写作要求把握好材料碎片与全局的关系，全局性认识是逐渐呈现的，而在这个过程中，更多的是材料碎片，那么将这些碎片整合起来，加以评估和论证，就是简报的工作，但这种整合不能脱离开全局问题的定义。这也就是说，你在拼图的过程中，一定不要忘记这幅画究竟是什么。在你的头脑当中，一定要有一个完整框架存在，一个边界存在，要时刻去想，如果这样理解材料碎片，那么全局会出现什么样的改变？全局性的认识和定义,是一个大问题,通常掌握不清楚的,就要咨询前辈学者,了解其中的过程和逻辑关系,要通过时时进行的讨论来解决定义问题。离开了全局性的定义,简报写作很容易演变为信息的粘贴,你便成为一个呆板的、处理文字的编辑。其实,真正难点就是定义一个问题,这是一种系统定义。定义错了,整个世界都会变得不一样,甚至人的生命价值和意义都会因为定义而变得完全不一样,所以这个定义才是真正困难的重点,只有高手里的高手,才能干好定义这个事情。一旦有了问题的定义,就等于把一个问题的轮廓和边界条件交给你了,剩下的事情就相对好办了。不过,有的人总是不太注意这个轮廓和边界,有的时候我们在讨论中说,这个事挺重要的,我们要写个地缘政治的简报。这个"地缘政治"就是一个范围,有了这个定义,那么就有了一个轮廓、一个图像、一种前提,内容结果就容易呈现出来。我们在研究讨论的时候,大家也知道要写一个什么样的东西,但很多人却懒于翻阅前面的讨论和观点呈现,也就是懒于了解问题的来龙去脉,懒于了解问题的定义,这样就很麻烦,可能造成很大的问题,造成很大的麻烦,这些都是在缺乏定义条件下盲目写作容易出现的事情。所以了解问题的基本定义,这是最基本的要求。

其次,再来看看概念的形成和提出。很多文章要有概念,公共政策的一个基本创作,就是要提出概念,有了概念之后,公共政策才好操作,大是大非,才好画线,才好解释,所以概念的提出很重要,这是文章中的灵魂,所以一定要慎重。概念的提出,并非是喊口号,从形式上看,概念的确是有点像口号,所以很多

第六讲　结构化的写作

人以为喊口号都会喊啊，这个很容易的，其实未必。概念必须要有解释的空间，有解释的能力，要能应对反对的声浪，经得起不同意见、不同证据的考验，要做到这一点，就要能够将各种信息碎片串联起来思考。你们经常在后台看见我夜里两、三点钟还在微信上传消息，感觉很奇怪，其实真正的研究就在这里，就在于寻寻觅觅一条线，找到那条能够将所有信息碎片串联起来的线，这是非常困难的。大家都知道在拼图的时候，找到那些拼图用的小卡片所占用的时间最长，而最后拼起来的动作是很快的，所以这是一个寻寻觅觅的过程，要花大量时间去做研究，去寻找和浏览信息，真正的工作量以及后台研究都在这里。还有就是拐点，这个拐点的发现，有的时候是凭着天才和灵感，能够很敏感地发现不对劲的地方，这个灵敏的嗅觉决定了：可能会出现什么样的情况，它不会按照这样的一个规律往下走的，它有可能脱轨，它可能转到完全另外的一个方向，可以从另外一个性质去定义它，等等。不过，更多的时候，这个拐点也是基于严谨的研究，也是通过寻寻觅觅的探索，一环套一环地层层挖掘，才能发现拐点即将出现。信息论里面有一个突变论，而这种突变的发生也是有前提的，是因积累而发生的，所以同样也要时刻观察前提条件的变化。只有在做了大量研究工作之后，概念的提出才有说服力，切忌随意提出概念，成为一架概念生产机器，这与我们的研究宗旨是背道而驰的。

第三，来看看阅读与写作的关系。阅读是一种通过比较法来学习写作的基础，只有广泛地阅读、广泛地比较、广泛地挖掘，才能提高写作能力。我们说,安邦的写作方法是结构化的写作方法,怎么去理解这个结构化的方法?关键在于材料运用,这个结构化指的是择重去轻,择优去劣,择其价值去其泡沫,所以选择非常重要,看书看了半天,没有选择,那等于文字间的流浪,没有意义。真正最聪明的方法是,有选择地把信息碎片装在一起,这个才是最重要的。阅读,就是要打破固化的思维方式,要打开视野范围,要通过对比的方法,识别哪些是错误的,哪些是有用的,哪些是宝贵的证据,哪些是有用的框架和范式……这也就是说,你要通过阅读,不断地寻求突破,有目的地突破,这个最有价值,而这往往只有在比较和对照的基础上才能发生。一个乖孩子,最容易犯的错误,就是视野的狭窄。这种孩子的考试成绩很好,学习也很好,完成作业写东西也很快,但他的视野越来越小,负熵的积累越来越多。他就会很困惑,困惑最后会变成障碍,变成阻力,最后无论是工作还是学习对他来说都会痛不欲生。这是因为他总是听别人的,形成了固定的思维范式,不敢逾越,结果视野越来越狭窄,个人才华的爆发力就没有了,别人在进步,他却渐渐地止步不前。

因此,阅读的乐趣与写作的关系在于突破自我,孜孜以求地寻获价值点,探寻思想观点,打开视野。你听到尼采说了"群众都是群畜",你要不阅读你怎么能够了解这句话的意思呢?这一定是来自于阅读,如果不阅读你就不知道这句话来自《权力的意志》这本书,如果没读过尼采的《权力的意志》你就不知道这句话,你可能还要继续当群畜。你看到王尔德写的散文很幽默,

第六讲 结构化的写作

辩论的高手骂人不带脏字,王尔德就是典型。那么模仿他的风格和方式都是可以的,中国知识分子就太缺乏王尔德式的人物了,不过这一切,显然一定要建立在广泛阅读的基础之上,不读不看,词汇越来越贫乏,都是些网络流行语,别的什么都不知道,这样就太糟糕了。一定要大规模地、大量地去阅读,要强迫自己去阅读。这样你的词汇量才会丰富,才会有材料,才会知道什么是真正的好。很多时候,你看到有些人总是重复一些语句,这也是阅读贫乏造成的,口头语也是阅读的问题,没有阅读,几乎没有可能性写出精彩而流畅的东西。

第四,写作与传播的关系。还有一个要注意的地方,一个特别要紧之处,就是从写作开始就要考虑到传播,你写的东西干嘛用的?是要被别人看的,你给别人看的这个过程就是一个传播的过程。所以你在写的时候,千万不能把它写成乘法表的类型,那样太枯燥乏味,无法传播。读者没有耐心,所以你一定要考虑到传播的效应,考虑到读者的感受,考虑到对读者的吸引力,从你写的时候开始,这一切就要考虑,就要设计。你讲得可以不精彩,但是你可以写得很精彩,所以你一定要顾及这个问题。那应该怎么去做呢?最开始最重要的就是标题,我们是最强调标题创作的,是标题党的老祖宗,但是我们的标题创作,有一个基本的原则和边界,那就是绝对不能无中生有,不能搞无边界、无底线的标题创作。我们要强调的是,在这个范围里面,一定要设法用最精彩的话来加以突出、渲染、强调标题,这是传播性写作创造吸引力的一个最重要手法。好的标题,占到内容分量的百分之五十,没有好的标题,里边的内容有人可能就不看了,一个好的标题,总是能一下子牢牢地抓住读者的眼球,甚至还可以从这个标题上面,探知你这篇文章百分之五十的内涵。

所以,这个标题创作,需要反复的练习,需要反复斟酌。实际直到今天,我还在为每篇文章斟酌标题,这个标题好,那个标题差点意思,有时候我都发出了文章,还要反复斟酌这个标题。所以标题是传播中关系最大,最需要加以提高的部分。那么这个标题创作怎么去学呢?我比较喜欢台湾和香港报纸的标题创作,他们的那些老报纸一般都有老资格的编辑队伍,他们在标题创作上的功底是很深厚的,台湾的名嘴都是标题党,那也不是偶然的现象。不过,他们有些标题也是为了耸人听闻,大家要学的是这个劲儿,不要学那种只有标题却没内容、内容跟标题两码事、南辕北辙的标题创作,那不是我所称道的标题创作。大家要记住,要把内容销售、推广出去,标题创作是最基本的,传播在很大程度取决于标题。

第五,材料的使用与原创观点的关系。好的文章一定要有自己的原创观念,你从头到尾都用原创,好是好,但几乎没见过这样的文章,总要有引用、备注这些东西,在别人的基础上往前伸一步,那也叫原创,所以大家要对原创的观点特别地加以注意。这个原创怎么来的呢?看的是你的信息挖掘,看的是你的推导,看的是你的持续阅读和比较,这就是知识的积累。有的时候,事件曲线上随便一个你确定的点,比如说你从家里面到办公室来上班，这是一条循环往复的事件曲线，每天都在重复，每天都在发生，在这个过程当中，你往前再走一步就是原创，而且这部分是非常稳健的、毫无疑问的、无可置疑的原创，所以一定要有一种原创意识。我在这里要强调的是一种意识，ABC已经走完了，阅读完成之后就已经有了ABC，但千万别停留在ABC，一定要知道，肯定还有一个D存在。就像大家看报道，科学家追寻爱因斯坦说的黑洞一样，爱因斯坦说了一定存在黑洞，科学家们就开始找，找了很长很长时间，最后才发现真的存在。对于材料的使用也是这样，材料表现了ABC，你要有种意识驱动自己，去找寻那个D，为什么要找D？因为D是自己的原创，这是显示你功力的时刻，你会因此而有了一个自己的发现。如果不找这个东西，你写完了的成果，可能也就是个综述，你讲的都是别人的东西，整合得多么漂亮，也是别人的，你干的工作都是资料型的。很多大学老师都喜欢夸耀说自己"著作等身"，如果他的那个"著作等身"其实都是翻译的，这作为一个知识的传播者还可以说得过去，但是作为一个学者而言，可以说是毫无建树，只能说是辛苦做了很多知识传递的工作。在中国，我还看到有很多的学派就专门做考据，不搞创新，专做解释工作。我的性格与此不同，一定要找到自己的原创观念。而且你们要知道，自己搜集的资料越全，实际就已经拥有了条件，你可能缺的就是一个意识，坚持要去找那个新的东西出来。这种意识也与推导和逻辑有很大的关系，当你发现了逻辑，再往前走一个点，再推导一下，就是原创。

对于原创观点，有一点要说明，不要怕让外界受到刺激，挨骂，被批判，这个不能怕，要把问题抛出去，才能得到一个外部刺激，也正是因为外部刺激，自己才能得到点新东西，思想上才能有提高。而随着你训练有素之后，别人想批判你也很难了，他说的评论我都知道，这个时候就表明你开始需要找更高层次的人去交流了，到了这个层次，你已经产生了飞跃。说得这么辛苦，就是要大家明白，原创观点是很难的，要尊重原创观点，尊重自己的原创观点，也要尊重别人的原创观点，在比较的时候，对于别人的观点最好要加以注明。对于自己的观点，要加以积累，长期以后，你还可以形成自己的学术体系。其实宗教就是这么个形成过程，现在藏传佛教依然在采用同样的方式训练观点。藏传佛教的博士学位是怎么产生的呢？就是辩论学、逻辑学，他们不怕辩论，他们在辩论中进步，在这个辩论过程，一个人如果是逻辑胜者，他就可以得到博士学位，那个学位大概是叫格西吧，地位很高。还有一点有趣的地方是，如果大家用这样的方法去看现在的世界，看舆论界，看舆论场，你们就会发现很多人其实在兴高采烈地"就观点谈观点"，这些观点根本没有体系，甚至大而无当，其实越是大事情，越是要有充分的证据，可我们的现实与此相反，就是缺乏证据，就是说得痛快。其实对于这种人，你可以轻而易举地用环境里面的反例以及体系化的东西来辩驳他。

写作通常是一门大课，讲起来非常吃力，我这里只是择其要点，尤其是结合日常业务的应用方法，给大家讲讲安邦有关写作方面所看重的内容，特别是要求和标准。希望大家能够在写作层面有个突出的表现，适应各种不同的写作要求，适应写作不同的简报、文章和报告，尽快适应写作环境，让思想与写作协调一致，融为一体，想到哪里，笔就能到那里，从而实现写作能力的飞跃。

课后 Q&A：

Q：标题是展现内容50%还是重点展现内容的结论？比如说欧美贸易战，那我要展现的标题是表现出贸易战目前主要是在欧美之间呢？还是展现互征关税的内容？我不知道标题是从结论去，还是从85%的内容去定义？

A：标题的创作重点有很多的选择。有时标题的目的，完全就是为了构成冲击性。比如说"欧美贸易战正式启动"或者叫"正式开打"，这个时候的标题既非结论，也非内容，而是事件本身，由事件本身来配合标题。当然，更多、更常见的是结论，为了突出结论，所以在标题上加以强调。过去读书写作文的时候，老师经常强调中心思想，这个中心思想就是结论，所以把结论作为标题当然也是可以的。不过，标题创作方法的驾驭和运用是非常灵活的。上来就写结论，然后我在内容中证明这个结论，一二三，这是可以的。然而我也可以倒过来，标题上是一种设问，引起大家的注意力，信息内容上再一二三地加以回答，这等于是使用假设法，同样也是可以的，同样有吸引力。比如标题：某某情况的出现，世界将会怎样？先抛出个问题，接着回答问题，同样也是可以的。这些都是结构性的方法，非常地灵活，你大可以去试试。

标题的创作，根本目的是冲击力和吸引力。平铺直叙地去写，完全可以。过去是中美贸易战，现在是欧美贸易战，这也没有什么不好，但我现在想要更有冲击力，用什么方法更吸引人的眼球呢？可以这样写："欧美贸易战终成现实"，这就表现了一种遗憾心情，也把过去的种种情况联想在一起。如果用这样的标题："从欧美贸易战看未来欧美关系"，这就是一种引入式的标题，你可以畅谈未来的很多情况。如果使用这样的标题："欧洲终于成为特朗普的敌人"，这个标题就比较大了，你要看看内容是否与标题能够产生配合，否则就不宜使用这么大的标题了。如果标题是："欧美贸易战开打　欧洲惊慌失措"，这个标题告诉读者的是综述，是一种情况的总结，甚至可以去适当用一些宣泄笔法来写。如果标题是："美国的贸易大炮指向欧洲"，那么这个是信号的写法，如果发现一些迹象和信号，就可以这样来写。总之，标题的创作，第一个标准是要有冲击力和吸引力，第二个标准是跟内容相关，我们非常强调标题跟内容的相关，要产生配合。一味地只考虑传播，考虑影响力，是一种不精确的做法，通常只有评论员才这样做。我们对于标题的强调，是为了突出信息重点的价值，意义完全不同的。

Q：大的研究报告写作，如何构建内容呢？

A：大的研究报告通常有固定的范式，这是由市场习惯决定的，有一些分析格式是习惯用法，如波特五力竞争模型的分析，SCP范式之类的，这些技术分析范式，很简单的，容易学会。其实，所谓大报告，就是大规模论证的报告，论证的规模大，论证的层次多，所以才变成了大报告。不过，大的报告最关键的地方，不是范式有关的内容，这犹如走走过场，没有不行，人家花了钱的，该有的一定要有，但只有这些肯定也不行，因为这些范式分析有了也不是重点内容，重点是报告的基本逻辑，你的分析必须是客户要看的，客户说制造业评估，那制造业究竟有什么问题，就必须说到点子上，人家才能心服口服，这是重点。如果大报告的目的是要寻找解决的办法和路径，那么解决方案就是重点，是针对问题去的，这个难度很大，你提出的办法必须要能真的解决问题，值得去尝试。所以，大的报告同样是问题导向的，问题——解决方案，通常这是大报告写作的根本之处。

第七讲

数据驱动

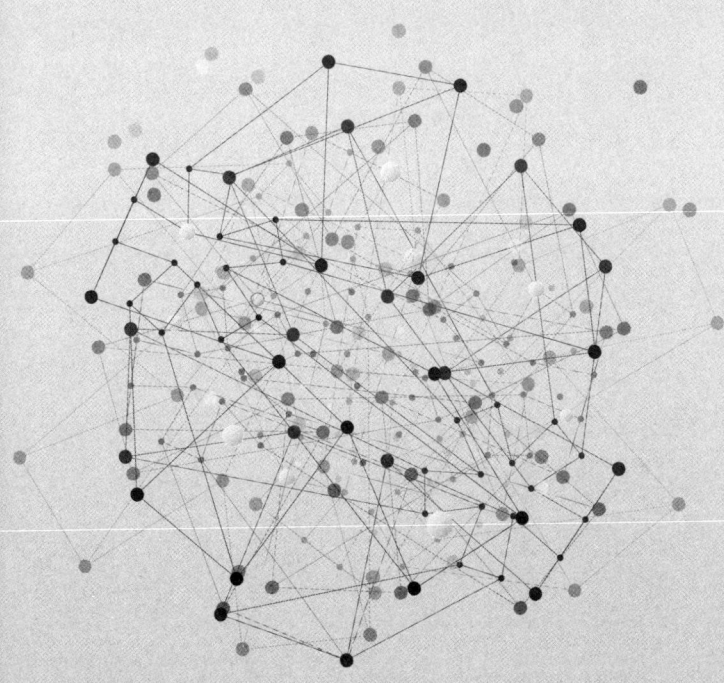

数据是重要的资产，数据是重要的资源，数据的运用是基于不同的、差异化的数据策略，运用数据策略的基础是数据关系模型，以数据关系模型展开，沿着数据收集和来源、数据的真伪辨识、数据的逻辑关系、数据的预测和输出四个方向，分析利用数据，这是在数据运用领域安邦方法的根本。

第七讲　数据驱动

讲课实录

数据只是一种特殊的逻辑关系！这是我今天要讲的主要意思。

大数据时代的数据，被吹嘘得无所不能，有的描述相当地煽情。如知乎中有关大数据的描述是这样的：数据与我们日常生活的联系从未如此紧密过，从没有像今天这样活跃，具体的记录着人类与世界。从最初的计算机、摄像头到家用计算机、智能手机，再到大数据和人工智能，我们不断升级采集和利用数据的方式。而现在，从一辆车的每日碳排放量统计到全球气温的检测，从预测个人在网上喜好分析到总统选举时投票趋势的预测，我们都可以做到。数据将人与人、人与世界连接起来，构成一张繁密的网络，每个人都在影响世界，又在被他人影响着。传统的统计方法已经无法处理这种相互影响的数据，这么办？答案是让机器自己来处理数据，从数据中习得知识，这便是当代人工智能的本质。与传统的数据记录定义不同，这种数据是有"生命"的。它更像是我们身体的一种自然延伸：聆听我们的声音，拓宽我们的视野，加深我们的记忆，甚至组成一个以数据形式存在的"我"。

在中国，几乎所有人都听说过一个词，叫作"数字治国"，一些官员谈起辖区面积、人口数量、GDP增长、项目投资多少、利税增加，如数家珍，可以脱口而出，他们还特别喜欢用"三项原则""四个重点""五大领域""六个有序""七个计划""八项规定"这样的数字范式来表达工作，当然工作考核也是与数字挂钩的，似乎中国的一切都已经数字化了。在美国，情况也差不多，有一句话说得很形象，"除了上帝，任何人都必须用数据来说话！"早在1995年的时候，美国联邦一级政府的信息收集工作就需要65亿个小时，这是什么概念，实际相当于320万人一年的工作量。也就是说，有320万名的联邦官员啥事不做，就是收集数据，满足大家的数据偏好。美国国会也注意到，发现这样下去不是个事，于是下令，联邦政府每年的信息扰民时间必须减少10%。结果1996年，经过一年的时间，信息收集的时间，不但没有减少，还继续上升了，达到68亿小时。到了2009年，联邦政府的信息收集进一步上升达到了99亿小时。这种情况表明，除了联机分析等人工智能技术的引入之外，几乎没有办法去遏止情况的恶化，这样下去，整个社会都会为数据生产而工作，为了数据而数据，不是为生产活动而忙碌，而是为了数据而忙碌，这样肯定不正常。

当然，虚拟化社会是需要数据的，这种社会范式从诞生的那天起，就建立在数据基础上，所以在这种社会中，数据是生产资料，相当于矿产资源。你讨厌它也好，厌恶它也好，但你离不开它。现在的情况就好像几个好朋友准备合伙做个生意，为了做好生意，他们决定使用更多的数据，但随着数据大量增加，推动他们必须想办法处理好数据，否则数据就没用，而这需要更多的人手，最后他们每个人都在处理数据，根本没人在做生意了。这就是虚拟社会摆在我们面前的现实，怎么解决这个困境呢？出口之一，采用联机分析，这主要是为了代替人工，减轻信息收集的工作量，随着数据的产生自动进行分析；出口之二，采用大数据工具，管它数据来自哪里，都可以用大数据工具来整理；出口之三，采用人工智能，自动为人进行数据的处理。这三个出口是否可以解除人类社会的困扰？就具体工作对象而言，可以达到这个目的，但无可否认的是，与此同时还会继续增加大量的数据，而不是减少。而且愈是智能化程度高的智能处理，增加的数据愈是天文数字，过去数据的单位是字节，单位通常是 KB，也就是 1024 字节。后来很快不够用了，于是单位就提升到了 MB，也就是 1024K；再后来，发现 MB 也不够用了，于是又上升到了 GB；后来发现 GB 也不够用了，就上升到了 TB，然后是 PB、EB。到了这个程度，别说普通人根本没法驾驭数据世界了，就是专业人士也有点惊慌失措了。这意味着只有那种掌握特殊数据工具的人，才拥有社会的实际驾驭能力，而究竟是谁拥有这样的特殊数据工具，只有天晓得。

面对这样的现实，与业余人士兴高采烈不同的是专业人员的担忧。新闻界总是为新世界欢呼鼓掌的，但事情的另外一面，即便是美国中央情报局科技部的主管，也忧心忡忡地对数据驱动表达了谨慎的态度和立场，甚至可以说持负面的批评态度。整个事情已经处于脱序的状态,走向了人类社会失控的程度,除了猜测,没人知道什么地方是边界,底线在那里。

这种情况下,我们不能不考虑的是数据策略。

数据策略,就是我们运用数据的原则和立场。过去我们可以不考虑这些个原则和立场,但现在不能不这样做了,我们不可以继续盲目地对待数据,不可以盲目地增加数据,而根本不知道数据的意义,只是以拥有数据而自豪。我们必须谨慎地对待数据,控制它的使用,让数据与意义和价值直接挂钩,否则数据导致的不可控成本,数据产生的巨大风险,就可能压垮一切,冲垮一切。

那么安邦的数据策略是什么呢?关键是数据的逻辑意义。数据是一种事实的抽象,所以数据的背后一定有事实,一定存在某种关系,代表和反映了某种逻辑,这种事实与关系,才是我们关心的问题。美国的一家银行有一个例子,它们的数据观察发现,摆在一个街头的一台提款机,每到夜间总有高过其他地方的大量现金提款。这台提款机没有问题,所以银行的人就怀疑街道上出现了什么事情,造成了大量的现金提款,弄不好可能会涉及毒品交易之类的事情。为了搞清楚真相,他们雇用了一位私家侦探,结果这位侦探发现,这条街上有一家色情俱乐部,每到夜间,嫖客们为了带女人回家,就必须提出大量的现金,就要使用这台提款机来提取现金。发现了事情的秘密,第二天报纸上就出现了这

第七讲 数据驱动

样的大标题：银行知道每一位嫖客是谁！类似的事情在中国也真实发生过，在中国的南方某地，聪明的警察就曾经为了打击网络色情，根据手机二维码逮捕了大量的人。他们使用手机支付，以为神不知鬼不觉，实际上数据留下了线索，抓起人来轻而易举。所以，任何数据的背后都是事实和逻辑，重点不是数据，而是数据背后的事实与逻辑，这是我们关心的重点，构成了安邦的数据策略。

有了这样的数据策略，大家就要知道围绕数据，我们可以做什么，这样就需要一个数据关系模型。我们的数据关系模型是这样的：围绕着数据，存在4个方面的问题要搞清楚。第一是数据的采集和来源，这是数据的本身，数据要是不正确，那其他的一切都是枉然，变成了纯粹的大忽悠。所以数据采集以及数据来源过程必须清楚，出身清白，这是开始。比如是不是国家级的统计部门，是不是源自国外具有知名度和信誉的机构，如果是出自某个权威人士，那么这个人是做什么的？这些都是关心的重点，而且必须关心。此外，信息挖掘也包括了数据的挖掘，挖掘就是创造，你自己也可以发现有价值的数据。第二是数据的真伪，这是数据的辨识。有的时候，即便是国家级的机构，数据出错，也是常见的事情，实际上没有不出错的数据，这是数据本身特性决定的，很容易出错的，而且错上加错，数据放大了错误也很常见。所以数据的真伪辨识、可靠性辨识、逻辑辨识，就非常重要。有的数据一看，就不符合逻辑，这个时候要特别地小心。第三是数据的逻辑，数据是一种事实的抽象，那么藏在背后的究竟是什么，这个是需要分析的，需要把握其中的逻辑。没有事实是孤立存在的，一定存在前因后果，数据也是这样的，需要前后对比、横向对比，这是发现数据逻辑的常用办法。第四是数据的预测和输出，我们关心数据是为了推导和预测，所以我们自己也是数据的输出端，我们必须观察数据的演变趋势，做出预测和判断，同时也形成新的数据。这些就是安邦的数据关系模型，掌握了这个数据关系模型，你就可知道自己围绕数据究竟要干什么。

比如做一个经济增长率的分析，GDP的增长率数据是常见的，这个数据又分别由三个数据组成，投资、消费和净出口，如果这三个数据，干干净净，明明白白，那就好办了，很快就可以得到GDP增长率的数据，这是一个算术问题。如果你知道这三个数据的变化趋势，那么你就可以得到未来GDP增长率的变化趋势。问题在于，现实中常见的情况是，这三个数据都存在一定的模糊性，都有一定的问题，三种数据的下面，还有一连串的数据和演变，这种情况下，你就要做进一步的分析，看看投资的变化趋势是什么？消费的变化趋势是什么？净出口的变化趋势是什么？搞清楚了这三块数据的变化趋势，还要看每一块对GDP增长率的影响有多大？然后才可以判断GDP增长率的变化。实际再往下，还非常可能进入更深入的分析，因为这投资、消费和净出口数据的形成，往往也是大成问题的，它们的组合也有更多的数据，而这些数据也存在不确定性。于是你看到，一个GDP增长数据的背后，就像是一棵大树，开枝散叶，形成一个树形结构，数据遍布其中，这就是经济增长研究是一个专门而复杂领域的原因，需要构建各种专门的宏观模型，进行专门的调查和计算。

与 GDP 增长这种大型数据关系不同的是，常见的是各种小型的数据结构，也就是说，数据的周边关系可能有一些链接关系，但没有那么复杂，这种数据更常见，越是微观的事情，比如产业，比如企业，越容易见到这种数据，当然这种数据的分析就相对比较简单，但同样应该遵循安邦的数据关系模型来做，重点依旧是在数据背后的事实和逻辑，要产生推导和判断。

所以对于数据的运用，安邦的重点，一是数据策略，二是数据关系模型，这两个是我们运用数据做工作的重点，也是大家在工作中要注意把握的地方。目的是提高数据分析的效率，保证品质，不要在数据的海洋中迷失自己。

课后 Q&A

Q：有了大数据，数学模型是不是不重要了？

A：谁说不重要？数学模型是基础训练，对于常用的模型，必须了解，这就犹如公式一样，你不知道公式如何算题？再一个，大量的计算也是基于数学模型和算法的基础上的，没有这些数据也出不来的。安邦的数据关系模型，没有强调数学模型，只是因为现在有大量的数学模型已经隐含在工具当中了，你用就可以了，但这不是说，你对数学模型可以一无所知。实际上，你要是不知道数学模型，很多数据关系你也处理不了的。

Q：未来世界是一个数据世界，那么隐私怎么办？这个世界是不是非常糟糕？像二维码那个事情，干别的应该也一样吧。

A：这真的是一个大问题，简单说说。未来世界现在看来是几乎没有隐私的，隐私在现代社会就是一个神话，你就是一个透明的人，就看人家想不想知道你的隐私了，如果想知道，有工具的话，你就是完全透明的，没有任何隐私的。斯诺登的那个事情，大家都知道，这难道不是最好的证明？！不过，人类社会是不断进步的，这也包括了文明方面的进步，其中就包含有隐私权的问题。瓦特发明了蒸汽机，当时他恐怕也没有想到对社会、对人的生活，有这么大的影响吧。那么瓦特之后，人类社会就不断地总结，发现问题，通过立法，通过其他手段进行限制，防止负面的影响扩大，司法革命在其中也发挥了巨大的作用，这些都靠文明的进步来完成。我们现在面临的数据冲击，也会产生这样的影响，产生在文明层面的影响，只是还没有表现出来。现在的数字潮流，我个人认为是野蛮的、粗暴的，对文明有一定的破坏作用，大家也看到，用数字技术造成的破坏到处都是，个人信用数据的失窃，黑客的作为，对个人行为的不当监控等等，但我也相信，这是现阶段的问题，今后一定会发生改变的，数字文明一定会出现的，因为这种数字伤害是无底线的，对谁都可以造成问题。

现在看，数字能力和数据工具的拥有，现在是一种超级特权，谁拥有了这种特权，谁就拥有了实际的权力，权力是随着数字特权而表现出来的，权力也在数字化。将来这一切，我相信都会有所改变，这应该视为是文明的进步。

Q：安邦的方法讲到了数据关系模型，这个数据关系模型是否过于简单了？是否是一种限制？表明安邦对于数据的运用是有保留的？

A：安邦的数据关系模型是一种限制，这个数据关系模型是基于数据策略产生的，有什么数据策略，就有什么数据关系模型，这的确限定了一种关系和范围，我们并不想在所有方面都做，我们希望结合我们的专业领域来运用数据，将分析人员的视野集中在主要方面，科学而理智地运用数据。

Q：安邦的数据关系模型以及数据策略，是否是安邦的首创？

A：是的。那是我的首创。这些概念都是我提出来的。文明的高度，那是国家的事情，比如法律的调整；但企业也要有自己的自律，那是自己可以做的事情，包括这个数据策略，就是这样。疯狂的数字化，那是商人渴望实现的事情，我们不会这样。

第八讲

流程与控制程序

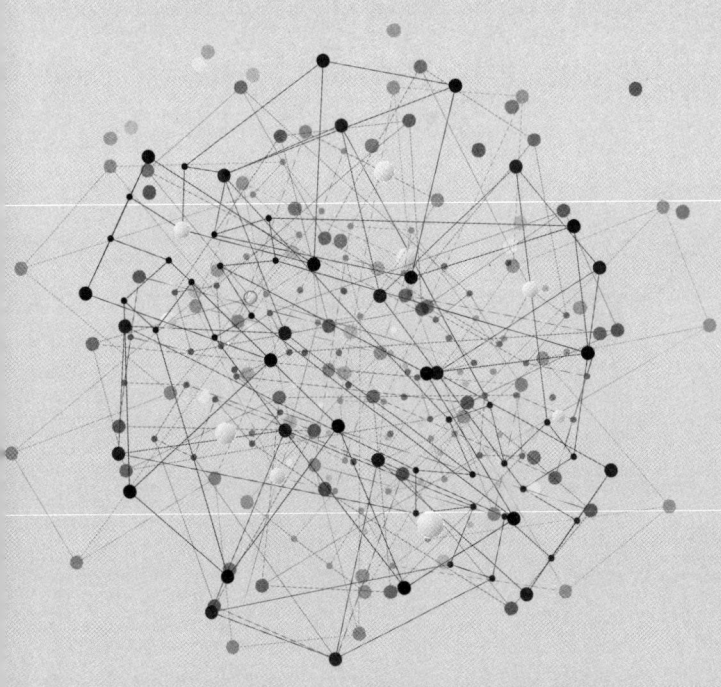

流程是重要的资产，关系到价值。流程就是一种控制程序，它与标准和要求嵌套在一起，发挥着控制品质、确保效率的关键作用。流程的完善是一家咨询机构或者智库的关键标志，失去了流程的保证，实际就没有机构和团队的存在价值和意义。好的研究机构，都有大量并且逐渐完善的流程规定，应该逐渐掌握，有序进步。

第八讲 流程与控制程序

讲课实录

今天要讲的流程是非常重要的一个概念，作为咨询公司或者智库来讲，最富有价值的资产，就是流程了，那些电脑、系统、大数据，与流程对比，几乎什么都算不上的，真实的资产价值，就是流程，在流程问题上，各家有各家的高招，属于内部秘密，但实效的差别甚大，这严重影响到各家的资产估值，影响到资产价值。

什么是流程呢？流程实际是一种内部的控制程序。要说是内部控制程序，似乎大家都明白，实际上流程是非常有内涵的，未必像大家所想的那般简单。究竟什么是流程？一个是我们平常各项要求本身就是流程，标准也是流程，各种各样的步骤也是流程，这些加载在一起我们经常称之为"规矩"，这就是我们安邦所说的流程体系。我们是把一切重要的东西、重要的概念、要求、标准都嵌套在一定的流程当中，形成体系性的控制程序。如内部防火墙的规定，就是一种流程要求，这是一种内部保密规定。那么流程究竟有什么意义？如果没什么意义，没什么用，我们当然就不做要求了，既然做出了要求，那肯定就是非常重要的事情，所以才会把它作为一种标准和要求体现在流程当中进行控制。对待流程大家有不同的态度,大部分人都有惰性,还有的外部新来人员,懒散惯了,习惯于各自为战,通常都会忽略流程。客观地说,大部分的人不一定是主观刻意,但在客观上、在一种不以为意的情况下,都是流程的破坏者而不是建设者。实际上,你要么是完美地实现这个流程,要么你就没有在意它,成为一个破坏者。在这个事情上,不会有中间地带,我没遵守流程,但我也没破坏它,这是不可能的。你要么就是建设者,发挥了真正的作用。要么你一定是破坏者,不可能有中间地带的存在,这是流程的一个特殊性。作为一个研究机构或者咨询公司来说,如果不是流程的建设者,始终在破坏或者对破坏视而不见,等一切都破坏完了,那剩下的其实就是没有价值的机构,犹如一盘散沙。如果说有的研究机构简直就像神一样的存在,它为什么会像"神一样的存在"?最关键的就是这个流程,所以流程是重中之重的事情。

我们对于新人的要求非常严格,实际上这种严格要求就是流程,也就是说你做任何一个工作都必须首先面对一个标准,面对一种控制。只有在严格要求的情况下,才能够展示这种流程的价值,你不照着去做,你仅仅是"听说"过有要求,那有什么意义?这种"听说"不会产生价值并且反应在成果之上,不会有什么好的、高质量的成果出现。所以"神一样的机构"一定有其特殊的地方,一定有某种控制的力量存在,而且往往就是在流程之上表现出来的。安邦是不是一家"神一样的机构",我自己说了不算,客户说了算,但我认为过去的表现还不差,其中就有流程的贡献。

实际上一个公司最大的价值就是在流程上。你们现在看到很多公司上市觉得很了不起，很多年前刚刚开始有科技创新板的证券交易的时候，也有很多人找我，要把安邦包装上市，来过很多投资银行之类的跟你谈上市，不心动是假的。我们很认真地研究过这个问题，我们也咨询过一些领导，但高层领导的建议是不上市，当时我还一门心思在想，能不能给我们豁免，直接您批一下就算了，结果我们被泼了一盆冷水，说你做好自己的本职工作就好了，不要去考虑上市问题。我记得那时候，投资银行、证券公司来找我们谈的时候都问过我一个问题，你们这家企业含金量最高的是什么东西？是不是有什么特殊技能或者核心竞争力？让别人一看就觉得特别有价值，可以把估值定在一个比较高的价格？当时，我就反复考虑过这个问题，我的答案是安邦作为一家研究机构，最重要的价值，含金量最高的东西就是安邦的流程。现在看很多有名的杂志都在被迫走公众号的道路，依附于互联网，发点有利于阅读和传播的小碎块文章，否则活不下去啊，中国的读者群体都在互联网上呢。不搞碎片化，不适应互联网，就活不了！再往后看一步呢？杂志都这样了，谁来搞严肃的、可信的、长篇的新闻调查报告呢？没人做这个事情了，还是那一句话，这样搞活不下去的。不过，问题在于这样一来社会能够相信什么呢？难道没人可信了，也看不到全面的、负责任的、可信的新闻了？！应该不是，而是凭借信用度来做选择，互联网时代信用度高的那个机构，就能得到更多的关注。换个专业词汇也一样，那就是置信度（Confidence），社会置信度高的，资产价值就可以给的高，那么社会置信度又从哪里来的？流程的保证啊！没有流程的保证，今天你可以信，明天就未必可信了！正是因为这个原因，所以我才反复强调流程对于安邦的价值，关键这会涉及置信度，这个是未来生存和发展的根本。

应该说，流程的概念不是现在我才认识到的，才提出来的，流程在安邦，已经有悠久的历史，有几十年的经验。对比之下，现在也没见有什么研究机构、智库声称自己有流程管控的。不过，安邦就很注意流程，你们可能在工作当中已经看到了，我们在什么地方出了纰漏，比如说重复发送了一条信息，要求一定要在第一时间进行修正，这就是一个流程的规定和流程控制。一般的人可能会把它理解成为一种责任感，我觉得也没错，它也是责任，但这种责任感是嵌套在流程里面的，实际上更多的是流程。真出了问题，对不起，我不管你是在家，还是在哪里，都得立即而不是以后解决这个问题，这就是控制。这也就是说，你要让自己负责的产品在每一个环节上都尽量表现得非常完美，这就是流程的意义。你不能允许在某一个环节里，在某一个步骤里面，从你的手里面，将信息粗放的发出去而不用负责任。

流程与步骤是紧密相关的，安邦这里容不下散仙的原因也在这里。在安邦，一切都是有控制的。比如你在写一篇论文，大都开始是目录结构，然后是综述，再后来是展开论证、分析，一步步最后得出结果，这是一个完整的过程，但如果你在论文综述的时候就粗枝大叶，稀里糊涂地凑出字数来，这样的态度就很难进行下一步了，实际上最后的质量就不高，它会导致后续的整体都出现问题。所以即便你是在一个环节之上，仅仅做出了一个错误的步骤，你也要为此负责，这样才能保证拿出高水平的东西，否则就会留有缺陷，而且这种缺陷会传递到下一步骤，甚至再下一步，这个问题和错误就会被放大，我们经常看到市场部门倒过来追究研发部门的错误责任，实际就是流程的要求，因为没有这样的控制，最后结果可能会变得非常糟糕，这是流程的基本概念。

当然，这些显然脱离不开精神方面的东西。这种流程意识与责任感、细致的精神都是紧密相关的，所以我希望看到大家平常在工作当中也要表现出精细的专业态度，这是我们几十年来一直强调和要求的，要按照这样的水平，按照这样的精细标准去做事。

精细本身就是一种专业性的精神，专业不专业，不是看能不能吹破天，而是看精细化你做得到还是做不到。军队总参谋部体制源自拿破仑时代，之后发扬光大的是德军，德国军队正式在官方建立了总参谋部的体制。很多人知道，俄罗斯军队是师从德国，后来苏联红军继承了俄罗斯的军事传统，中国又从苏联学回来。中国只有一个人，刘伯承当时是从苏联军事学院毕业的，好像其他人很少受过正规的军事训练，基本就是口头传达，指令都非常粗糙，死伤的人就会很多，只好拿人命来交换，每一仗都是伤亡惨重。参谋体制强调的就是精确化，这种精细化和精确的要求是总参谋部体制的精髓部分，当你掌握这个精髓，军队体系就可以有效地运转，就会产生巨大的力量，就可以真的出现以一当十，甚至以一当百的情况。日本也同样继承了德国的传统，他们的精细化程度也很高。关于精细化，现实当中我们也可以看到很多的例子，我们可以看到现在日本工业也是这样的代表，日本的企业管理也是这样，甚至是官方的产业政策等等，各个方面的规划，对细节的追求和完美的要求，都是非常地高，这就是一种专业精神，在效率和落实上就会产生明显的成效。

总之，精细化以及专业，要求关注细节，细节是一个很大的问题，细致能产生效率，细致能产生品质，这在流程方面是非常重要的。有很多人下意识地可能就是想着凑合一下，凑合一下肯定不行，那是你没有意识到这个问题的严重性，或者自我评价不是很客观，以为自己已经做得足够了，实际还差得远，这也会造成这个问题。

大家都是新人或者新手，安邦所有的流程和规定，你不可能都知道，也没有必要都要知道，但有一些是与新人相关的，必须要知道和掌握的流程规定，下面我这里重点讲一下。

一是读书读报读杂志，这对研究经济问题的简报业务来说是非常重要的。为什么互联网这么方便，还要强调读书读报读杂志呢？原因在于浏览与精细化阅读是不一样的，略读、粗读跟精读是不一样的，区别在哪里呢？精细化阅读可以让你带着一种分析

第八讲 流程与控制程序

性的心态去仔细地阅读,可以去掂量、去考虑所读这些内容的系统性,寻找、定义其中的系统逻辑。纸面的媒体、报纸书籍、杂志是值得大家认真对待的,这是我们的一个要求,它是流程的一个重要组成部分。有的年轻人好像对"今天要写什么东西?"或者"最近要写什么精彩的东西"很发愁,这一方面是文本挖掘、信息挖掘的能力欠缺;另一方面可能跟你们读报、读书、读杂志的能力缺乏,有很大的关系。我们书架上有大量的书籍,这些书里很多都是资料型的,书里面存在有大量的数据和案例,这些你都没看过,那就写不出来了。搞城市研究的人,书里有很多跟城市相关的资料和观点,随便摘一段,跟自己的城市比较一下,就会出好文章。做其他的人,经济的、金融的,其实都是一样的,从书里面随便拿出来一段,就是很精彩的东西,关键是你要读书。你们可以看看现在的这个微信阅读量,点击率最高的,也就是代表大家比较喜欢看的内容,可能有点出乎大家意料,那是历史性的资料内容,也就是历史故事。那历史性的内容为什么会有这么多的人喜欢看?你想过这个问题吗,大家再想想,他在编辑历史故事是不是最不费劲的事情啊?!我让你写一段现在的经济分析,写一段现在经济文章,这可能要费点劲,但是要让你随便说一段西游记,你可能马上就讲出来了,因为你很熟,也改变不了太多,猪八戒怎么着也成为不了孙悟空的领导,改变不多,最多理顺、简化一下就好,还号称是以古喻今、以历史为参照。所以这是最容易吸引人又最容易写的事情。要掌握这种技巧,要读书,没有找不到内容的这种事情,重要的是你要阅读。最糟糕的是,你已经养成了一种非常不好的习惯,就是只会看网上的东西，不会从多元的、丰富的、多样化的角度和资源当中获取自己最需要的资料，尤其是系统性的认知。这个能力失去了，就会出现一种不好的纯化，这种知识纯化是不好的现象，不是好现象，留给你的是信息碎片，你失去的是系统思维和基本逻辑。所以一定要学会从多样性的角度、多元的角度去获取资料，这个一定要掌握。

不要小看历史，不要小看过去发生的事情。"文革"时期是一个很枯燥无味的时代，当时大家能看的都是"最高指示"，学习红宝书，其他的不敢看，不敢学，但是当年的《文史参考》这么一本杂志，居然在"文革"时期始终都是赚钱的，从50年代到70年代都是赚钱的，这也就是说有非常多的人喜欢看《文史参考》，这种情况与前面讲的互相印证。这个杂志就是讲历史故事的，很多人都是自己掏腰包买的，这样大家也要看，因为它与现实能形成对比。所以读书、读报、读杂志非常地重要，从现在的书架上挖掘一点资料，随便找一本书翻翻，写个三段、两段的是非常轻松的。看别人写的精彩，实际上那是有方法和来源的，一旦你掌握这个来源，捅破一层窗户纸，你就知道这个来源很容易的，所以第一个流程要求就是要坚持读报、读书、读杂志。

二是精细化的校对，什么是校对呢？表面看很容易理解，把错别字搞明白了，不要出现错别字的问题，实际真做好了，很难！错别字很讨厌，你写了很多的精彩文字，搜集了很多数据，很流畅地从头写到尾，心情也很愉快，可一旦别人看到你有几个错别字，最后你写的内容就没人关注，大家关注的都是错别字，你被贴上一个"错别字大王"的标签。这在别人眼里，就意味着你的水平很低、很差，所以错别字是一个很要紧的事情。在出版社里面，编辑是专门负责校对的，这是一个门类和职业。在我们这里也是一样，我们面对着成千上万的客户，他们看的如果是你的错别字，那么你辛苦写了一晚上的内容，就停留在这里完蛋了。所以新人一定要有校对错别字的强烈意识，而且怎么强调都不过分。

做好校对工作，首要的就是你要把校对的东西、需要校对的内容当成敌人，当成眼中钉肉中刺，一个字一个字地挑毛病。在这个时候，千万不能抱着一种阅读的心态，写的是什么，挺有意思的啊，要像这样校对，即便有错别字摆在你面前，你也会在大脑中忽略而过，因为你的眼睛盯在内容上，而不是错别字上。你只有把错别字当成敌人去对待，恶狠狠地对待，我不管你写的是什么样，我关心的就是错别字。一个字一个字地抠，一个字一个字地挑。当成敌人去挑错，抱着仇恨的心理，才能够确保无误。反过来讲，你去欣赏这段文字，所有错别字可能都将被你保留下来，因为在你脑海的潜意识当中，你是顺着他的意思在走，你把他所有的错误都包容下来了，根本很难意识到文字错误的问题。所以你一定要把每一个字都当成敌人，挖出毛病。当你"挖"完了一遍以后，大可以再回头看一遍，去消化和欣赏，但千万不能顺着往下读，那个是大忌。正是因为这样的做法，你会发现出版社的校对人员，他可以校对所有的文稿，他不管是什么行业，实际他根本不去欣赏你文字里面的意思,你是写天文学的,你还是写海洋的,这对他来说都没关系。他关心的就是你的文字,这就是他的敌人,把毛病从头到尾一个一个地挑出来,没问题才能通过。校对就是干这个的,只有这样,才能干不同行业、不同内容的校对。如果他欣赏你的文字,就意味着他要明白天文学,同时还懂得海洋学?这就没意义了,最后所有校对工作都不能干了,他只能干他理解的行业。所以,校对不是这样的,一定是只对文字负责,校对文字的错误,挖掘你的毛病,这才是校对的事情。

现在校对搞了一些人工智能软件,但不能解决大问题,只能解决部分问题。像逻辑这样的问题,人工智能还解决不了。人工智能所能解决的问题,一个是关键字,一个是统计。在人工智能领域,无论你听了多高级的模型,其实都是跟统计相关的,都是在统计的基础之上产生的。模型的差异在于统计的路径和方式不一样,说到底还是统计,因为电脑就是一个根据数字进行计算的东西。你看着好像人工智能有下围棋的能力,实际上还是在计算,计算概率,计算一个最大的可能性。目前的技术发展,我们还解决不了校对问题,还得靠人工,不要指望将来我们有一个什么现成的东西替你完成校对。我们先前也咨询过很多科技公司,校对率达90%都做不到,人工智能可以解决识别引用的问题,但只要碰到逻辑就不行,这是一个大问题。

三是挖掘。工作中要特别注意信息挖掘,挖掘的技术和概念、使用方法已单独讲过了,今天要讲的信息点挖掘,重点是向

第八讲 流程与控制程序

大家强调，你们要注意取舍，挖掘之意也包含了取舍，有取、有舍，叫作取舍。一方面，要学会在定义和评价基础上的舍弃、放弃，有些时候从头到尾看一篇文章，往往有一种阅读的快感，心情很好，文章写得好，但是实际上，这个文章里只有一部分是有价值的，大部分是没有价值的，与我们研究的问题是无关的，所以你就要经常忽略一些东西，这种忽略是经常性的，取舍意味着有取有舍，没有取舍，意味着你可能在享受阅读的乐趣，而不是在工作。另一方面，信息挖掘是获取，重点在于得到。过去我们做过一个公开的竞赛，同一篇文章，大家一起看完后，比赛每人能挖掘出多少种观点？这种比赛，结果当然差异很大，能看出真实水平。有的时候，这种挖掘就在一个字上，甚至隐含在一种语气中，这都有挖掘的价值。所以不要忽略挖掘的重要性，你们要把它转化为一种潜意识去培养和塑造。

潜意识挖掘，到底是什么意思？就是你们要用疑问句式的思维，面对一切文字材料，这个数字是真的、假的？我一直在跟你们强调批判性思维的重要性，输入永远是疑问句式的，输出永远是肯定句式，用于信息挖掘，同样也是这样。你们在阅读文章的时候，一个团队在一个平台上做事，但你老是挖掘不出来东西，都是别人写的，都是别人挖掘的，这就是你信息挖掘的问题了。还有一种情况是，别人写的，但你看了感觉眼熟，知道大概是哪篇文章，但自己过去忽略掉了，没有去挖掘出来，这同样也是信息挖掘的能力差异。这些问题，要一点点地培养，不停地自我要求，就会得到解决。

四是检索,检索是一个标志性的信息方法,你们是以信息方法为基础做研究工作的,不是用数学模型,而是用信息检索工具,这就是信息方法。前一段时间,我读一本大西洋月刊的杂志,看到一篇文章介绍最近非常有热度的一家美国公司,他们搞研究的方法就是情报方法,其实跟我们差不多,这家美国公司,最近几年在美国简直太热了,美国舆论界给这家公司起了个绰号,叫它是"影子中央情报局"。现在美国政治舞台上的一些关键人物,如班农等人,都承认这家公司对他有巨大的影响力。大西洋月刊杂志是一家标志性的、非常传统、非常经典的杂志,它不会乱写东西,写作水平都相当高,属于美国精英阶层必读的一个杂志。从这篇杂志文章的介绍来看,虽然有很多一般化的介绍,如公司定位什么的,很多的故事也神乎其神的,但最有价值的地方在于,你会发现归根结底一句话,这家公司其实就是用 Google 工具做到的这一切,它的研究是用的信息方法而不是经济学的方法,这就是它的结论。现在的世界,使用信息方法搞研究正在成为大热门,用经济学方法的渐渐失去了热度,这是大趋势。当然,你只要使用信息方法,那就离不开 Google,你要去检索,不是 Google 就是百度,关键在于用 Google 水平的高低、品质的好坏、效率的差异,关键区别在使用方法上,而不是工具。别以为神通广大的中央情报局就不使用 Google 了,实际上 CIA 的开源情报学院一直就是用这种工具的。抛开意识形态问题专业地去看问题,我们可以发现,Google 工具的现代使用,已经发生了巨大的变异。这种变异,有点像网络数据产生的变异,现在的大数据工具已经可以让我们正确认识网络数据的存在价值和意义,过去对网络数据也是不重视的,认为不可靠,太过零散,现在有了大数据工具则不这样认为了。对于 Google 工具也是一样的,过去认为,那只是检索着玩玩的,最多搞明白点名词之类的事情,现在对于 Google 的认识和运用早已经大为不同了,这是专业研究的工具,我们不能再用那种陈腐不堪的观点来约束研究工作了,现代以及未来社会,Google 就是研究人员吃饭的工具,就是搞研究的基本手段,与化学家的实验室、天文学家的望远镜是一样性质的工具。现在 Google 也在大力加强人工智能的开发,我相信未来更是如此,不用信息检索工具,只能说你根本没在搞研究。别人用汽车只能解决上下班的问题,那么你用汽车还可以发明出很多新玩意儿,玩到一个非常高的新高度,产生更好的效率、更高的回报。所以,一个是对检索工具的重视,再一个是工具的玩法,关键看你怎么玩,你玩的方法和境界是否可以跨界,实现超越,这才是最重要的。

我希望大家养成一个在工作中不断检索的习惯,按照信息方法的要求,层层递进,学会构建信息链,这才是高水平的工具运用。在工作中,随便检索一下,觉得这条信息不错就粘贴过来,这样的水平太低,你要学会追寻,一层层地检索,一层层地追寻,一路追下去,层层递进,构建信息链,这样才是我们的流程要求。比如,黄奇帆说了一个什么观点,马上检索一下,证明他是不对的,这样做就有意思了。他说世界要搞零关税,所以早晚我们也要零关税,无非也就是这意思吧,他说的对吗?检索一下,发现中国的关税已经没多少了,降得很厉害了,那你就得紧接着立刻再想想，这对中国来说是好是坏？……接着你就可以形成一篇东西，再一看你现在写的东西，都敢跟黄奇帆辩论了，这就很了不起了吧。实际呢，你只是按照流程要求，成功地运用了检索工具。所以对于信息方法来说，问题只是一个引子，那是刺激你灵感的一个东西，关键拿起工具去追踪，去研究，去当好猎手，做全面的追踪分析过程，最后创造出一个出人意料的结果。

五是时效。时效就是时间效果，要抢在前面，抢在每一分每一秒，能多快就多快，这是一个时间竞争的问题。时效要从两个方面来理解，过去我们分析能力比较差的时候，只有比拼纯粹的信息能力，就看谁快，发现一条信息很重要，就得抢在别人之前把这条信息发布出去，这就是时效。分析能力很强大的时候，往往不差一天、两天了，往往今天或是明天发出去都可以，因为这个问题你是独家的，为你所有，别人说不出来的，这个时候选择权就在你自己了，往往把握什么时机发更重要。所以讲时效，有两层含义，对于新人来说，第一层含义更重要。大家都玩的是信息，就看谁挖的这条没人注意，如果别人发了你再发就没多大意义了，人家还花钱买你这个干嘛？所以这个时效性非常重要。作为流程，你看到的任何高价值信息不能过夜。注意，我这里说的是信息而不是分析，信息与信息分析，还有很大的差别。一定要随时发现，随时发出，甚至要撤回一条信息，把更重要的信息补上去，优先级更高的，一定要优先放上去，要有优先级的意识，一定要这样去做，这是时效性的要求。不能让别人抢了先，一定要有这个意识，能今天发就尽最大的努力让它在今天就能发出去，让客户明天一大早就能看到。等到你明天再发，客户后天才能看到，那时就人人皆知了，你成了捧臭脚的了，自己的工作努力也付之东流。

六是标题。标题是我们流程的规定，过去就讲了不少，这里我要强调，最好的学习老师就是港台报纸。

七是讨论。讨论在流程里要求非常地高，在我们这里工作，你一定要通过讨论来激发自己的灵感，这是流程要求的，而且这不仅仅关系到你个人，还关系到各种研究产品和服务的质量，你不会的，你不懂的，未必别人不懂也不会，所以你必须进行讨论，来获取答案。你千万不能在这儿工作像参禅打坐一样，从来没见过你的讨论和发言，这种表现基本等同于你没做什么工作。讨论的意思是，你要诱导别人发言，你得劝别人发言，你要允许别人骂你。表扬根本没用，要靠表扬才能进步，那是幼儿园的孩子，太幼稚了，它起不到你所要的作用，激发不出来你的思想火花和灵感，你头脑当中、意识当中、最精彩的部分出不来。所以你得想法找碴儿让别人骂你，找个由头，让人参与进来讨论，可能有人一激动反驳你，那就回馈给你重要的内容，你要抓住其中的重点信息及观点来补充自己。如果别人表扬你几句，你工作愉快了，但我不认为这是一种价值，因为没什么收获。你感觉很兴奋，总是那么刺激，这个工作的含金量就出来了。所以你要劝别人、恳求别人骂你，威逼利诱别人跟你讨论、跟你争论、跟你争吵，要放弃自我，自杀式地融入，这样你的大脑才能有火花出来。在讨论中，你也要让你的精神财富，偶尔闪一点光芒，也要让人家知道你有这个基本水平。当然也不能整天跟一个"杠精"一样，让人家对你敬而远之，这同样也达不到目的，所以要把握好分寸。这是讨论，这也是流程的规定。

八是记忆写作。流程对于记忆和写作是有明确要求的，一定要记忆点事情，我们强调是结构式的方法，我们用结构化的方法去记忆，用结构化的方法去写作。其实，这样的写作很简单，就像搭积木一样组合起来。我反过来一组合还是这点内容，但又写出一篇新文章。你可以不停地去组合，变成新的文章。

九是预测。预测在安邦是特别强调的，地位很高，安邦的流程非常注重预测，大家看到每日经济简报的第一条就是信息分析，那就是预测。其实过去安邦要求的是，条条都是预测和判断，后来是因为大家跟不上，就要求只是第一条有信息分析了。安邦的生存价值就源于预测，你会看到公司现在各种各样的资料介绍都特别强调预测，所以我们认为要么预测，要么死！你关键是要想想未来，讲一点对未来的判断，这烟灰缸我们必须得用这不锈钢的吗？我可不可以用土的，用纸的，用塑料的，你总得有点判断给我，这种判断是安邦所要求的东西，属于重要的流程之一。你没给我这个东西，就说明你水平很低，实际就是你还根本不符合流程要求，做不到应有的水平。我们要的是判断，即便是人尽皆知的数据，你也要有一个自己的判断。这是我们客户的要求，也是我们的要求，也是流程的要求。客户要看的就是这个。

第八讲　流程与控制程序

你每天写几页纸的东西，人家出一万多，就是因为这里在集中讨论未来的趋势，而未来的趋势是人人都关心的问题，所以预测是非常重要的。

实际上，我们把预测放到多高的地位去强调都可以，你写事后评论这种东西，作为开始的训练还可以，但如果你只会写这个，就没有意思了。所有的事情，都必须在发生之后，你才有个反应，就像个鹦鹉在学舌，那就没有意思了，要的是提前发现！评论，那是新闻界、舆论界的事情，你在媒体干活，当记者或是做编辑，出了事情赶紧去采访，然后在事后写一篇东西，写得再精彩，那也是事后了。我们要做的是，你要能预见这事的发生。你们听到斯里兰卡发生连环爆炸，于是你写了很多的内容，这还是事后分析，在爆炸之前就写，那就是预测。其实，预测并不复杂，要掌握方法，同样是斯里兰卡的爆炸案，最简单的就是在横向推导，你可以探寻一下，马来西亚会不会发生同样的爆炸案？预测要大胆的预测，有证据，就可以预测。同样是斯里兰卡与马来西亚的比较，它们都是多民族的国家吗？外来人口多不多？有没有穆斯林？社会中是否同时存在复杂的历史矛盾？宗教冲突剧烈吗？如果都是一样的，那预测需要的条件就具备了，结论也就可以出来了，马来西亚的恐怖袭击是完全可能的，因为事件条件是一致的。

信息分析里面有一个概念叫事件曲线，任何事件实际的进展都是一条事件曲线，在我们的眼里都是一条线，可以这样来认识事件的动态。信息方法的研究，按照事件曲线这个模型来认识，去做预测就相对容易了，这就是追踪研究的方法。如果换过来你是在大学工作，我是你的教授，我跟你讲我们现在要分析马来西亚是不是要发生恐怖袭击事件，你怎么做？那个方法和模式就不一样了。同样的要求，你沿着事件曲线，追着动态走过来，由始至终，就比大概其的回顾要清晰得多，准确得多，发展脉络就把握得准确，你就很容易探寻事件曲线上的下一个节点在哪？马来西亚其实仅仅是可能的下一个结点。这是两种方法，两种范式，不一样的。预测在我们这里不难，但是在我们之外，你就很难了。像那种学术研究我们是看不上的，整了一堆猪下水，怎么也端不出来满汉全席的。

十是层级。要注意流程中的层级，我们这里有层级的，你在第一个层级，就是干些信息采集方面的工作。信息搜索、搜集的这些事情做得好，可以找出很多重要的、各种各样的信息，这是一个基础训练，练的是基本功。再往上走，分析含量会越来越高，要尽可能多增加一些分析含量。一个人能不能做分析，与他掌握的方法有关，刚才我就讲了斯里兰卡和马来西亚暴恐袭击的例子，这个跨度看着好像是天方夜谭，但说透了以后，也发现没那么复杂，似乎很简单，但这个层级就高了，不说你是想不到的。流程既然有层级的规定，你就要尊重层级，服从于上一个层级，这就是流程的要求。同样是斯里兰卡这个事例，这个方向看准了就很难，这个"看方向"的难度，要比一般做分析工作还要难，往往会做分析的人还要请更高层级的人去定个方向，没有这个方向，那就是漫无边际地去分析，根本没有框架，一般人就更做不了了。所以一定要有方向，要有对问题的定义，而且这个方向一定要是焦点，就是真的可能要出事的地方。定向、定位、定义通常都是非常考验功力的地方，再往上就是框架，能够提出框架系统的，都是真正大师级别的人物。别人把ABC作为一个很僵化的框架拿过来用，拿过来学，但大师级的人物不是这样，框架已经变成随心所欲可以定义的东西，这个难度就更高了，他得对系统各种各样的边界条件、各种各样的关系掌握得非常到位才行。所以从流程上看，安邦的层级是一层一层往上的。下面的这个层级的人一定要听上面层级的话，这不是人事的要求，而是机制的要求，是流程的要求，必须要服从这种工作关系的制约。

再强调一下，这种层级关系不是行政的关系，不是人事上谁听谁的，这里面的核心是信息方法的制约，信息方法成了约束条件，信息方法进入到了体制层面，就是必须得这么干，否则就变成杂乱无章的争吵，研究与服务都没意义了，完全失去了研究分析的基本秩序。所以不能把它理解成行政规定，这是我们的研究秩序和分析秩序，这是一个流程的核心要求。

好了，今天讲的都是对新人的基本流程要求，也是一个相对全面的总结，希望大家仔细体会到流程与要求和标准是嵌套在一起的，做法与成果，工作与品质，秩序与标准，同样也是嵌套在一起的。

课后 Q&A

Q：流程与制度是一种什么关系？

A：流程是制度的组成部分，有些内容是一致的，但流程强调的是与日常工作的接轨，强调的是确保日常研究业务的顺利进行，所以流程是跟随研究业务的标准和要求，不是那种公开张贴出来的规章制度。流程有层级的安排和性质，不同的人从事不同的业务，流程的要求也是不同的，换了一个负责的信息产品，流程也就不一样了。所以流程不是人人都需要遵守的，但它具有制度的性质，要求按照对待制度那样去对待流程。

Q：能否请您简单介绍一下安邦的防火墙？

A：安邦的防火墙是一种保密规定，不同的项目，面对不同的客户，有些涉及客户内部的秘密，研究人员必须为之保密。你参与到一个项目，这个参与资格本身，就承担了为客户保密的责任，对于这一点，每一个项目参与者都必须清楚了解，这是一种承诺，要么你不参与，你同意参与，就必须承担保密的责任，不能对外随便乱讲。安邦的防火墙制度已经实行了十几年的时间，从来没有出现过问题，这是安邦的特点，也是安邦从来都能够让客户放心的原因之一。有一些特殊的重大项目，要跟客户商定一个保密期，如果没有到保密期，所有的公开资料都不能使用，即便是一些普通的数据，都要进行预防性处理，都要经过主管人员的批准，这些都是防火墙的规定。

第九讲

信息方法

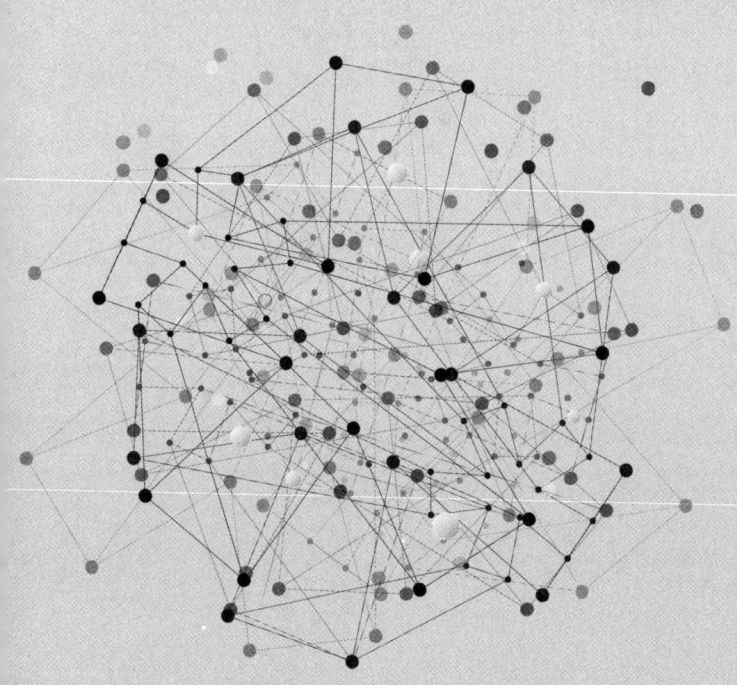

信息方法与常见的学术方法不一样，信息方法更为强调信息资源、信息工具以及信息科学的概念和做法。信息方法是安邦方法论的重要核心，也是安邦在各种研究方面，形成重大成就的基本保证。所谓信息方法，就是大量运用科学工具和科学概念，对大量信息进行追踪、研究和处理的方法，根本目的是做出预测和判断。对此，应该在方法论和学术范式两个层面加以理解，既要能解释安邦方法论的差异，也要能运用安邦的方法论，形成良好的工作习惯，实现研究能力的自我转轨。

第九讲 信息方法

讲课实录

今天要讲的是安邦方法与学术界一般方法最不一样的地方，一个大不同的地方，这就是安邦的方法论。很多人都关心安邦的方法论，认为很神秘。安邦方法论说到底，其实就是信息方法，这就是安邦的范式，也是安邦与一般研究机构最大不同的地方。信息方法发展到今天已经非常成熟了，其中成熟的最大标志，就是各种研究工具的诞生。别的学科成熟度可能是用模型理论来代表和反映的，信息方法的成熟度主要是工具的开发和理论，从贝朗塔菲到香农，再到谷歌和雅虎，就反映了这种进步。世界大事，可以用不同的方法去研究，经济问题并非只有经济学可以研究，其他的心理学、人工智能、社会学、数学、统计学等学科也都在做各种各样的研究，经济学也派生出各种各样的分支学科来应对复杂的经济问题，所以研究方法体系的不同是非常正常的，至于好坏以及水平高低，成效是否明显，那是应该就事论事，看人做事，以结果来论英雄。当然，很多事情的评判并非是方法的问题，还有做事人的问题，有的时候，可能这个更重要。

谈到方法问题，就躲不开范式这个词。范式（paradigm），其概念和理论是美国著名科学哲学家托马斯·库恩（Thomas Kuhn）提出来的，在《科学革命的结构》（The Structure of Scientific Revolutions）（1970）中他做了系统地阐述。所谓范式，指的是一个共同体成员所共享的信仰、价值、技术等等的集合，因此范式又可称为是世界观（world view），现在范式这个词被推而广之了，很多都是在学术问题的论述上使用，那么简而言之，一个范式就是对一种科学的总体观点框架。其实，有关科学范式从来就有争议，这也是理论创新的突破口，所以插手的人就比较多。尤其是中国学术界，总想搞点新意思，在世界上表明自己也有一套。比如，所谓"马魂、中体、西用"之说，就是方克立先生近年来提出的一个重要学术思想，据说在客观上为当代中国学术界建立了一种新的学术研究范式。因为有人认为，"魂、体、用"三元模式涵盖了一个学术范式所应具备的基本维度。是不是这样，我就不知道了，我不是研究这方面的人，我只是在告诉大家学术范式很重要。

大体上来讲，一个专业的范式，还是有一定的约定俗成的。这个从书籍和研究报告的目录上就可以发现，大体结构是差不多的，这就是范式。比如，目录强调的是涵盖性和逻辑关系，综述看理论关系，论证看数学模型，结论看创新点等等，这就是基本的学术范式，大学里面就是这样教的，有的人也会用一辈子。不过到了安邦，这里的方法论可不是这样，大家要有转换轨道的思想准备，适应不适应，看的就是对范式的灵活掌握。你掌握得好，脱胎换骨，建功立业；转换得不好，那就会陷于原有的学术范式里出不来，那就糟糕了，进步很慢，面临淘汰。

第九讲 信息方法

那么什么是安邦的范式呢？安邦的方式就是信息方法。你们中的很多人是学过经济学的，学过某一专业的人，尤其是学得很好的人，很容易就会产生一种学术迷信，他会认为只有经济学是科学，其他的都不是科学，甚至仅仅是"土办法"。碰到问题，就只会用数学模型来解决，用经典理论定义的结论来对照，否则就寸步难行了。这种认识当然是一种错的离谱的认识，但这种认识的确存在。对于科学，我们还是要有点科学视野，要知道各种理论方法，也要知道经验方法；除了自己熟悉的方法，也要知道点其他学科的知识；要知道书本知识，也要知道田野调查工具和方法。我想告诉大家的是，到了安邦，你必须要有一个方法论转轨的意识，要有知识转轨的思想准备，不要拘泥于自己过去的一套，自我设限，否则就学不到什么东西。哪怕你已经有了经济学的博士学位，如果仅凭那点书本知识就想在安邦混到底，解读变幻莫测的动态世界，那是根本不可能的。你得按照信息方法的要求，尽可能地从头至尾，还原事件曲线，了解进程，推导动态的演变，成功捕捉到关键点，在这样的客观要求面前，离开信息方法是不可想象的，根本无法胜任工作。所以，经济学的知识以及其他学科的知识，都是必要的知识背景，但在安邦，充分而高效的掌握信息方法，经过信息方法的严格培训，非常必要。可以这样说，安邦的方法论是一种框架体系，与各种常见的独立知识体系和学科体系有很大的不同，安邦的方法论强调的是信息方法，强调的是在框架体系之下对各种学科知识的综合运用。

这个信息方法，大体上包括有六类工具性内容：一是思维模型的，也就是格式化的思维系统；二是检索工具；三是关键词技术；四是系统平台的；五是流程化的；六是人工智能的。思维模型，指的是你要有一套熟练掌握的思考方法和研究方法，思考的边界是一致的，思考的秩序是一致的，思考的体系是一致的，这种思考的格式化体系，可以高效率地交换、讨论和分享观点。检索工具，这是常用的研究工具，也是知识的来源、证据的来源、观点的来源，这是我们解决问题的常用工具。关键词技术，这里有太多关键词的用法，你们常用的 RDA 系统，就建立在关键词的基础上。你们记忆和挖掘的内容，包括信息点的挖掘和发现，也是关键词形态的。系统平台，这也是重要的工具，我们这里有一些内部的系统平台可以使用，我们甚至有自己的检索工具可以用，当然，还有大数据系统。系统平台可以让"菜"摆在台面上，而不仅仅是在头脑中，大大加快分析的效率。流程，这个也是研究工具，同样关系到效率，因为流程犹如公式，都是在前人经验总结的基础上形成的。人工智能，人工智能的工具都在用，而且愈来愈多，今后更多的可能是各种 APP。大家可以想一想，信息方法这么多类型的工具，是不是远比数学模型所代表的工具要强多了！犹如一个医生看病，你过去只有一个方法，望闻问切，现在是一整套科学检验，你说哪个更加科学？之所以现在还有人强调一些陈旧的学术方法，还在强调数学模型，唯模型论，实际多少是一点知识落伍的表现，安邦推崇信息方法是有原因的，世界研究的方法趋势也是在变化之中的，要跟上新的趋势，适应新的研究潮流，不能故步自封。

第九讲 信息方法

信息方法用在那里呢？最常用于公共政策领域。

公共政策领域实际集中了中国的知识分子精英，这是中国特色。他们对于社会事务都有密切的跟踪，有丰富的社会实践经验，他们了解动态，但渴望知道最新的动态，所以公共政策领域最适用的是信息方法，产品和服务最适用的则是简报。不但中国是这样，美国也是这样，我看世界各国都差不多是这样。今年与美国兰德公司的交往比较多，弄不好兰德公司就与中国的两家机构有真正的交往，一个是清华大学，一个是安邦。兰德公司的人在闲聊的时候就问过我，我们做一个研究报告很费劲，你们怎么就这么容易呢？我回答说，这要看你面对谁，你服务于谁？你们兰德要面对的是舆论界的眼睛，要面对国会的质询，要面对律师的挑剔，要面对的有很多人。我们面对的是一个精英群体，大部分都是有经验的决策官员，他们要的是精准汇报，关心的是社会信号，要的是最新动态，短、精、快，就是基本要求。你看着我们容易，实际后台的要求一点也不低。所以实际研究是同一回事，关键是面对的服务对象不同，决定了形式的不同。

当然，现在社会上基于信息方法，也出现了大量的服务和产品，提供给社会大众。如搜索引擎、思维导图、大数据、人工智能等，现在网络上下围棋的游戏，实际很多都是用人工智能的，大街上人工智能的汽车也在到处跑。你乘坐飞机，飞行路线随时都可以看得到的，系统开放的程度已经非常广泛了。我们现在看病，很多时候都基于统计原理的医疗诊断，很多药品的适用，同样也是基于统计原理,数据的统计和分析,广泛运用于各种领域,所以说如果没有信息方法的运用,这个世界显然会截然不同的。比如大家利用信息检索工具做研究,面对问题,只检索一次,我想现在普通人都会这样做的,没什么新鲜的。如果针对问题的逻辑,继续追踪,做二次检索,三次检索,层次递进,那么这种对问题追根寻源的方式,就已经证明你肯定就不是普通人,而是一个运用信息方法的高手了。如果你继续下去,不仅仅是二次、三次,而是持续地追踪,层层递进,持续地奔向问题的核心,挖掘问题的深层根源,这就是猎手式的信息分析专家了。所以,方法和工具是一个方面,运用方法的流程、要求和模式是另一个方面,这些都是信息方法的范畴。

应该这样说,安邦与常见研究机构的不同之处,就在于信息方法的大规模而广泛地运用。我们的理念,我们的知识,我们的做法,之所以不同,就是因为信息方法。信息方法是科学工具一个大类的称谓,今后一定还有更多大数据、人工智能方面的工具便利大家的研究业务,实际现在你们掌握的就已经有很多,要利用好这些科学研究的工具,用这些科学工具来整合、重组信息,做出判断和发现,梳理出新的逻辑脉络,这就是信息分析,这就是信息分析的基本定义。要让自己适应安邦这个体系,适应安邦的信息方法,研究效率就会高得多,大家都会取得成就的。

最后,在这最后一讲的最后部分,我们做一个实际的案例分析,来看看安邦的分析方法和信息方法,究竟是怎样的。

第九讲 信息方法

大家最近在网络报道中都看到过这个新闻了，至少也有印象。不久前法国以"自由航行"为借口，在台湾海峡进行所谓的自由航行。当时的时间很敏感，时间点正好卡在中国的海军建军节，而这个中国海军节是 2019 年里面的一个重大活动项目，电视里面大家都看到了，习近平主席也去了青岛，在大雾弥漫中视察了海军舰队。所以各国海军参加这个海军节是大事，大约有几十个国家派出军舰，参加了中国的海军节。法国原本也是计划参加海军节的，结果法国派过来的军舰，有意识地穿越台湾海峡，挑战中国的海权，同时还在新闻舆论上大张旗鼓地报道，法国军舰穿越了台湾海峡，实现了自由航行。中国发现这种情况以后就很生气，取消了法国这艘军舰参加中国海军节的邀请。

法国的这艘军舰千里迢迢到中国，但却顺着台湾海峡做了一次自由航行来挑战中国，这是为什么？

这个事情的背景是美国提倡的自由航行，美国在世界各地为了显示自己的绝对海权，经常搞"自由航行"这种做法。美国跟世界各国的法律都不太一样，中国和世界大多数国家一样，都是 200 海里的海权，近的话也有 12 海里，但是美国根本不承认这一点，凡是它看不上眼的国家，它就跑到别国的领海范围内，宣示它不承认这个领海范围。对美国来说，这都是自由航行，我都要通过去。俄罗斯在乌克兰打仗，美国就特地跑过去自由航行，中国的南海有争端，它就跑过去搞自由航行，生怕影响美国的全球利益。美国除了自己做，还要求自己的盟友也跟着去做，但多数时候,各国盟友都不积极,没事找事干嘛?所以,这次法国在台湾海峡的自由航行,很不寻常。

还有一个知识点,就是美国军队跟世界上大多数国家的武装力量有一个不一样的地方,美国的武装力量是全球部署的,这支军队从建军开始就是全球部署的,尤其是第二次世界大战以来,更是全球部署。它的军队,从来不集中在自己本土上,它在本土上,大部分只是训练和后勤基地,还有离不开陆地的空军。大概100多万美国军队里面,有30多万人是派出全球的作战部队,这30多万美军部署在全球150个国家里面,所以美军天生地就是一个全球部署的军队。那么为什么美国军队一定要全球部署?类似的这种情况,在世界历史上很多时代都是有历史经验的,越是强大的军队,越是要全球部署。比如说成吉思汗,比如说古罗马,比如说阿拉伯波斯军团,都是全球部署的,这样做的战略目的,就是害怕和担心这些强大的武装力量,留在自己本土犯上作乱,惹是生非。所以这样一来就可明白,美国军方在美国国内政治事务从来不参与,军队实际也没法参与,主力都不在国内,主要的精锐部队都是全球部署,都在世界各地,军队是对外的,根本不是对内的,军队所有的荣誉感和武装力量,还有在装备上花的钱,所有的一切,都是面向全世界的,没有面向国内的。所以,美军是我们这个世界上的一支特殊部队,有着特殊的体制和法律环境。中国很多学者,现在经常对比两国的军事经费,实际这两个国家根本没法对比。世界上大多数国家的军队都跟美国是不一样的体制,系统性质就不一样,两者根本没法比,花费、用处都

第九讲　信息方法

不一样的。

现在，我们的问题提出来了，法国为什么选择在中国的海军节，这样高调地去穿越台湾海峡，挑衅中国？本来它像美国的其他盟友一样，对于这种无事找事的事情，是非常谨慎的，往往是不参与的，这次为什么法国突然起劲起来，参与到自由航行？真的是为了证明法国是美国最可靠的盟友吗？

首先来看看新闻报道，也就是评论文章。中国的评论和新闻报道对此有很多，前美国国防部亚太安全副助理部长邓志强（Abraham Denmakr）认为，"法国军舰过台海有助维护海洋自由"，这是美国之音的报道。"很意外有没有？法国军舰穿越台湾海峡"，这是德国之声的报道。"法军舰穿台湾海峡闯中国领海就为讨好美国"，这是张召忠的观点。大公网的评论认为，"法国被美国摆上枱得不偿失"。类似的评论中，还有海量添油加醋的转发，大都就事论事，说的是这件事，重点在于自由航行。

这是评论界的水平，但问题真的是这样吗？

我们的分析训练告诉大家，一定要用疑问句式来面对一切事件，真的假的？最简单的疑问句是"这是假信息吧？"我这里不是在考试，我是要你们养成一种格式化的良好思考习惯。一定要走出自己的舒适区，在安邦起码形成一些基本思考格式。那么法国为什么这么做？

学生：以前台湾从法国买军舰，所以法国做这个，可能是要制造冲突，打品牌，借机兜售法国的军舰。

陈功：从猜想、质疑到结果，中间需要论证。要搜集资料去验证，最后才能变成肯定句式。现在每个人都在问这个问题，大家都在猜想，很多高级的、世界级的专家也都在乱猜，形成了一些评论。大家可以看到，路透社的、美国的、欧洲的，包括中国军事权威的，实际都不靠谱，都不知道是怎么回事。路透社追踪法国的葡月号军舰，结果却说，法国每年都会通过台湾海峡一次，没什么不正常的；当然还有很多幸灾乐祸的人说，北京尴尬了，又被羞辱了，等等。对于这些事后评论，如果你没有分析能力，没有判断力，你就只好相信。我们搞分析的人，当然不能满足于这种东西，我们肯定不会满足于在信息的笼子里面挣扎，那是一种羞辱。我们一定要找出更加靠谱的证据，实现超越。你得有这种信念才可以，一定要推门而出，才终有一天变得与众不同。

请大家接着往下看。

这个事情对中国当然很刺激了，习近平刚刚从法国访问回来，马克龙跟习近平在法国相处得并不是很愉快，中国为了改善关系在法国还是花了很多钱的。根据报道，中国大约花了上千亿美元，买了三百架空中客车的飞机，还涉及十几个项目，这都是让法国人赚钱的事，按照过去的思维，这就足够了。不过，没想到法国总统马克龙在会见习近平的过程中，并没有给予更好的待遇，甚至在中法会谈时，还拉来德国总理默克尔等人，向习近平展示欧盟是一个整体，表达出"你不要来分化我们"的姿态。这些情况都反映了问题的复杂性。

再给出一个知识点，台湾海峡本身就不宽，最宽的地方410公里，窄的地方只有130公里，所以实际大陆的火箭炮就可以覆盖台湾岛，因为火箭炮的射程最远可达到480多公里，完全可以覆盖台湾。法国真的是变相支持台湾吗？想卖武器给台湾吗？从军事上看，那种法国想卖武器、法国想参与海峡的战斗威慑等考虑不太现实。法国表现出来的愤怒，一定有别的原因，这是我们需要追寻的原因。他愤怒的缘由究竟是为什么？要找到根源，而不要在事情上做一些评论性的东西，那个没有价值的。安邦为什么说搜寻一些东西，这是非常专业的工作？因为人人会用Google，但绝对不是人人会用Google来做信息分析。只要对比一下你搜寻的东西跟我搜寻的东西的不同之处，就会明白什么叫专业，什么叫业余了，这不在工具本身，而在工具的运用，运用才是至关重要。

通过信息的搜寻，你可以看到一个信息，这个新闻报道，你们现在依然可以查到的，这里边就要用到信息挖掘的方法，哪里是重点？重点是这样的一句话——"中国国有石油公司接管了道达尔在伊朗的石油资源，中国取代了法国公司的角色"。整篇文章，这么多的文字，重点就在这里。发生了什么事情呢？发生了中国国有石油公司取代法国道达尔石油公司在伊朗控制石油资源这件事情，接着我们还要做进一步的检索追寻，因为除非能证明道达尔公司跟法国总统马克龙之间存在密切关系，否则这个所谓的重点就没有意义。如果事实上存在这样的密切关系，那么我们的分析逻辑又可以往下推导、延伸了。接着往下一层做搜寻，这个工作很像是猎人在追寻猎物。接着我们看到，大量以往的新闻报道证实，法国的马克龙的确与道达尔公司存在密切关系，两者之间的政治立场是完全一致的，而且道达尔的这个企业大亨是马克龙坚定不移的支持者，这两者之间的关系非同小可。马克龙誓言五年重建巴黎圣母院，道达尔立刻掏钱。再看一看，道达尔与马克龙这两个关键词的搜寻结果，这是令人惊讶的，非常紧密的关系。事实上，我只是选择了一小部分展现，实际我们可以肯定，马克龙和道达尔之间的关系比我这里展示的还要密切、还要复杂。基本可以形成一个结论，就是他们之间存在着密切的合作关系、利益关系。正像道达尔CEO所说的那样，"法国总统马克龙的政策将让法国再次获得市场青睐"，可偏偏在这种情况下，道达尔却被中国石油在伊朗给赶出去了，或者说是被迫转让了石油资产，自己要离开伊朗，这就可以理解马克龙的怒气因何而来。

结论是什么呢？结论就是马克龙因为道达尔公司的原因，因为中国石油公司剥夺了道达尔在伊朗的石油资产，而利用自由巡航来报复中国。

这个结论得出来的逻辑关系是一条完整的逻辑路径，这个结论与现在所有的新闻报道都是不同的，你们都在用百度，都在用Google，所有的新闻界记者们，估计也在用，但是你们和他们得出这个结论了吗？没有！所以关键在工具的运用，而不在工具本身，不要以为你有了百度、Google，今后你还会拥有人工智能，还有 AI，你就可以不用分析了，根本不可能的。一定要靠自己的头脑，要靠一个训练有素的头脑来实现和完成这一工作。（完）

运动·解剖
图解肌肉骨骼
触诊术

[日] 藤绳理 著

常冬梅 杨昱恒 主译

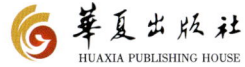
华夏出版社
HUAXIA PUBLISHING HOUSE

译者名单

主 译

常冬梅 北京 Bobath 概念工作室
杨昱恒 北京 Bobath 概念工作室

译 者

童珍珍　胡智勇　王一丁　杨京勇

译者序

用手接触患者，通过手法、手感进行评定和治疗是物理治疗师、作业治疗师的重要手段。在临床中，康复治疗师通过触诊感知肌肉活动，观察和分析患者的动作，建立自己的临床推理的过程是非常重要的；同时，对肌肉的了解和触诊时精准的定位，能使患者对手法治疗的反应更好，治疗效果更明显。但现实中，很多治疗师都会觉得自己的手感较差，不能准确地进行肌肉触诊，也不能及时感知患者肌肉的反应，经常是自己感到很累，而患者不知道治疗师在干什么？该如何进行配合？手法治疗需要以扎实的解剖学、运动学知识，以及用手接触患者时认知体表标志和肌肉定位的触诊技术为基础。而当前康复治疗师所接受的专业教学体系，无论是学校的康复治疗专业教育，还是进入临床后的继续教育，均缺少触诊技术相关的参考书籍和教学课程。

本书从肌肉、骨骼的角度出发，采用大量的肌肉图片和实操照片，详细说明了每块肌肉的起止点、神经支配、走行、触诊步骤，尤其是书中红字部分均是重点，是读者应该着重理解、记住的。

我们翻译团队由衷地希望本书能够为康复治疗师、相关专业人士提供帮助，也希望它能够作为康复治疗各专业学生的教科书、参考书，让学生们在开始学习运动学的同时，进行触诊技术的学习，为今后的工作打下坚实的基础。

常冬梅 杨昱恒

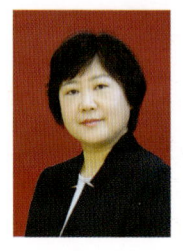

常冬梅
副主任治疗师 硕士

原就职于中国康复研究中心附属北京博爱医院 PT3 科，现就职于北京 Bobath 概念工作室，主要从事神经康复治疗（脑卒中、脑瘫方向）。国际 BOBATH 指导者协会（IBITA）会员，BOBATH 成人基础学习班指导者。中华医学会物理医学与康复学分会康复治疗学组委员。中国康复医学会科普工作委员会常委。中国康复医学会物理治疗委员会老年物理治疗学组副组委。中国残疾人康复协会应用行为分析专业委员会常委。除临床工作，还身兼首都医科大学康复医学系的教学工作，参与编写《神经康复学》《神经康复治疗学》《运动疗法技术学》《临床运动疗法学》等多本专业书籍及高等医学院校康复治疗专业教材。翻译《激发潜能》《脑卒中动作分析》等。发表中文、外文学术论文多篇。参与主办的学习班有 BOBATH 成人偏瘫国际认证班、推广班和小儿脑瘫 BOBATH 班等。

序

近年来，为了应对生活习惯疾病和运动功能减退（如骨、关节、肌肉、韧带疾病）等，建议人们通过运动康复。不仅是年轻人，中老年人也开始在体育俱乐部和健身房等进行体育锻炼。运动的意义不仅限于保持健康，参加慢跑和马拉松等休闲、竞技运动的人也越来越多。但也有很多人因为体育运动而受伤，即便是简单的伸展运动。我经常看到以错误的方式进行运动的患者。

作为物理治疗师，我多年来一直致力于研究和实践"徒手物理治疗"，特别是通过手法评估患者的问题点、进行治疗和指导。在指导过程中，我会让他们充分理解自身的问题，对身体结构和功能，也尽可能以浅显易懂的方式进行说明。为了治愈和预防身体损伤和疼痛，过上更健康、更优质的生活，患者了解自己的身体非常重要。

本书是医疗保健相关专业人员、体育教练、运动员，以及对健康知识感兴趣的普通大众，了解肌肉和骨骼的结构与功能，并进行观察和触诊的实用书。为此，我们用图例和照片，配以简明扼要的说明为读者讲解。本书中照片上的线条、透视图是我基于迄今为止积累的知识和经验画出的。因此，请读者注意，它们不是精准的解剖学位置，而代表触诊时的操作位置。

希望读者通过这本书，了解人体解剖学、运动学知识，并用于保持健康，过上高质量的生活。

藤绳理

本书使用方法

本书以"总论"为基础,说明触诊的步骤及身体各部位的名称和位置关系,Part1 介绍面部、头部、颈部肌肉,Part2 介绍躯干肌肉,Part3 介绍肩胛带、上肢肌肉,Part4 介绍骨盆带、下肢肌肉,每个肌肉配以立体图和实操照片,展示其位置、走行和触诊方法。

❶ 骨骼位置

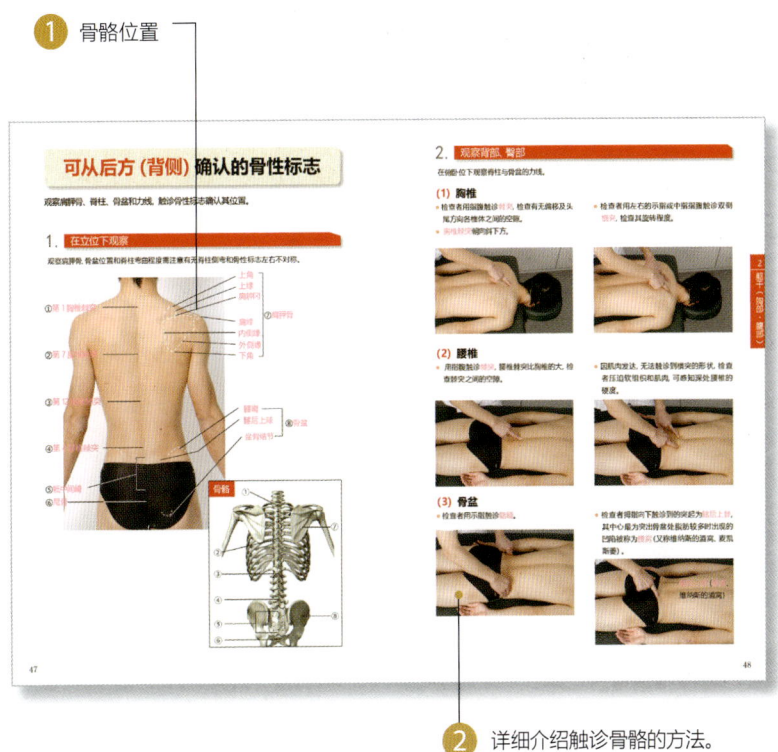

❷ 详细介绍触诊骨骼的方法。

> 体例说明

受版面所限,正文中脊椎椎体、脊髓节段用英文缩写表示,对应如下:颈椎/髓(C,8个),胸椎/髓(T,12个),腰椎/髓(L,5个),骶椎/髓(5个),尾椎/髓(Co,1个)。

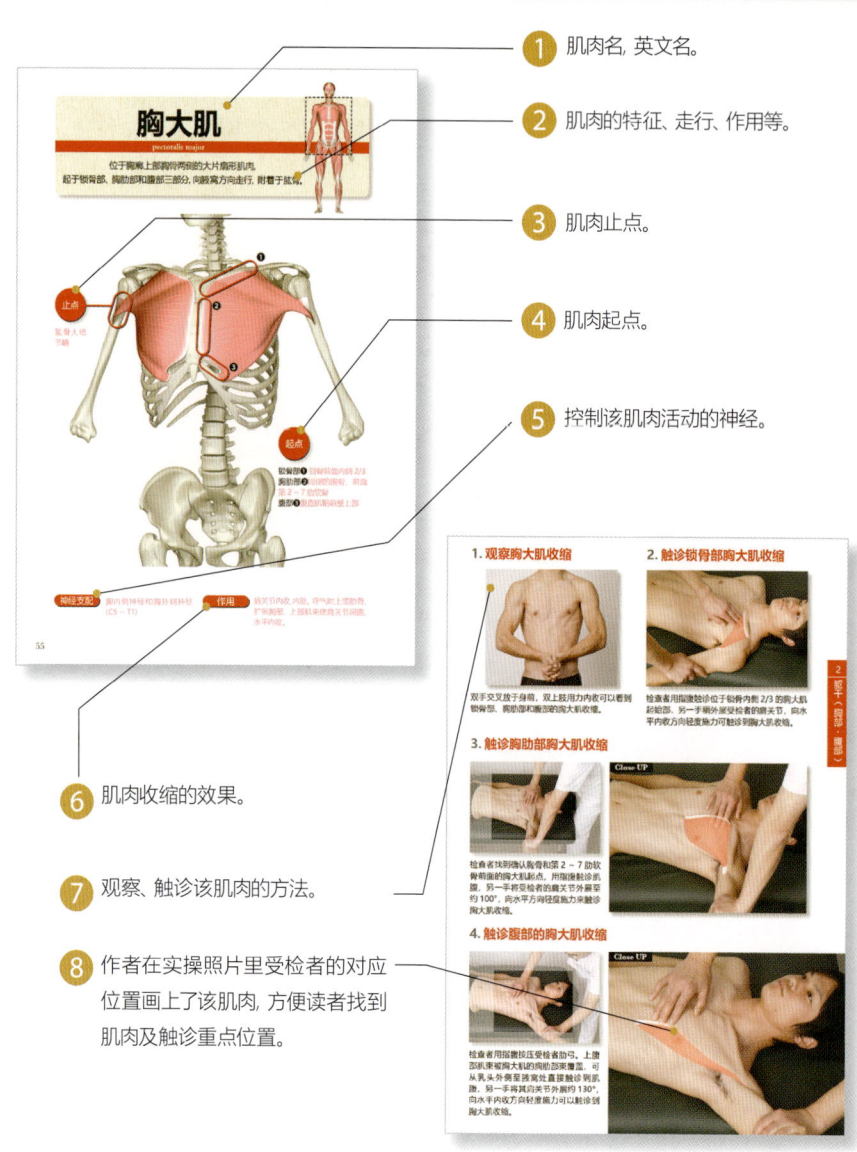

1. 肌肉名，英文名。
2. 肌肉的特征、走行、作用等。
3. 肌肉止点。
4. 肌肉起点。
5. 控制该肌肉活动的神经。
6. 肌肉收缩的效果。
7. 观察、触诊该肌肉的方法。
8. 作者在实操照片里受检者的对应位置画上了该肌肉，方便读者找到肌肉及触诊重点位置。

注意

本书中所描述的肌肉起止、走行、作用、神经支配等均以日本流行的一般解释为基础，进行表述。但是，由于文献和个人的差异，没有统一。在此基础上，请参考本书，学习触诊。

目 录

总论 —解剖学基础 ·········1

触诊的定义 / 观察和触诊的步骤 ········ 2
人体各部位名称与位置 ············ 3
姿势 ······························ 4
基本立位与解剖学基本立位 ········ 5
运动的面与轴 ···················· 6

Part1 面部、头部、颈部的观察和触诊 ············ 7

可以从前方（腹侧）确认的骨性标志 ····· 8
可以从后方（背侧）确认的骨性标志 ···· 10
可从侧方确认的骨性标志 ·········· 12
面部、颈部的肌肉 ················ 14
额肌 ···························· 18
皱眉肌 ·························· 19
降眉间肌 ························ 20
眼轮匝肌 ························ 21
提口角肌、颧小肌、颧大肌 ········ 22
笑肌 ···························· 24
降口角肌、降下唇肌 ·············· 25
颈阔肌 ·························· 26
颏肌 ···························· 27
口轮匝肌 ························ 28
咬肌 ···························· 29
颞肌 ···························· 30
头后大直肌 ······················ 31
头后小直肌 ······················ 32

头上斜肌 ························ 33
头下斜肌 ························ 34
胸锁乳突肌 ······················ 35
前斜角肌 ························ 36
中斜角肌 ························ 37
后斜角肌 ························ 38
头最长肌 ························ 39
头夹肌 ·························· 40
颈髂肋肌 ························ 41
头半棘肌 ························ 42

Part2 躯干的观察和触诊 ·········· 43

可从前方（腹侧）确认的骨性标志 ······· 44
可从后方（背侧）确认的骨性标志 ······· 46
可从侧方确认的骨性标志 ·············· 49
胸部、腹部、背部的肌肉 ·············· 50
胸大肌 ·························· 54
胸小肌 ·························· 56
前锯肌 ·························· 57
腹直肌 ·························· 58
锥状肌 ·························· 59
腹外斜肌 ························ 60
腹内斜肌 ························ 61
腹横肌 ·························· 62
膈肌 ···························· 63
斜方肌 ·························· 64
背阔肌 ·························· 66
大菱形肌 ························ 68
小菱形肌 ························ 69

肩胛提肌	70
竖脊肌	71
胸最长肌	72
胸髂肋肌	73
腰髂肋肌	74
胸棘肌	75
多裂肌	76

Part3 肩胛带、上肢的观察和触诊 …… 77

可从前方（腹侧）确认的骨性标志	78
可从后方（背侧）确认的骨性标志	80
可从侧方确认的骨性标志	82
肩胛带、上肢的肌肉	84
三角肌	88
冈上肌	90
冈下肌	91
小圆肌	92
大圆肌	93
肩胛下肌	94
喙肱肌	95
肱二头肌	96
肱肌	97
肱三头肌	98
肘肌	99
旋前圆肌	100
旋前方肌	101
掌长肌	102
桡侧腕屈肌	103
指浅屈肌	104
指深屈肌	105
拇长屈肌	106
尺侧腕屈肌	107
肱桡肌	108
桡侧腕长伸肌	109
桡侧腕短伸肌	110
旋后肌	111
指（总）伸肌	112
小指伸肌	113
尺侧腕伸肌	114
拇长展肌	115
拇短伸肌	116
拇长伸肌	117
示指伸肌	118
拇短展肌	119
拇对掌肌	120
拇短屈肌	121
拇收肌	122
骨间背侧肌	123
骨间掌侧肌	124
掌短肌	125
小指展肌	126
小指短屈肌	127
小指对掌肌	128
蚓状肌	129
延伸阅读	130

Part4 骨盆带、下肢的观察和触诊 …… 131

可从前方（腹侧）确认的骨性标志	132

可从后方（背侧）确认的骨性标志 …… 134	比目鱼肌…………………………………168
可从侧方确认的骨性标志 ………… 136	腘肌………………………………………169
骨盆带、下肢的肌肉 ………………… 138	胫骨后肌…………………………………170
下肢、足部的肌肉 …………………… 140	跖肌………………………………………171
腰大肌……………………………… 142	踇长屈肌…………………………………172
髂肌………………………………… 143	趾长屈肌…………………………………173
臀大肌……………………………… 144	腓骨长肌…………………………………174
臀中肌……………………………… 145	腓骨短肌…………………………………175
臀小肌……………………………… 146	踇短伸肌…………………………………176
阔筋膜张肌………………………… 147	趾短伸肌…………………………………177
梨状肌……………………………… 148	踇展肌……………………………………178
股方肌……………………………… 149	踇短屈肌…………………………………179
缝匠肌……………………………… 150	趾短屈肌…………………………………180
股直肌……………………………… 151	小趾展肌…………………………………181
股内侧肌…………………………… 152	
股外侧肌…………………………… 153	
股二头肌长头……………………… 154	
股二头肌短头……………………… 155	
半腱肌……………………………… 156	
半膜肌……………………………… 157	
耻骨肌……………………………… 158	
股薄肌……………………………… 159	
长收肌……………………………… 160	
短收肌……………………………… 161	
大收肌……………………………… 162	
胫骨前肌…………………………… 163	
踇长伸肌…………………………… 164	
趾长伸肌…………………………… 165	
第3腓骨肌………………………… 166	
腓肠肌……………………………… 167	

总论

解剖学基础

触诊的定义

医务人员、体育工作者和健身教练等和人体打交道的人群需要正确理解人体的结构和功能。观察并通过上手触摸来掌握身体各部位状态的行为被称为触诊（palpation）。可以通过触诊检查的组织有①骨骼、②关节和关节周围组织、③肌肉和筋膜、④神经、⑤血管等。

观察和触诊的步骤

先观察被检者整体形态与皮肤状态，再观察骨性标志，确认其位置，进行触诊。触诊时需要考虑肌肉、神经、血管的走行。

观察和触诊的要点

①观察整体：触诊前观察被检者整体形态、动作、皮肤状态，以及左右双侧差异。
②触诊骨性标志（body land mark）：确认体表可触及的骨骼的位置，理解骨骼的立体结构。
③关节的触诊：触摸构成关节的骨骼，检查两骨骼的间隙（关节间隙）。若无法直接触诊关节，可以通过运动中骨骼的活动来确认其位置。
④肌肉的触诊：触摸肌肉起止点与骨性标志，从垂直于肌纤维的方向沿着肌肉走行轻轻按压（图1）。
⑤肌束的触诊：按压肌肉的手指以垂直于肌纤维的方向轻轻推按软组织深处的肌肉，以触诊到紧张的肌束。
⑥筋膜的触诊：触摸皮下组织的深处，肌腹表层的紧密的膜状组织。
⑦神经的触诊：神经走行于相对浅表的部位时轻压该部位可触及神经，弦状，触感较硬，用力压迫会使远端肢体有麻的感觉。可以用指甲轻轻拨动以明确其位置。
⑧血管的触诊：触摸表层动脉可以感觉到搏动。上、下肢可以直接观察到皮下静脉的走行。

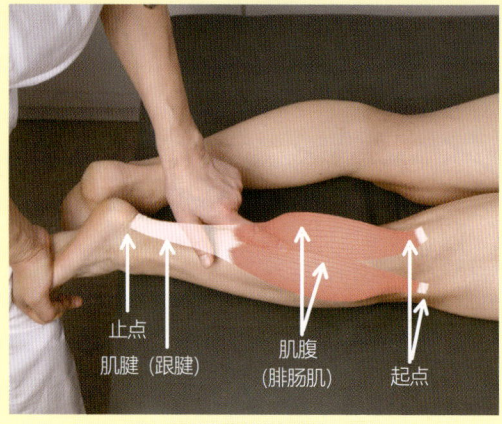

图1　骨骼肌的结构与起点、止点

人体各部位名称与位置

解剖学中人体各部位名称（图2）、表达身体位置和方向的用语（图3）。

1. 人体各部位名称与体表分区

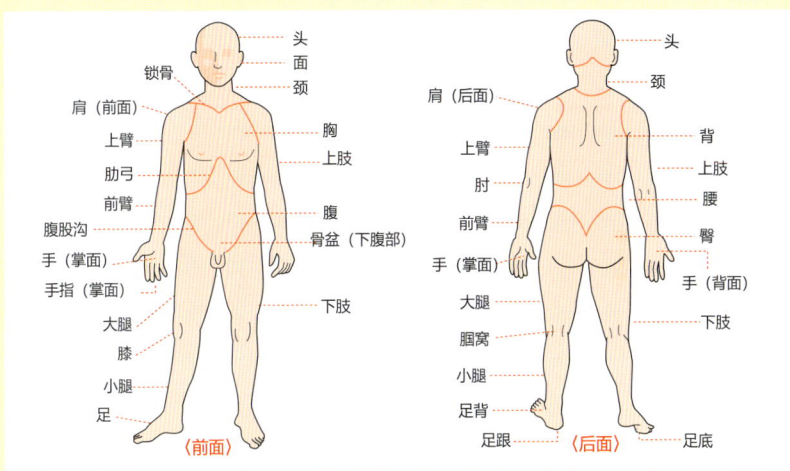

图2 人体各部位的名称与体表分区

2. 表达身体的位置与方向的用语

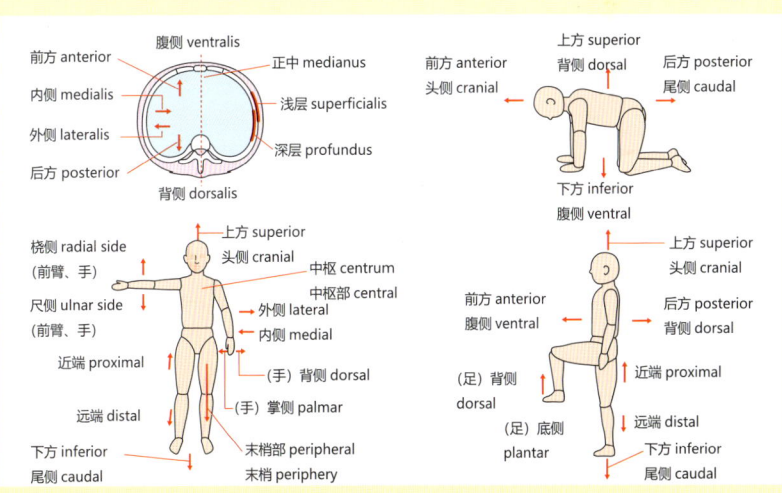

图3 表达身体的位置与方向的用语

3

姿势

姿势（posture）是表达身体各部位的位置关系及身体形态的用语，分为姿态（attitudes）和体位（position）。

1. 姿态和体位

姿态用来表示头部、躯干、上肢、下肢之间相对的位置关系。体位用来表示身体与接触面的位置关系。图4中立位与仰卧位的姿态基本相同，但体位不同。

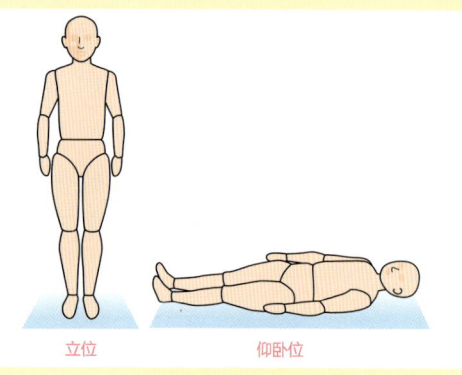

图4 姿态与体位

2. 体位的种类

体位有立位、坐位、仰卧位、俯卧位、侧卧位等，也可根据上肢、下肢的位置命名（图5）。

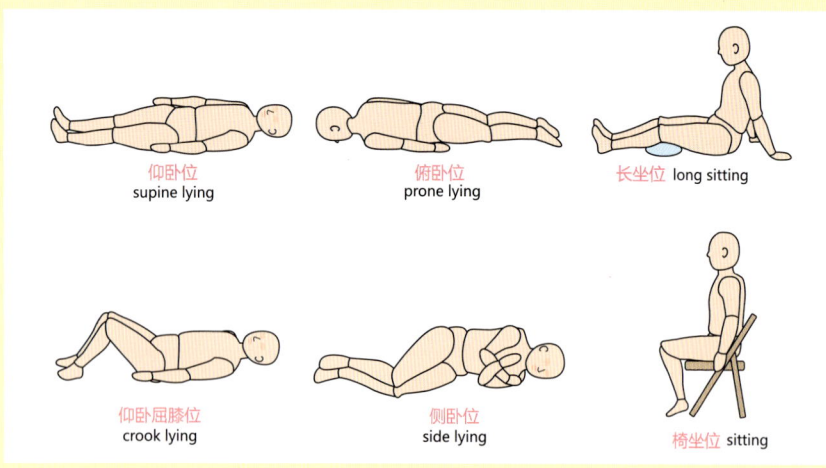

图5 体位的种类

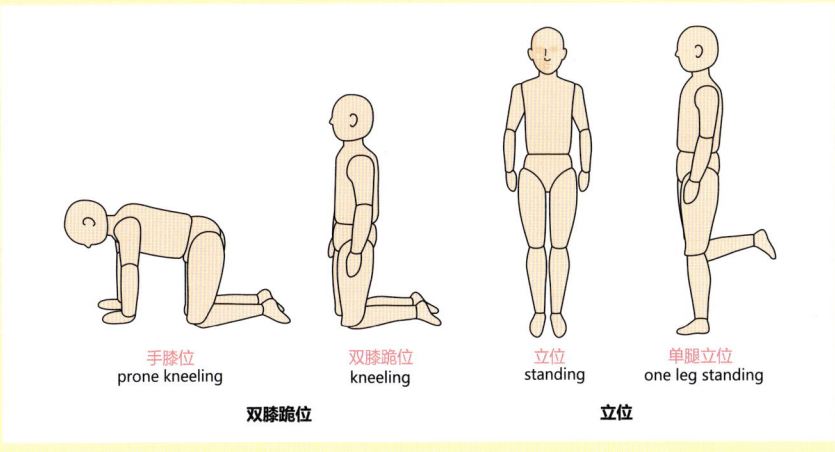

图 5 体位的种类（续）

基本立位与解剖学基本立位

1. 基本立位，双上肢自然下垂

面部朝向前方，双上肢于体侧自然下垂，前臂桡侧朝向前方，双下肢平行，足趾朝向前方的立位（图6）。

2. 解剖学基本立位

除前臂旋后、手掌朝向前方，余同基本立位（图7）。

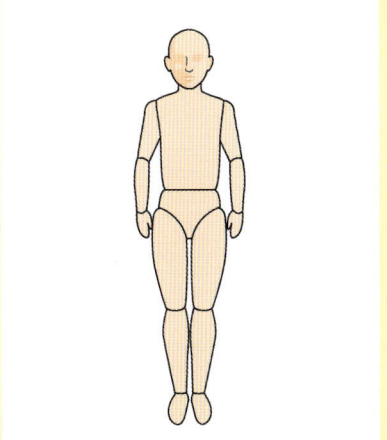

图6 基本立位

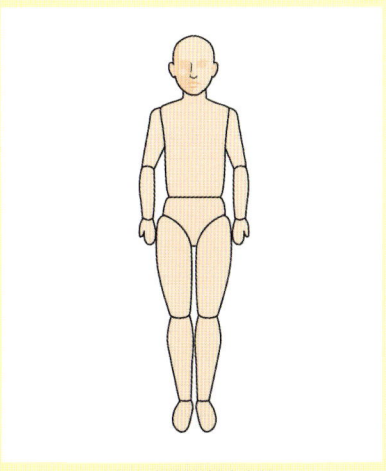

图7 解剖学基本立位

运动的面与轴

从解剖学的角度观察运动，会使用到三个面和三个轴（图8，表1）。

1. 三个面

① 矢状面（sagittal plane）：贯穿身体正中，将身体分为左右两部分的垂直平面，叫做正中矢状面（midsagittal plane）。平行于正中矢状面的平面叫做矢状面。

② 冠状面（coronal plane）：将身体分为前后两部分的垂直平面，也叫做额状面（frontal plane）。

③ 水平面（horizontal plane）：将身体分为上下两部分的水平平面，也叫横切面（transverse plane）。

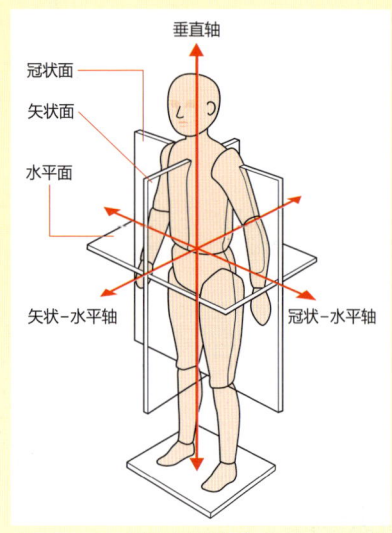

图8 运动的面与轴

2. 三个轴

① 垂直轴（vertical axis）：垂直于地平面的轴，在水平面进行的运动以此为轴。

② 矢状-水平轴（sagittal-horizontal axis）：前后方向的水平轴，在冠状面进行的运动以此为轴。

③ 冠状-水平轴（frontal-horizontal axis）：左右方向的水平轴，在矢状面进行的运动以此为轴。

表1 运动面、运动轴和运动

运动面	运动轴	运动类型
冠状面	矢状-水平轴	外展、内收及左、右侧屈
矢状面	冠状-水平轴	屈曲、伸展、背屈、掌屈及背屈、跖屈
水平面	垂直轴	外旋、内旋、左、右旋转及旋前、旋后（前臂）

Part 1

面部、头部、颈部的观察和触诊

可以从前方（腹侧）确认的骨性标志

触诊前额、眼、鼻、上颚、下颚、颈部的骨性标志，确认下颌关节的运动。

从头部、颈部前方进行观察和触诊

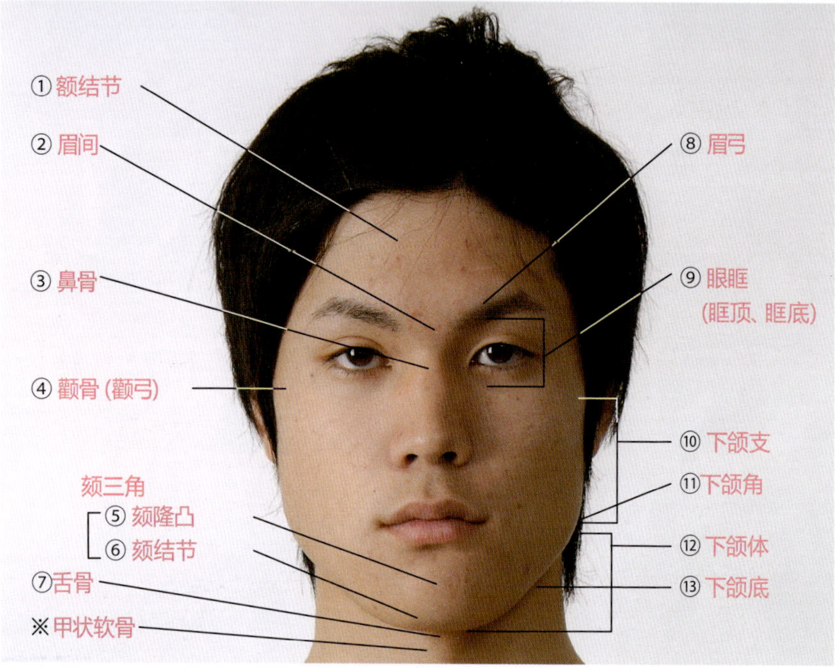

① 额结节
② 眉间
③ 鼻骨
④ 颧骨（颧弓）
颏三角
⑤ 颏隆凸
⑥ 颏结节
⑦舌骨
※ 甲状软骨
⑧ 眉弓
⑨ 眼眶
（眶顶、眶底）
⑩ 下颌支
⑪下颌角
⑫ 下颌体
⑬ 下颌底

骨骼
①
②
③
④
⑤
⑥
⑦
⑧
⑨
⑩
⑪
⑫
⑬

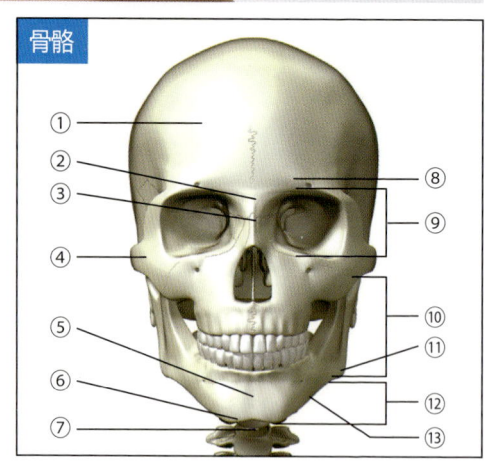

1. 头部、颈部

①额结节：额头左右两侧的突起。

②眉间：两侧眉弓间平坦的部分。

③鼻骨：鼻根部的骨性隆起。

④颧骨：眼眶下缘外下方的隆起，其后方为颞突，颧骨的颞突与颞骨的颧突相连构成颧弓。

颏三角：颏隆凸和颏结节组成的三角形区域。

⑤颏隆凸：颏正中部的突起。

⑥颏结节：颏隆凸外下方的一对小突起。

⑦舌骨：下颌骨与颈部前面凹陷之间呈马蹄形的骨，与第 3 颈椎平齐。

⑧眉弓：眉梢上方的弓形隆起。

⑨眼眶（眶顶、眶底）：眼球所在的凹陷部分，可从眼球周围触诊到整个眼眶。上方为眶顶，下方为眶底。

⑩下颌支：张口使咬肌放松后触诊，可从颧骨中部触及前缘、从耳垂下方触及后缘。

⑪下颌角：从耳垂开始向下方触诊，在下颌骨后缘与下缘结合部触到的突起。

⑫下颌体：可以从下颌角向前至颏触诊到下颌体。其上缘形成下牙槽，可触诊下牙弓。

⑬下颌底：是下颌骨的下缘，可从下颌角向前至颏触诊整体。

※ 甲状软骨：颈前方的突起，成年男性即为喉结，很容易触及。与第 4~5 颈椎平齐。

可从后方（背侧）确认的骨性标志

从枕骨正中向下依次触诊颈椎棘突，从颞骨乳突向下依次触诊颈椎横突和关节突。

从头部、颈部后方进行观察和触诊

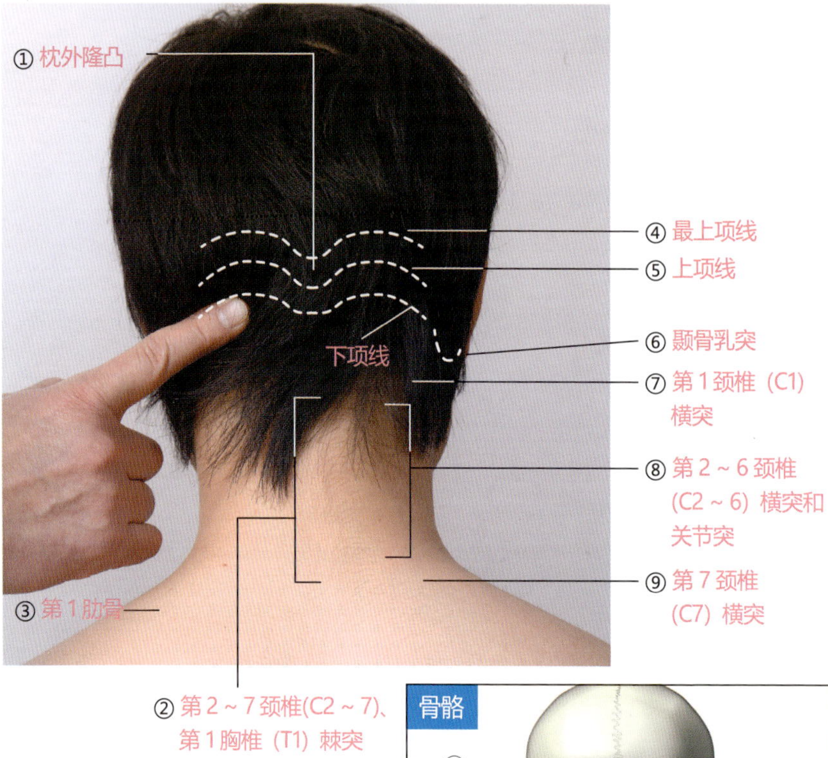

① 枕外隆凸
④ 最上项线
⑤ 上项线
下项线
⑥ 颞骨乳突
⑦ 第 1 颈椎（C1）横突
⑧ 第 2 ~ 6 颈椎（C2 ~ 6）横突和关节突
⑨ 第 7 颈椎（C7）横突
③ 第 1 肋骨
② 第 2 ~ 7 颈椎(C2 ~ 7)、第 1 胸椎（T1）棘突

骨骼
①
②
③
④
⑤
⑥
⑦
⑧
⑨

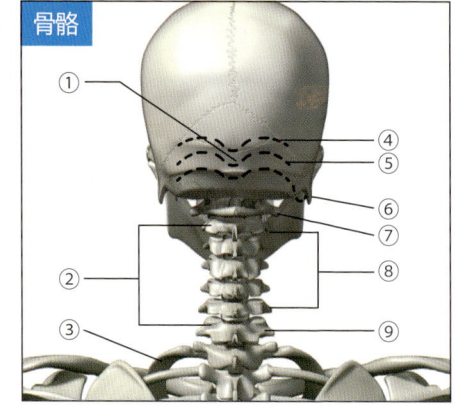

1. 头部、颈部

①枕外隆凸：项部正中凹陷（项窝）正上方的凸起。

②第 2 ~ 7 颈椎（C2 ~ 7）、第 1 胸椎（T1）棘突：自枕外隆凸向下触诊，触摸到的第一个大的凸起就是 C2 棘突。C3 ~ C5 棘突触诊有难度，C6、C7、T1 棘突凸起。

③第 1 肋骨：可从 C7 横突末端外侧触诊到第 1 肋骨。示指稍屈曲，掌指关节至示指尖的指腹桡侧放在第 1 肋骨上，检查其有无向上方偏移及左右高度差。

④最上项线：从枕外隆凸向外侧走行的上方的弓状线。

⑤上项线：位于最上项线稍下方的弓状线，末端可至颞骨乳突底部（斜方肌的起点，胸锁乳突肌的止点）。

⑥颞骨乳突：可从耳郭后下方观察到（胸锁乳突肌、头夹肌的止点）。

⑦第 1 颈椎（C1）横突：在耳郭后方触摸到颞骨乳突，手指向下移动可在稍前方触摸到 C1 的横突。

⑧第 2 ~ 6 颈椎（C2 ~ 6）横突和关节突：可在 C1 横突后方触诊到关节突，然后向下依次触摸到相连的各关节突（关节柱，articular pillar）。横突可在关节突的前方进行触诊，但因附有多个肌肉，非常敏感。

⑨第 7 颈椎（C7）横突：可从 C6 关节突的下方略向前进行触诊，并确认其长度。有的人 C7 横突处出现颈肋。

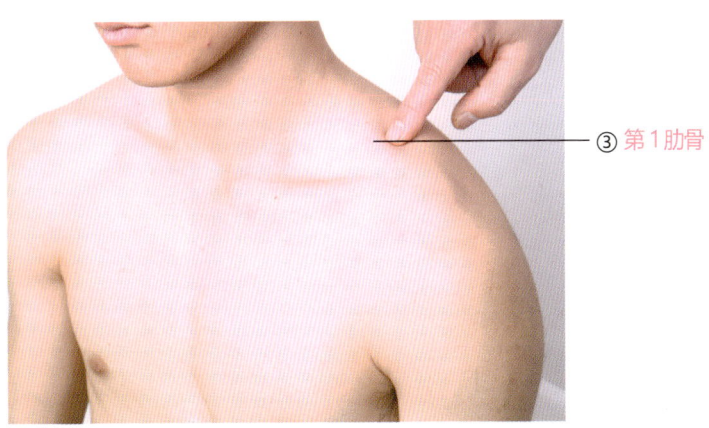

③ 第 1 肋骨

可从侧方确认的骨性标志

确认头部的骨性标志,观察并触诊第1颈椎棘突至第1胸椎棘突。

从头部、颈部侧方进行观察和触诊

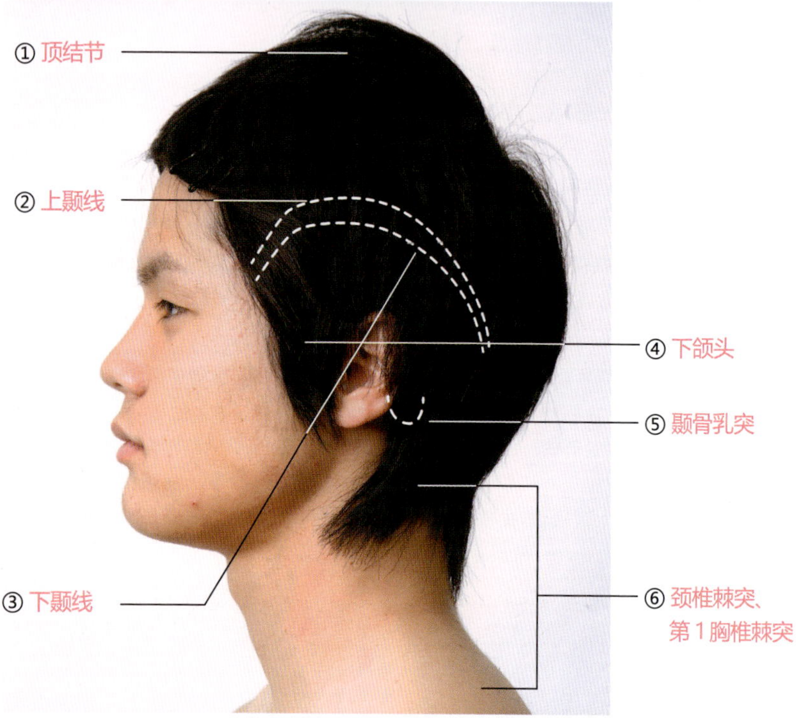

① 顶结节
② 上颞线
③ 下颞线
④ 下颌头
⑤ 颞骨乳突
⑥ 颈椎棘突、第1胸椎棘突

① **顶结节**:顶骨外面最突出处。
② **上颞线**:位于下颞线的上方,前端与后端和下颞线交会(颞筋膜的起始点)。
③ **下颞线**:进行咀嚼运动,触摸到颞肌收缩,同时,触诊颧骨上方至耳郭上方的颞骨(颞肌的起始点)。
④ **下颌头**:外耳门前指尖大小的突起。
⑤ **乳突**:可从头侧耳郭后下方视诊。
⑥ **颈椎棘突、第1胸椎棘突**:枕骨下方可以触诊到C2棘突,向下方继续触诊可清晰触诊到C6、C7、T1的棘突。

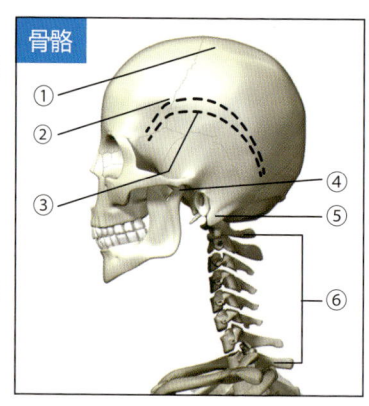

骨骼

头部、颈部屈曲位

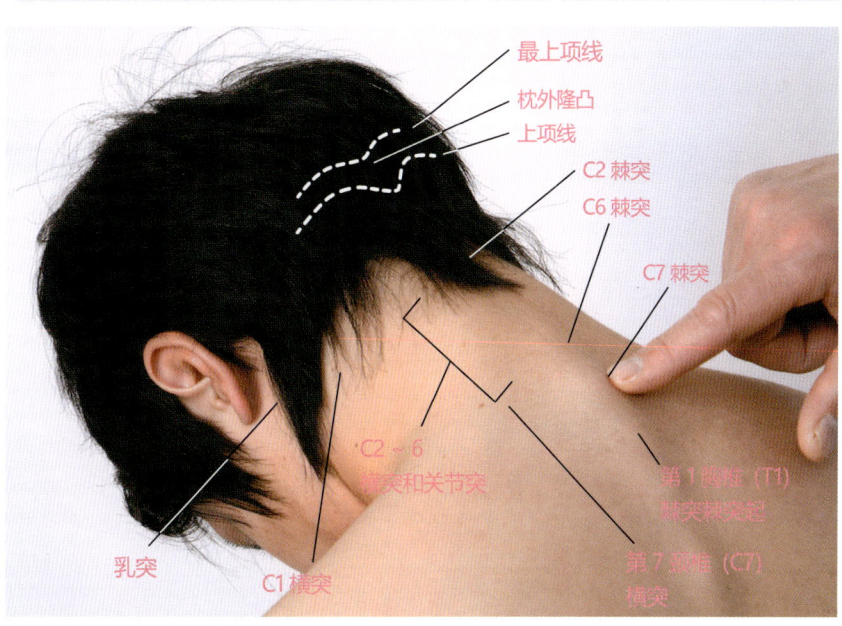

- 最上项线
- 枕外隆凸
- 上项线
- C2 棘突
- C6 棘突
- C7 棘突
- 第 1 胸椎（T1）棘突
- 第 7 颈椎（C7）横突
- C2～6 横突和关节突
- C1 横突
- 乳突

头部、颈部伸展位

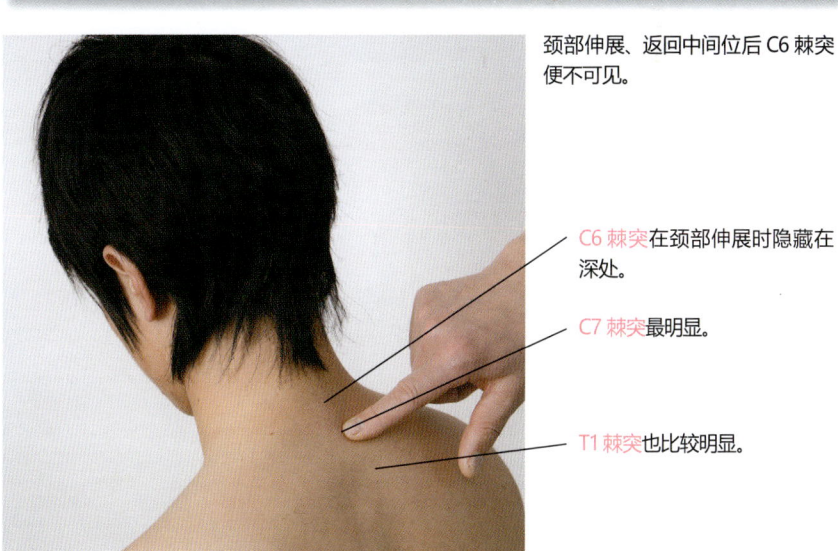

颈部伸展、返回中间位后 C6 棘突便不可见。

C6 棘突在颈部伸展时隐藏在深处。

C7 棘突最明显。

T1 棘突也比较明显。

面部、颈部的肌肉

面部肌肉分为面肌（表情肌）和咀嚼肌。枕部至颈部有枕下肌、颈肌和背肌。

1. 面部

由面肌（表情肌）和侧方的咀嚼肌组成。

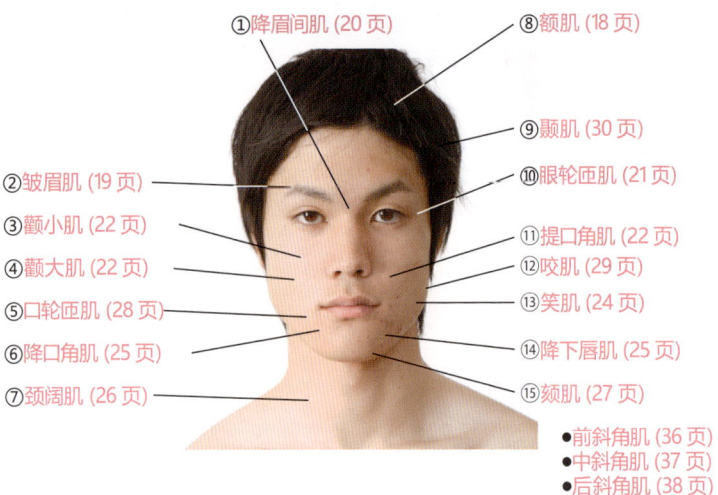

① 降眉间肌 (20 页)
② 皱眉肌 (19 页)
③ 颧小肌 (22 页)
④ 颧大肌 (22 页)
⑤ 口轮匝肌 (28 页)
⑥ 降口角肌 (25 页)
⑦ 颈阔肌 (26 页)
⑧ 额肌 (18 页)
⑨ 颞肌 (30 页)
⑩ 眼轮匝肌 (21 页)
⑪ 提口角肌 (22 页)
⑫ 咬肌 (29 页)
⑬ 笑肌 (24 页)
⑭ 降下唇肌 (25 页)
⑮ 颏肌 (27 页)

- 前斜角肌 (36 页)
- 中斜角肌 (37 页)
- 后斜角肌 (38 页)

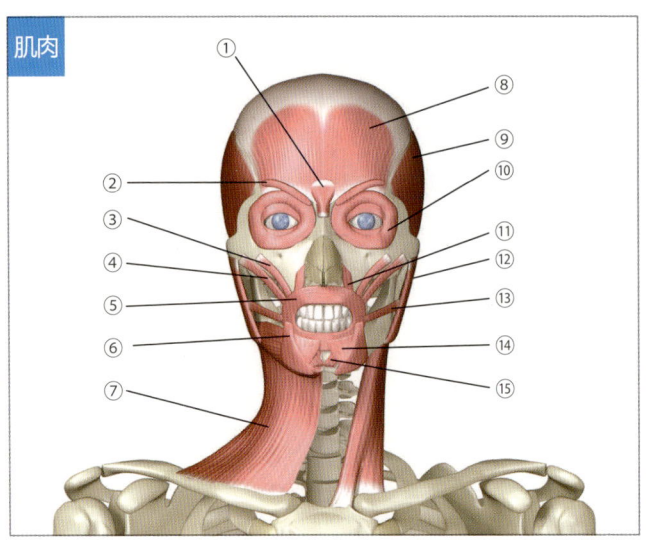

肌肉

(1) 面肌

面肌与表情相关，也称表情肌。

(2) 咀嚼肌

咀嚼肌是咀嚼时参与下颌运动的肌肉。咬肌与颞肌比较容易进行观察和触诊，但翼外肌和翼内肌难以触诊。

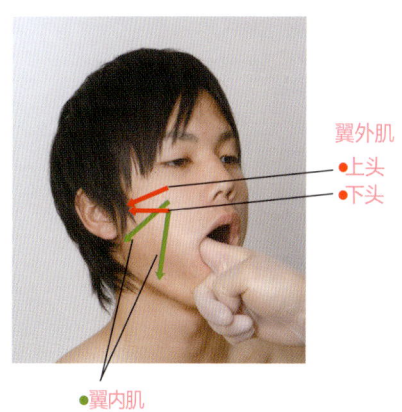

2. 颈部

颈部参与运动的肌肉可分为：枕下肌、颈肌和背肌。颈肌由颈浅肌、颈外侧肌、颈前肌、颈深肌（外侧群和内侧群）组成。颈浅肌为颈阔肌。背肌（背深肌）分为长肌和短肌。

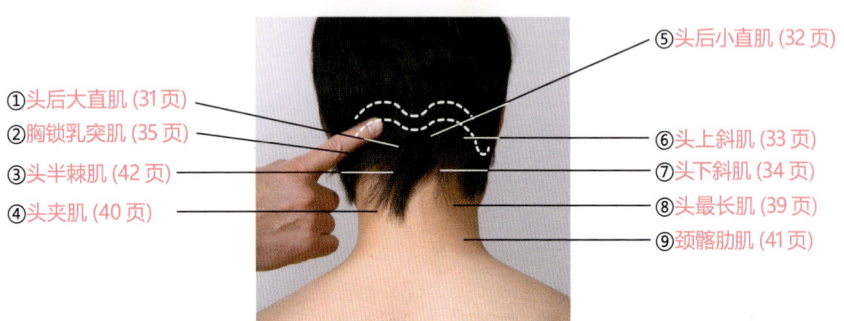

① 头后大直肌 (31 页)
② 胸锁乳突肌 (35 页)
③ 头半棘肌 (42 页)
④ 头夹肌 (40 页)
⑤ 头后小直肌 (32 页)
⑥ 头上斜肌 (33 页)
⑦ 头下斜肌 (34 页)
⑧ 头最长肌 (39 页)
⑨ 颈髂肋肌 (41 页)

肌肉

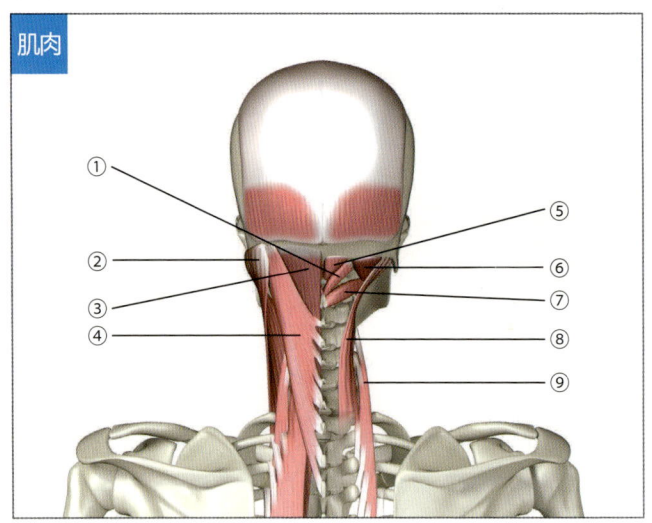

(1) 枕下肌
位于第1、2颈椎和枕骨之间的肌肉，有控制头部伸展与旋转的作用。由头后大直肌、头后小直肌、头上斜肌、头下斜肌组成。

(2) 颈外侧肌群
在侧方斜向走行的胸锁乳突肌，起始于胸骨柄和锁骨深。

(3) 颈前肌
由舌骨上肌（二腹肌、茎突舌骨肌、下颌舌骨肌、颏舌骨肌）和舌骨下肌（肩胛舌骨肌、胸骨舌骨肌、胸骨甲状肌、甲状舌骨肌）组成。

(4) 颈深肌
分为外侧群（前斜角肌、中斜角肌和后斜角肌）和内侧群（颈长肌、头长肌、头前直肌和头外侧直肌）。前者起自颈椎横突，止于第1~2肋骨，作用是上提肋骨。后者位于颈椎椎体、胸椎椎体前方，有使头部和颈部屈曲的作用。

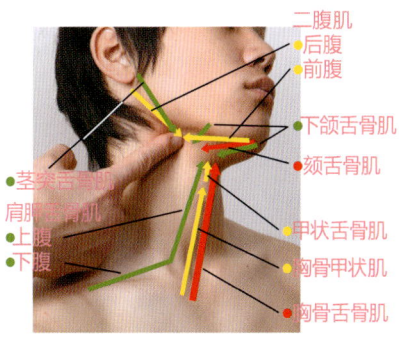

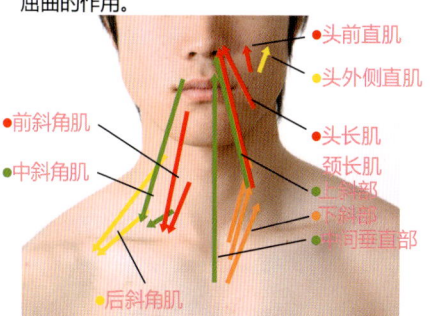

(5) 背肌（背深肌）
背肌分为长肌（④头夹肌、⑧头最长肌、⑨颈髂肋肌、颈最长肌、颈夹肌、头棘肌、颈棘肌）和短肌（③头半棘肌、颈半棘肌、多裂肌、回旋肌、棘间肌、横突间肌）。背深肌长肌位于颈后肌深处的第二层，受脊神经后支的支配。

长肌

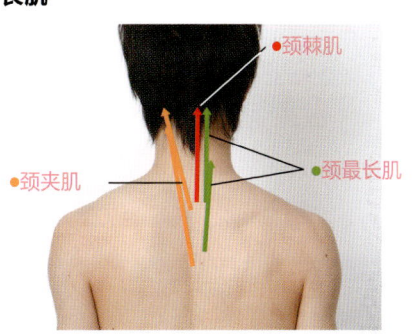

短肌

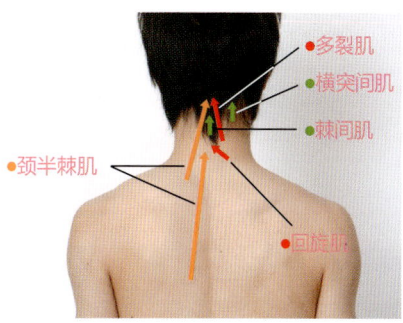

额肌

Frontalis

不附着于骨骼上,而是起自头顶的帽状腱膜,止于眉间皮肤,与枕肌相连,二者合称为枕额肌。

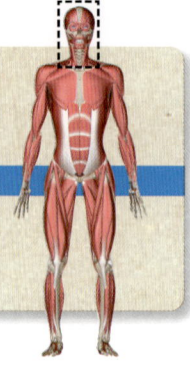

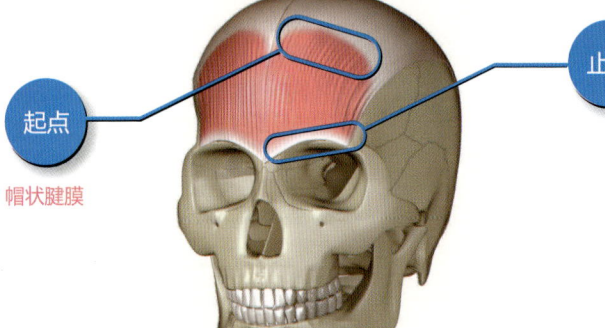

起点:帽状腱膜

止点

内侧纤维:降眉间肌
中间纤维:皱眉肌、眼轮匝肌
外侧纤维:覆盖额骨颧突,与眼轮匝肌纤维混合

神经支配:面神经(颞支)

作用:上提眉、形成抬头纹

 触诊的顺序与要点

1. 观察额头褶皱

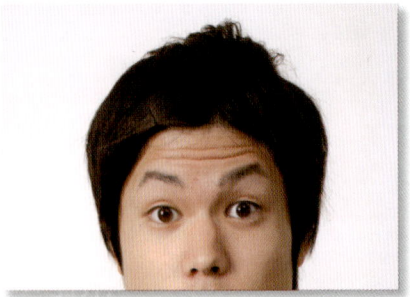

抬眉时可观察到额肌收缩,额头出现抬头纹。

2. 用拇指指腹感知额肌收缩

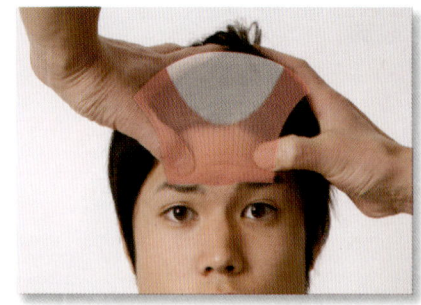

检查者将拇指指腹放在受检者前额,检查者用力展开其抬头纹以检查额肌收缩强度。

皱眉肌

Corrugator supercilii

穿过眼轮匝肌自眉间斜向上方走行，与额肌、眼轮匝肌眶部的肌束混合，在光线较强时起眯眼的作用。

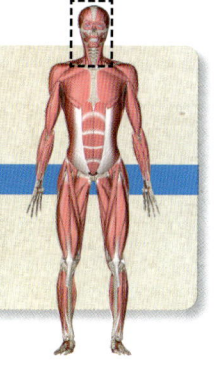

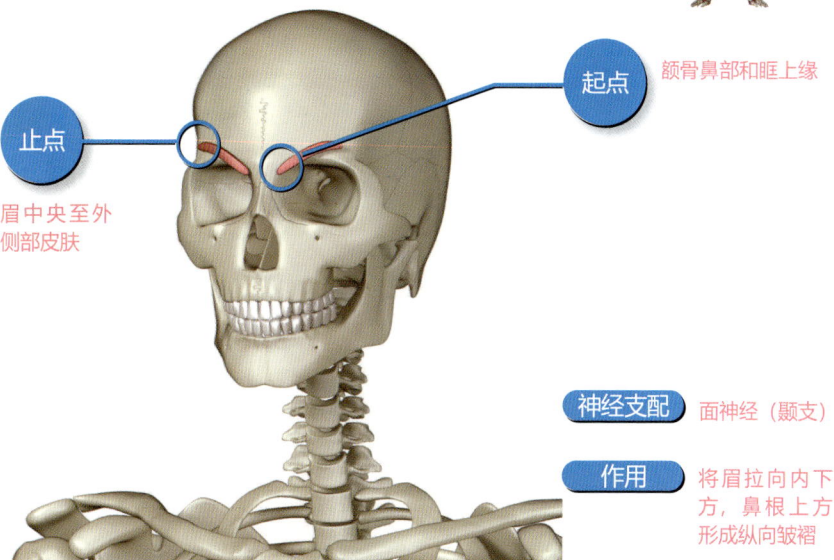

起点：额骨鼻部和眶上缘

止点：眉中央至外侧部皮肤

神经支配：面神经（颞支）

作用：将眉拉向内下方，鼻根上方形成纵向皱褶

1 面部·头部·颈部

👍 触诊的步骤与重点 👍

1. 观察眉间皱褶

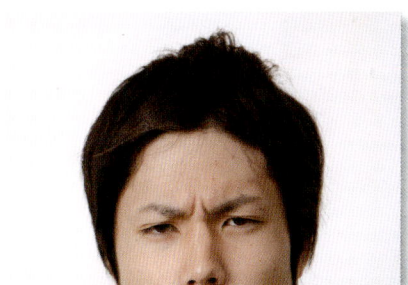

眯眼时可观察到皱眉肌收缩，眉间产生褶皱。

2. 用双手拇指感知皱眉肌收缩

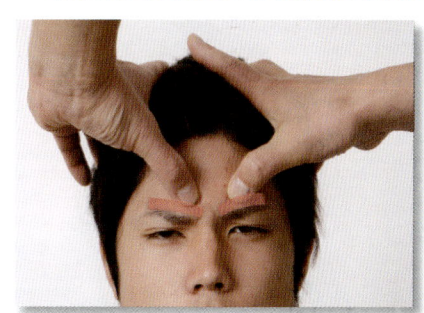

检查者双手拇指或示指指腹放在受检者眉头，用力展开眉间褶皱，以检查皱眉肌收缩强度。

降眉间肌

Procerus

起自鼻根，向上与额肌混合，止于眉间皮肤，收缩能使鼻根的皮肤形成横向皱褶。

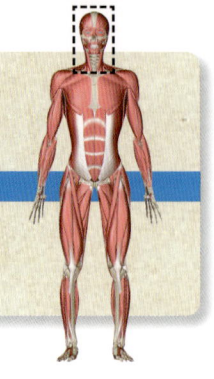

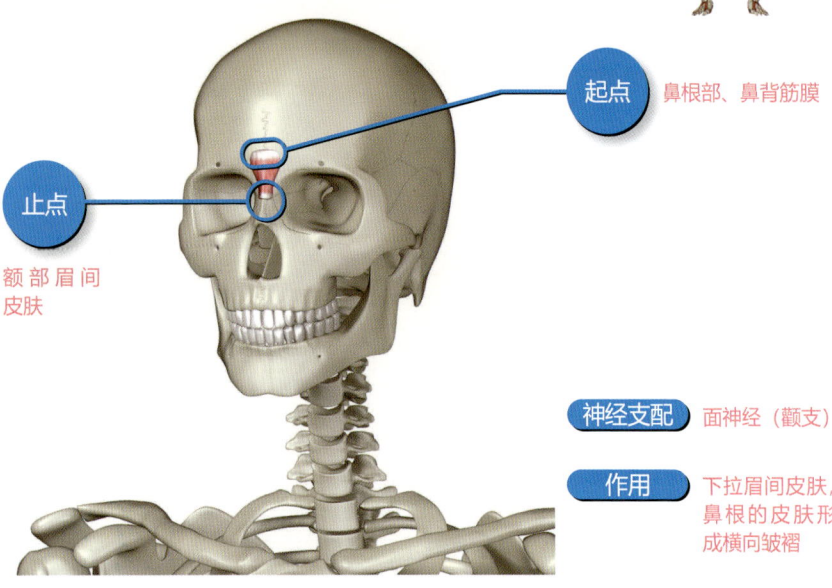

起点 鼻根部、鼻背筋膜

止点 额部眉间皮肤

神经支配 面神经（颞支）

作用 下拉眉间皮肤，鼻根的皮肤形成横向皱褶

👍 触诊的步骤与重点 👍

1. 观察鼻根皱褶

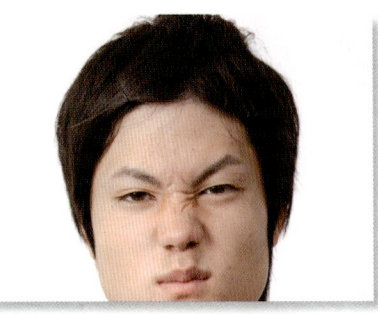

上提并扩大鼻孔，鼻根皮肤出现横向皱褶。

2. 用指腹感知降眉间肌收缩

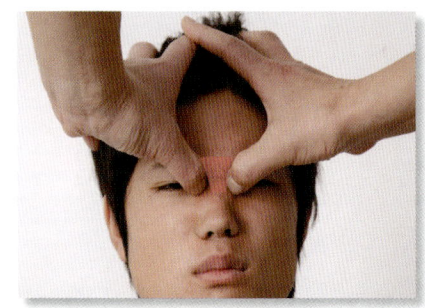

检查者将拇指指腹放在受检者鼻根两侧，向外侧施力以检查降眉间肌收缩的强度。

眼轮匝肌

Orbicularis oculi

围绕眼眶和睑裂，呈扁环状，分为睑部、眶部和泪囊部。其外侧部分不附着于骨骼上。

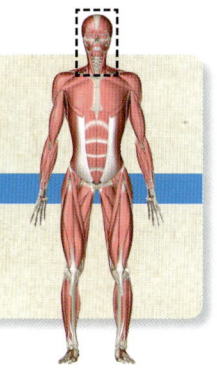

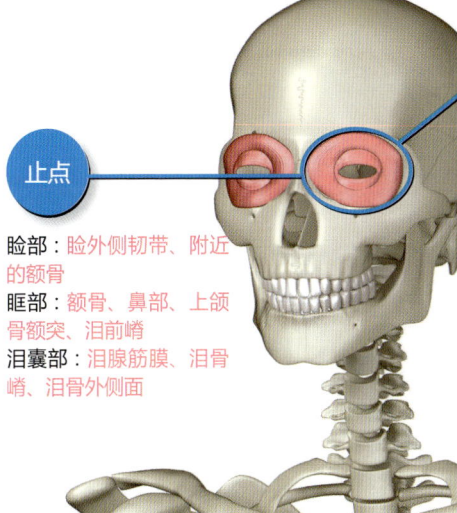

起点
- 睑部：睑内侧韧带、附近的额骨
- 眶部：睑内侧韧带、眼眶的内侧缘
- 泪囊部：泪后嵴

止点
- 睑部：睑外侧韧带、附近的额骨
- 眶部：额骨、鼻部、上颌骨额突、泪前嵴
- 泪囊部：泪腺筋膜、泪骨嵴、泪骨外侧面

神经支配：面神经（颞支，颧支）

作用：闭合眼睑，打开泪囊

👍 触诊的步骤与重点 👍

1. 观察眼球周围的褶皱

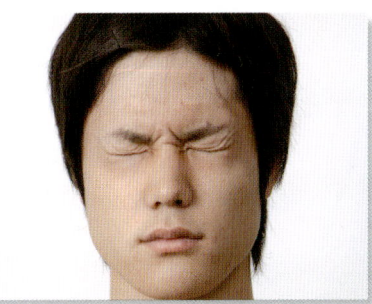

用力闭眼时眼轮匝肌收缩，此时也可以观察到降眉间肌、皱眉肌和提口角肌收缩。

2. 施力以感知眼轮匝肌收缩

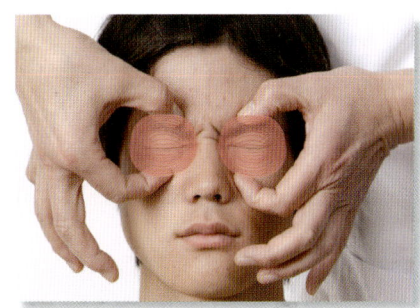

受检者闭眼，检查者用拇指和示指轻触其眼眶上下，施力以展开其双眼，检查眼轮匝肌收缩的强度。

1 面部·头部·颈部

提口角肌、颧小肌、颧大肌

Levator oris（提口角肌） Zygomaticus minor（颧小肌）
Zygomaticus major（颧大肌）

提口角肌、颧小肌、颧大肌这三块肌肉均可上提唇角。

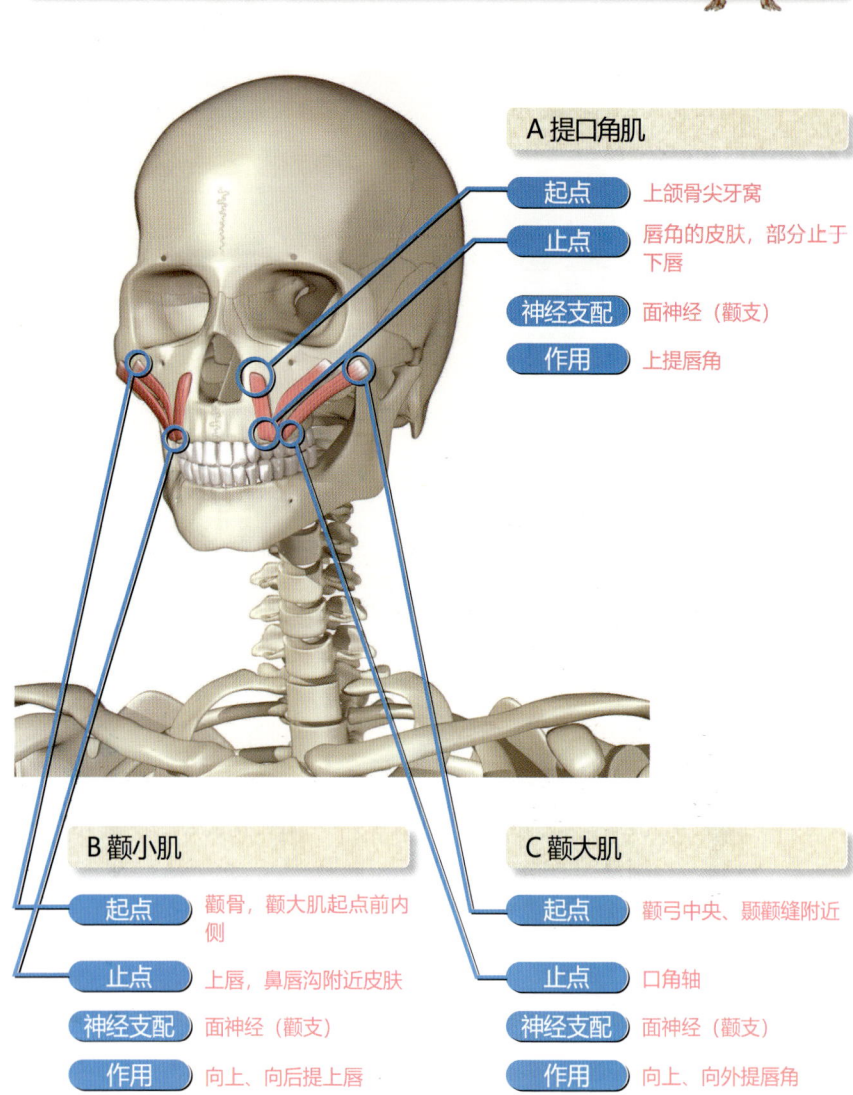

A 提口角肌

起点	上颌骨尖牙窝
止点	唇角的皮肤，部分止于下唇
神经支配	面神经（颊支）
作用	上提唇角

B 颧小肌

起点	颧骨，颧大肌起点前内侧
止点	上唇，鼻唇沟附近皮肤
神经支配	面神经（颊支）
作用	向上、向后提上唇

C 颧大肌

起点	颧弓中央、颞颧缝附近
止点	口角轴
神经支配	面神经（颊支）
作用	向上、向外提唇角

👍 触诊的步骤与重点 👍

1. 上提唇角观察各肌肉收缩

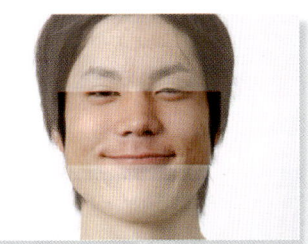
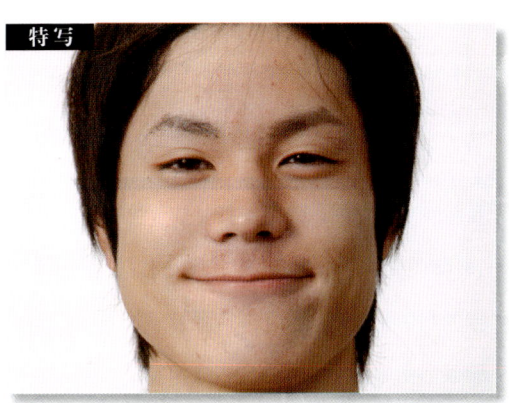

上提唇角时可以观察到提口角肌、颧大肌、颧小肌收缩。

2. 触诊提口角肌收缩

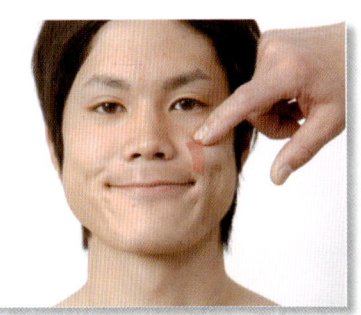

可从唇角至鼻翼外侧触诊到提口角肌收缩。

3. 触诊颧小肌收缩

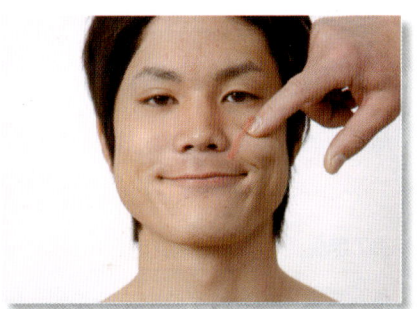

可从唇角至颧骨上方触诊到颧小肌收缩。

4. 触诊颧大肌收缩

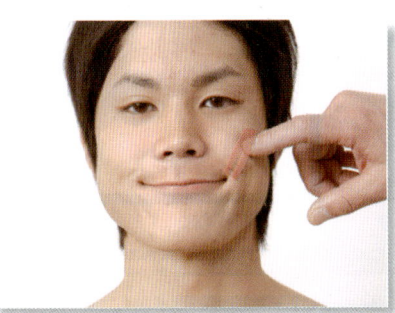

可从颧骨下方触诊到颧大肌收缩。

笑肌
Risorius

位于颈阔肌颜面部上方，向口角和附近皮肤走行，收缩时人脸上出现笑的表情，有的人脸颊上出现酒窝。

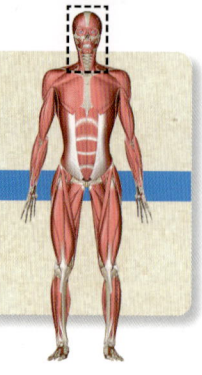

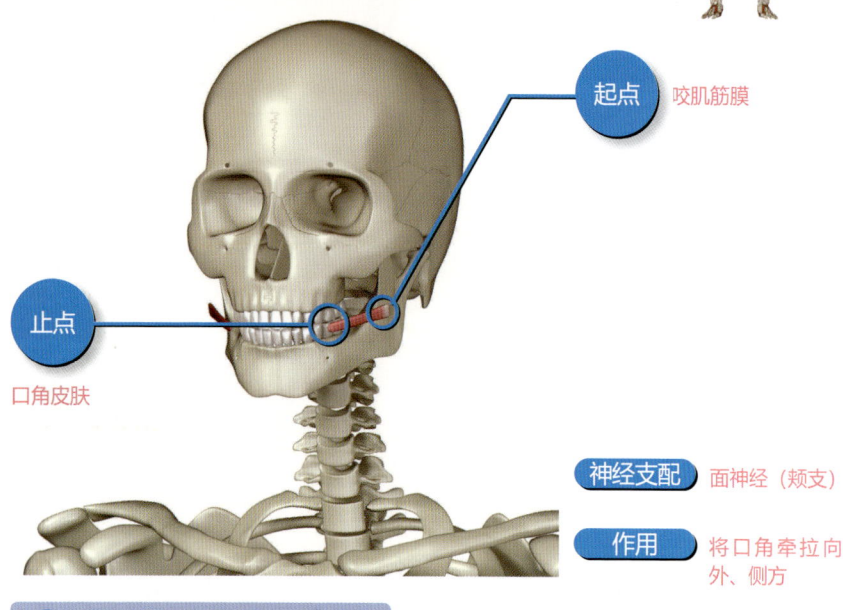

起点　咬肌筋膜

止点　口角皮肤

神经支配　面神经（颊支）

作用　将口角牵拉向外、侧方

触诊的步骤与重点

1. 观察笑肌收缩

横向展开口角，做微笑状。

2. 在口角外侧触诊笑肌收缩

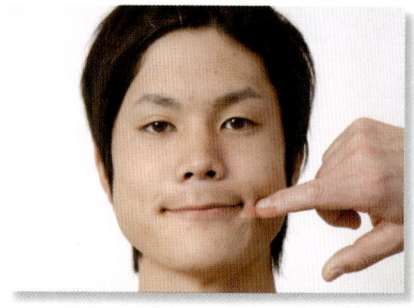

可在口角外侧触诊到笑肌收缩。

降口角肌、降下唇肌

Depressor anguli oris（降口角肌）　Depressor labii inferioris（降下唇肌）

降口角肌自下颌骨下缘中部向口角方向走行。
降下唇肌自下颌骨前面的颏孔下方附近向下唇方向走行。

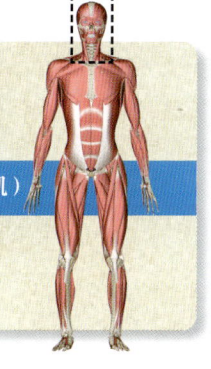

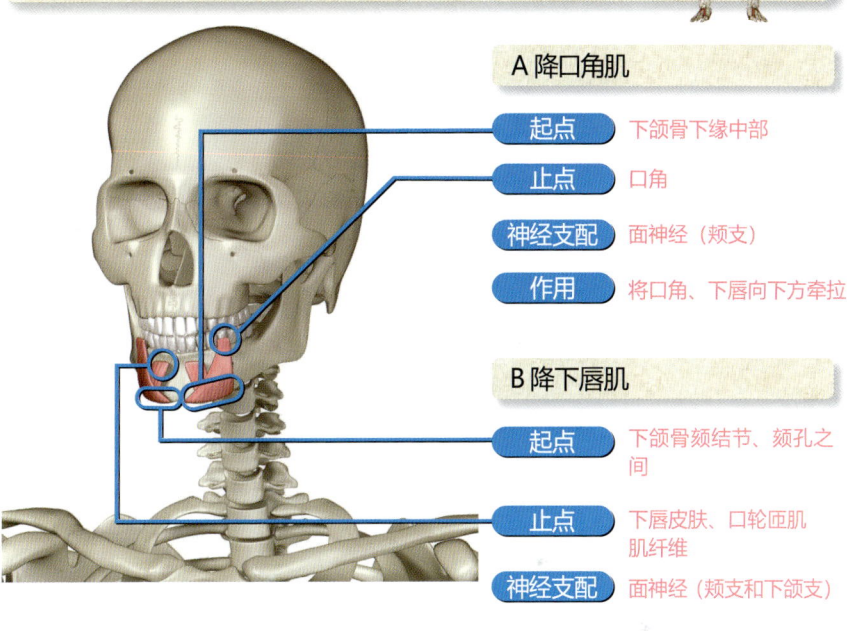

A 降口角肌

- **起点**：下颌骨下缘中部
- **止点**：口角
- **神经支配**：面神经（颊支）
- **作用**：将口角、下唇向下方牵拉

B 降下唇肌

- **起点**：下颌骨颏结节、颏孔之间
- **止点**：下唇皮肤、口轮匝肌肌纤维
- **神经支配**：面神经（颊支和下颌支）
- **作用**：将下唇向外下方牵拉

👍 触诊的步骤与重点 👍

1. 触诊降口角肌收缩

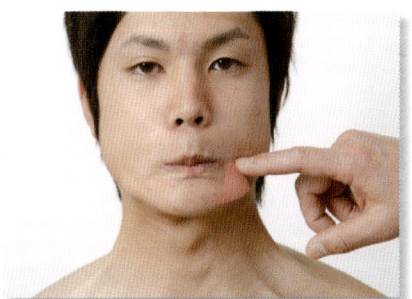

口角下降时，可在口角外下侧触诊到降口角肌收缩。

2. 触诊降下唇肌收缩

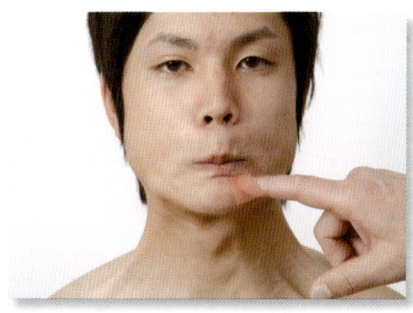

口角下降时，可在口角下方触诊到降下唇肌收缩。

颈阔肌

Platysma

起自胸大肌和三角肌表面的筋膜，范围比较宽，斜向内上方走行至下颌，薄且宽。

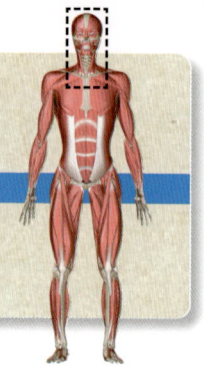

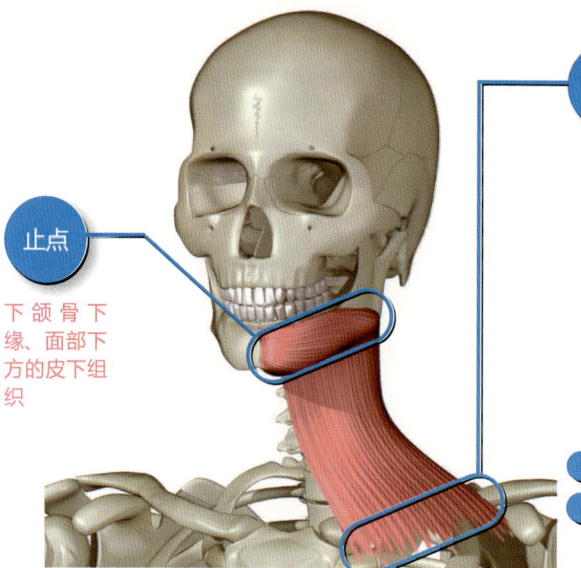

起点：胸大肌上部和三角肌筋膜

止点：下颌骨下缘、面部下方的皮下组织

神经支配：面神经（颈支）

作用：在颈部和胸部皮肤形成皱褶，将口角向下方牵拉

👍 触诊的顺序与步骤 👍

1. 观察颈前部皮肤皱褶

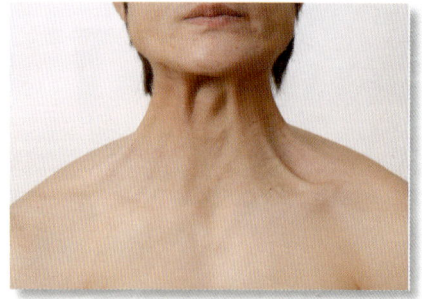

咬牙，两侧嘴角向下，颈阔肌收缩可观察到颈前部的皮肤出现皱褶。

2. 触诊颈阔肌收缩

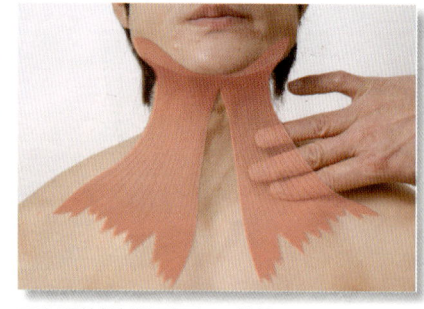

可在颈前部触诊到颈阔肌收缩。

颏肌

Mentalis

起自下颌骨,两侧合并进入颏部皮肤之中。其能使颏部皮肤形成皱褶,前伸下唇。

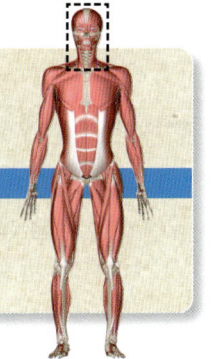

1 面部·头部·颈部

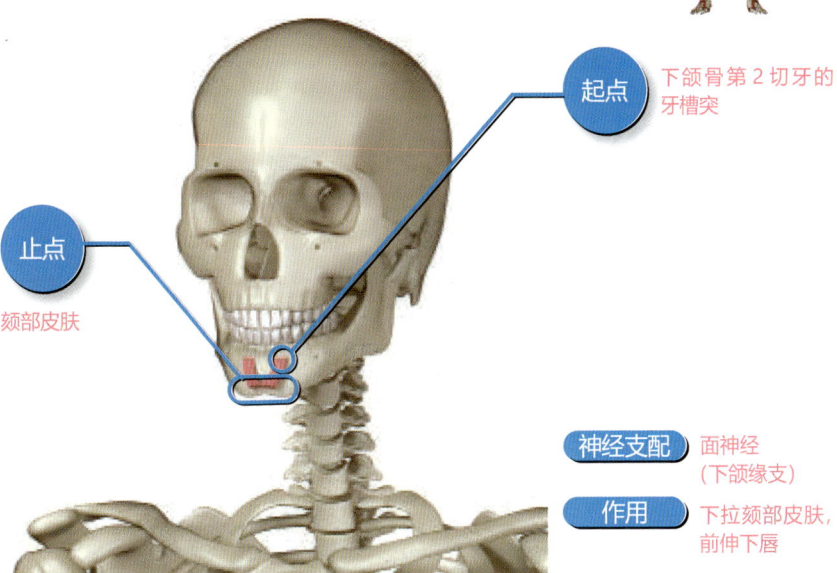

起点 下颌骨第2切牙的牙槽突

止点 颏部皮肤

神经支配 面神经（下颌缘支）

作用 下拉颏部皮肤,前伸下唇

👍 触诊的步骤与重点 👍

1. 观察颏部皱褶

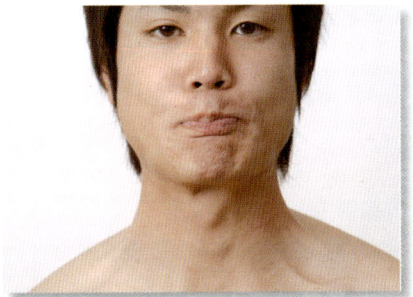

闭口,将下唇向前伸出,便可观察到颏部皮肤出现桃核状皱褶。

2. 触诊颏肌收缩

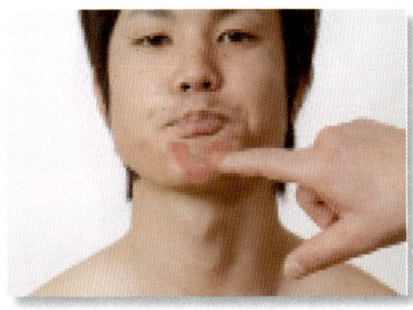

检查者用手指触摸受检者颏部皮肤皱褶,便可触诊到颏肌收缩。

口轮匝肌

Orbicularis oris

环绕口裂，呈环形，由上、下、左、右四部分组成，也可分为内侧的唇部和外侧的游离缘部。

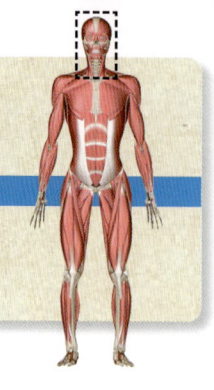

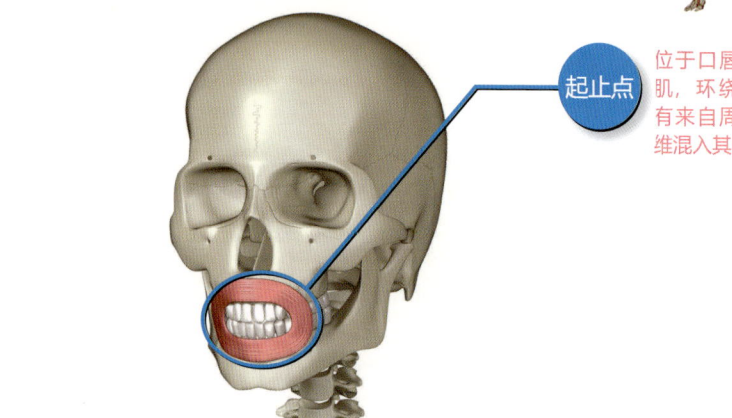

起止点 位于口唇部的环状肌，环绕口裂；也有来自周围的肌纤维混入其中。

神经支配 面神经（颊支、下颌缘支）

作用 闭口、缩唇

触诊的步骤与重点

1. 观察口轮匝肌收缩

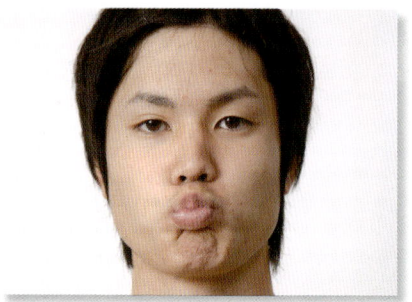

缩唇、噘嘴以观察口轮匝肌收缩。

2. 触诊口轮匝肌收缩

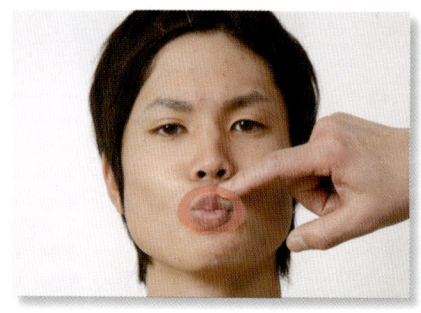

检查者将指腹放在受检者上、下唇处，向口腔方向施力来触诊口轮匝肌收缩的强度。

咬肌
Masseter

是连接上颌和下颌的厚的长方形肌肉,分为浅层和深层。咬紧磨牙时可轻松地观察和触摸到咬肌。

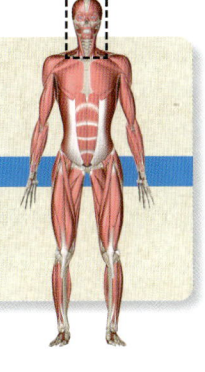

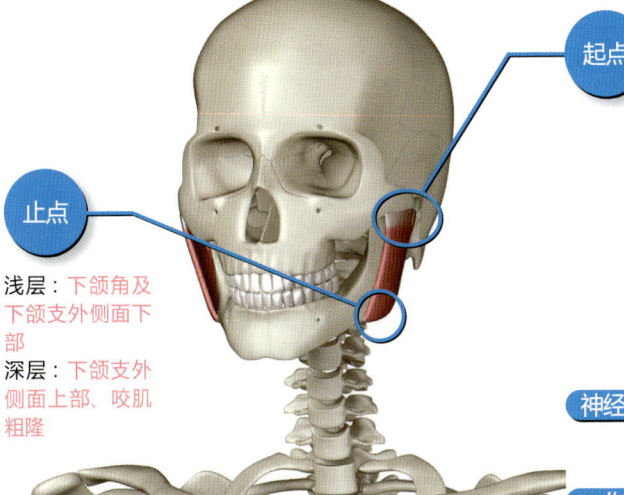

起点
浅层:颧弓下缘前 2/3 和内侧面
深层:颧弓后下缘 1/3

止点
浅层:下颌角及下颌支外侧面下部
深层:下颌支外侧面上部、咬肌粗隆

神经支配 三叉神经中下颌神经分支的咬肌神经

作用 上抬下颌、咀嚼

👍 触诊的步骤与重点 👍

1. 观察咬肌收缩

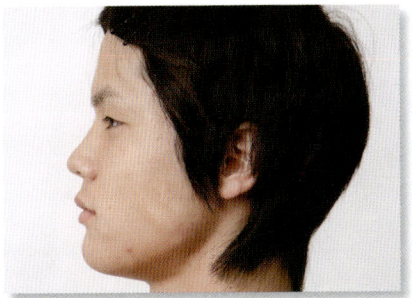

用力咬紧磨牙,可以从下颌角至下颌支外侧观察到咬肌收缩。

2. 触诊咬肌收缩

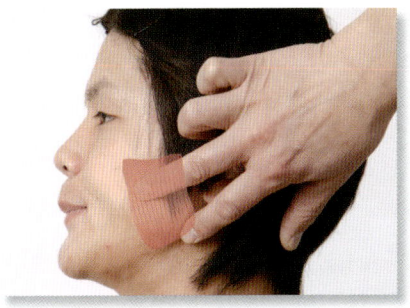

可在下颌角至下颌支外侧触诊到咬肌收缩。

颞肌
Temporalis

几乎全部起自颞骨的颞窝，在头的侧方展开呈扇形，是一块比较宽的肌肉，向下方走行，止于下颌骨的冠突。

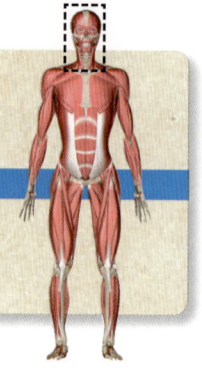

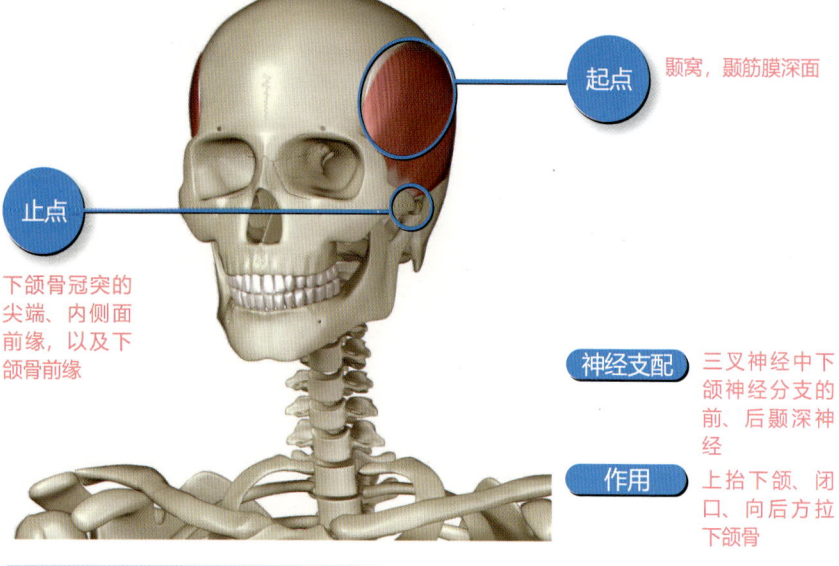

起点：颞窝，颞筋膜深面

止点：下颌骨冠突的尖端、内侧面前缘，以及下颌骨前缘

神经支配：三叉神经中下颌神经分支的前、后颞深神经

作用：上抬下颌，闭口，向后方拉下颌骨

👍 触诊的顺序与重点 👍

1. 从颞窝触诊颞肌收缩

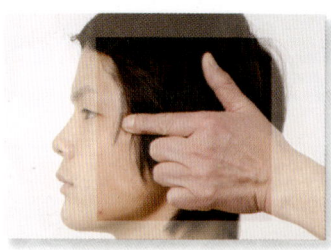

用力咬紧磨牙可在颞窝触诊到颞肌收缩。

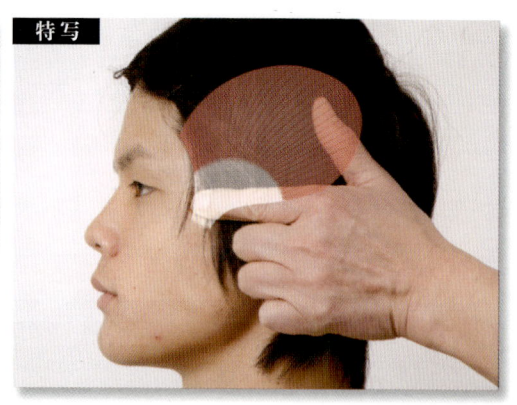

特写

头后大直肌

Rectus capitis posterior major

起自第 2 颈椎 (又称枢椎, C2) 棘突,以小的肌腱开始向外上侧走行并逐渐变宽。

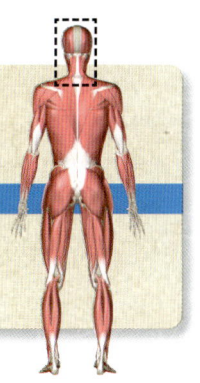

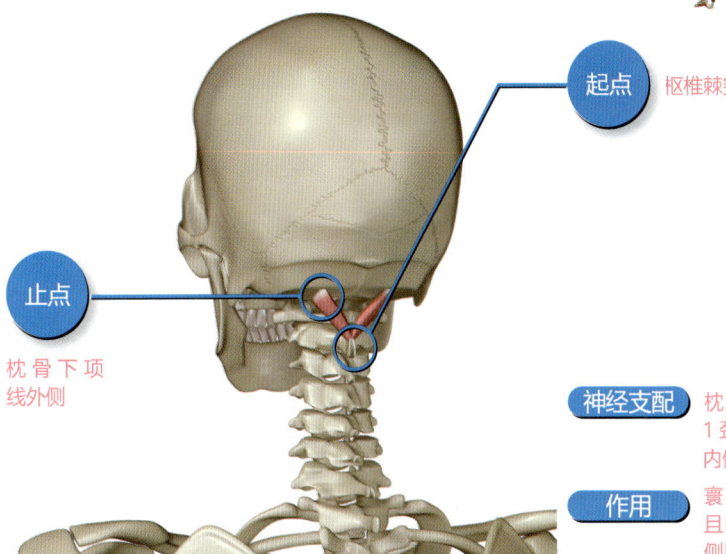

起点 枢椎棘突

止点 枕骨下项线外侧

神经支配 枕下神经（第1颈神经后支）内侧支

作用 寰枢关节伸展且向同侧旋转，侧屈头部

👍 触诊的步骤与重点

1. 确认头后大直肌位置

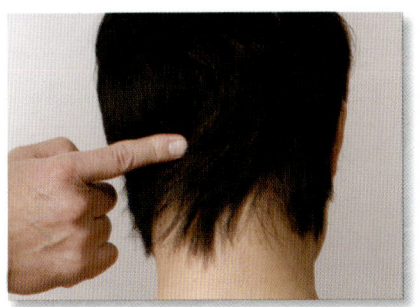

检查者轻轻下压受检者头部，放松浅层的颈部伸肌，确认枢椎棘突与枕骨下项线外侧后，用指腹按压其深处。

2. 触诊头后大直肌收缩

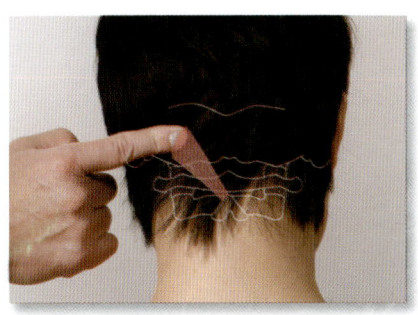

受检者不要伸展整个颈部，而是略伸展寰枢关节，检查者可触诊到头后大直肌收缩。

头后小直肌

Rectus capitis posterior minor

起自寰椎后结节，以细小的肌腱开始向外上方走行，逐渐变宽，形成较宽的肌束。

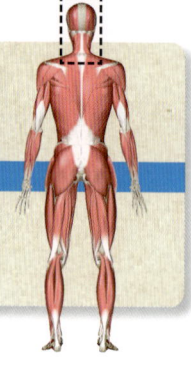

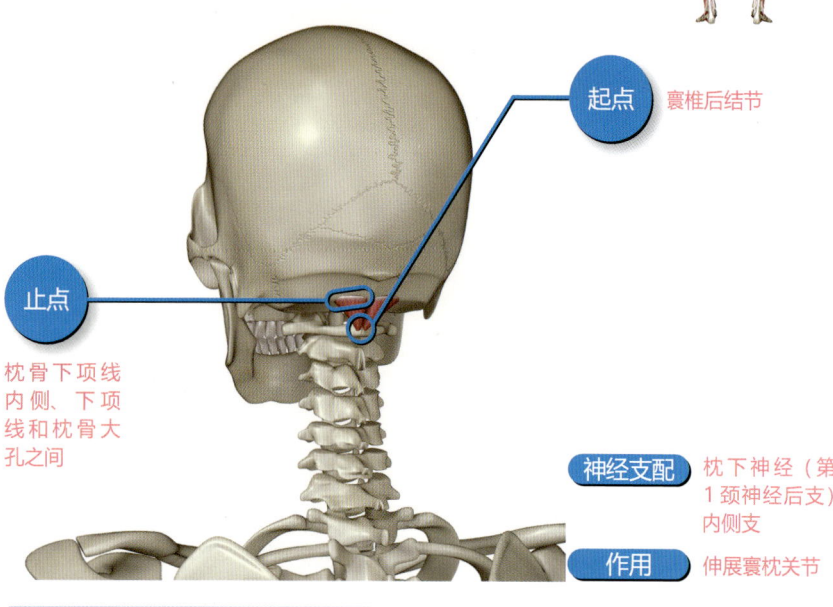

起点：寰椎后结节

止点：枕骨下项线内侧、下项线和枕骨大孔之间

神经支配：枕下神经（第1颈神经后支）内侧支

作用：伸展寰枕关节

触诊的步骤与重点

1. 确认寰椎后结节位置

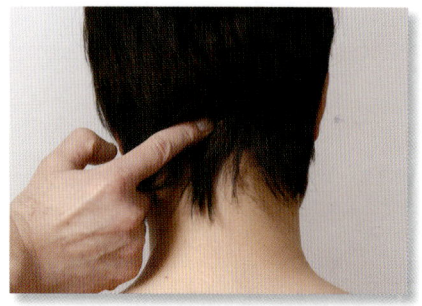

检查者轻轻下压受检者头部，放松浅层的颈部伸肌，用指腹压迫枢椎棘突头侧与枕骨下项线正中之间的部位，确认寰椎后结节的位置。

2. 触诊头后小直肌收缩

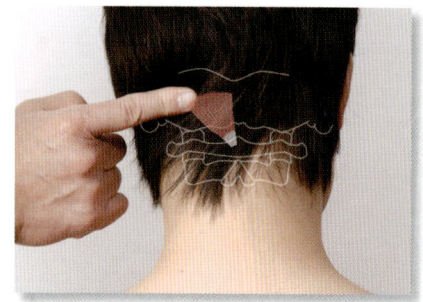

检查者确认下项线内侧之后，用指腹压迫寰椎后结节和下项线内侧之间的部位。受检者颈部略伸展，检查者可触诊到头后小直肌收缩。

头上斜肌

Obliquus capitis superior

起自寰椎横突的细肌肉,向内上方走行并逐渐展开变宽,附着于头后大直肌稍外侧的枕骨上。

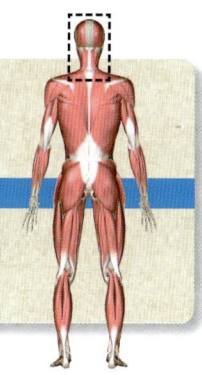

1 面部・头部・颈部

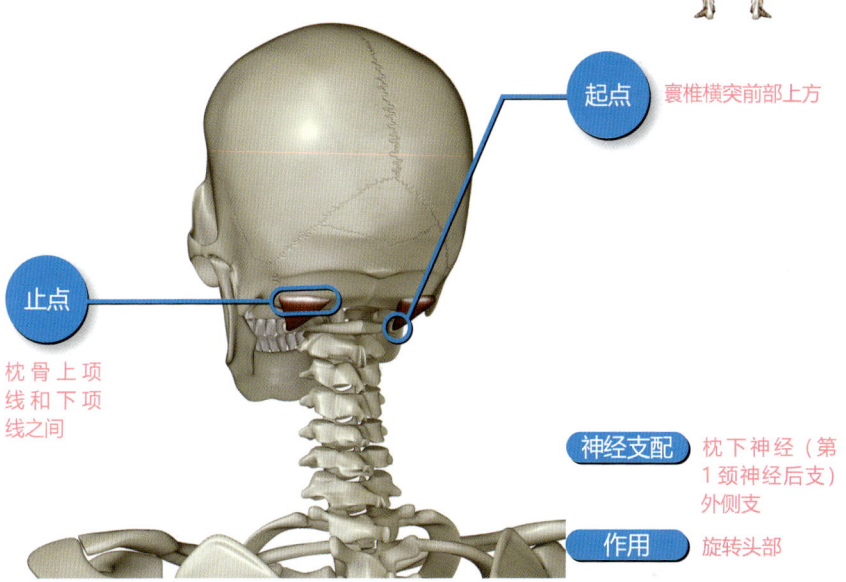

起点：寰椎横突前部上方

止点：枕骨上项线和下项线之间

神经支配：枕下神经（第1颈神经后支）外侧支

作用：旋转头部

👍 触诊的步骤与重点 👍

1. 确认头上斜肌位置

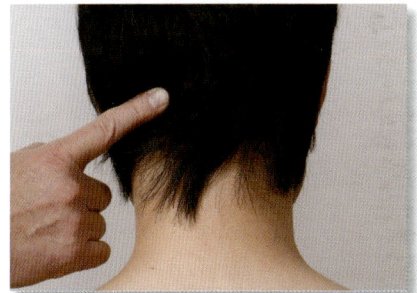

检查者在乳突尾侧略靠内找到寰椎横突，在乳突内、上项线和下项线之间可触诊到头上斜肌止点。

2. 触诊头上斜肌收缩

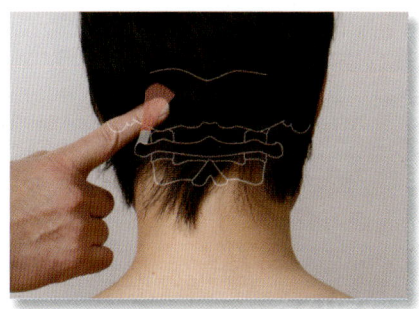

检查者将指腹放在寰椎横突上缘和下项线外侧之间，向深处按压。受检者头部略向同侧侧屈，头上斜肌收缩。

头下斜肌

Obliquus capitis superior

起自枢椎棘突，向外上方走行，至寰椎横突的下面，比头上斜肌大。

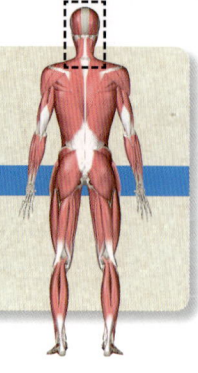

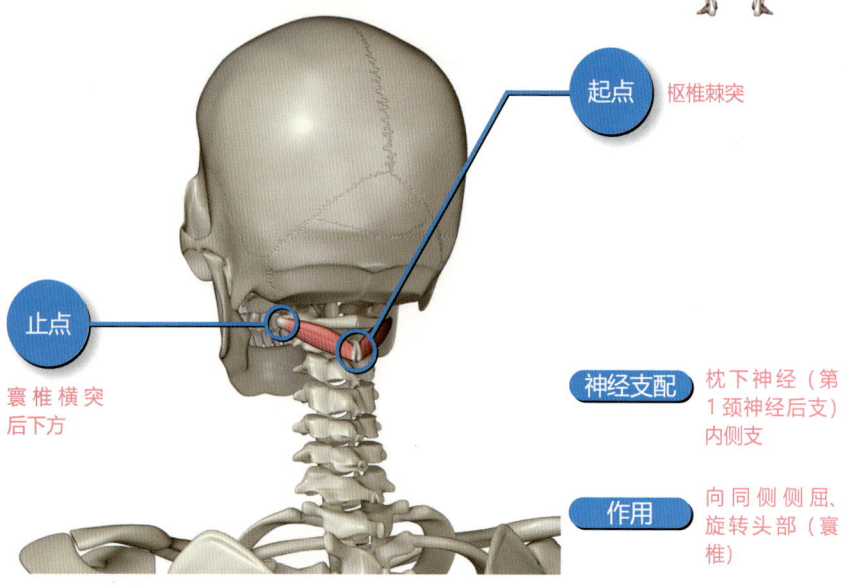

- 起点：枢椎棘突
- 止点：寰椎横突后下方
- 神经支配：枕下神经（第1颈神经后支）内侧支
- 作用：向同侧侧屈、旋转头部（寰椎）

👍 触诊的步骤与重点 👍

1. 确认头下斜肌位置

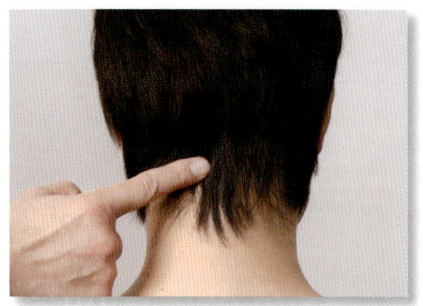

检查者确认枢椎棘突和寰椎横突的位置，将指腹放在枢椎棘突外侧与寰椎横突后下方之间，向深处按压。

2. 触诊头下斜肌收缩

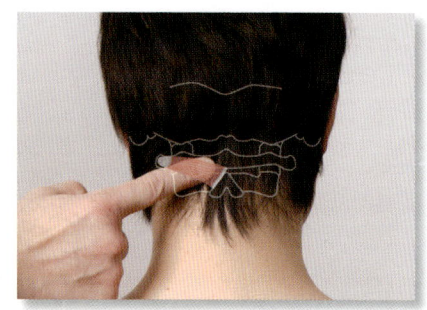

受检者头向同侧倾斜时，头下斜肌收缩。

胸锁乳突肌

Sternocleidomastoid

是位于颈侧部斜向走行的较大的肌肉,起于锁骨和胸骨柄。两个头向外上后方走行,并在颈部逐渐合二为一。

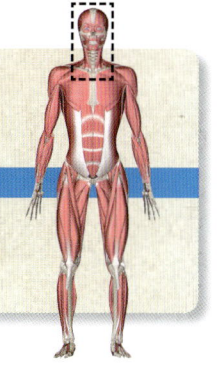

1 面部·头部·颈部

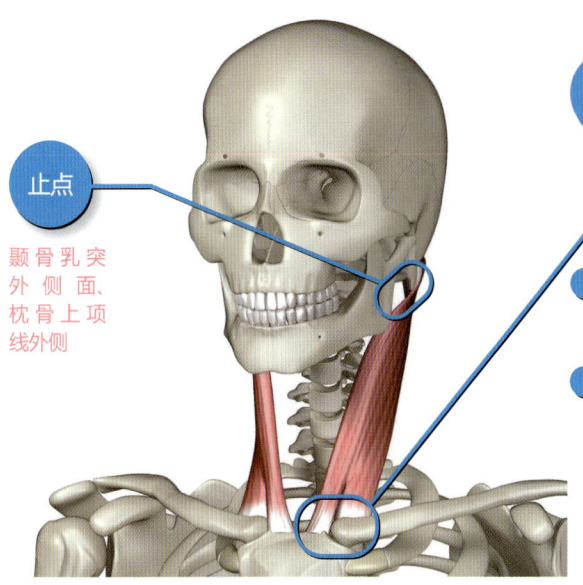

止点:颞骨乳突外侧面、枕骨上项线外侧

起点:
- 胸骨头:胸骨柄前面上缘
- 锁骨头:锁骨前面上缘内 1/3

神经支配:副神经、第 2~4 颈神经前支

作用:头部向前移动(屈曲下位颈椎),一侧收缩时头颈部向同侧屈并向对侧旋转,努力呼气时上提胸骨和锁骨

👍 触诊的步骤与重点 👍

1. 观察胸锁乳突肌收缩

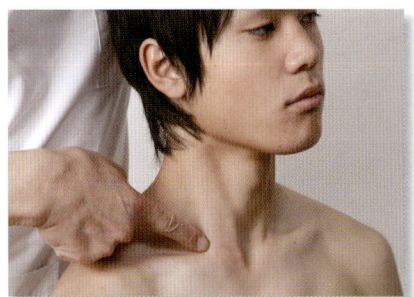

受检者旋转颈部时,检查者在对侧可以观察到颞骨乳突至锁骨和胸骨柄的一条肌肉收缩。

2. 触诊锁骨头、胸骨头

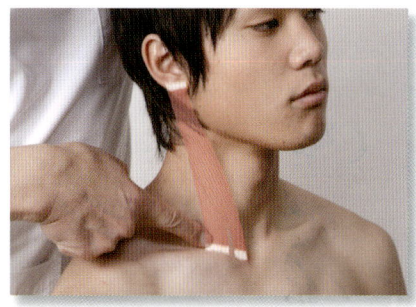

检查者可从受检者颞骨乳突至锁骨或胸骨柄分别进行触诊。

前斜角肌

Scalenus anterior

位于胸锁乳突肌下方,是颈部侧方深部的肌肉。

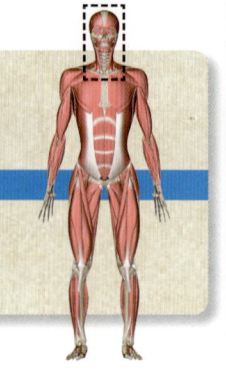

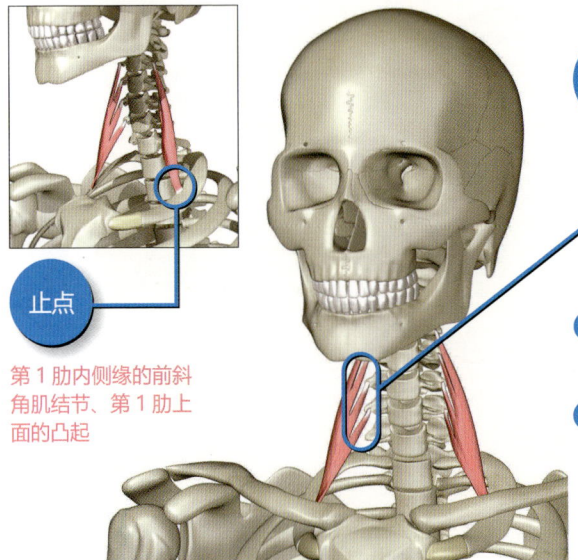

起点 C3～6 横突前结节

止点 第1肋内侧缘的前斜角肌结节、第1肋上面的凸起

神经支配 颈神经前支（C5~7）

作用 上提第1肋、屈曲颈椎（辅助作用）、一侧收缩时颈部向同侧侧屈并向对侧旋转

👍 触诊的步骤与重点 👍

1. 触诊前斜角肌收缩

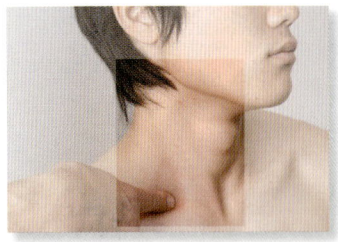

检查者将指腹放在胸锁乳突肌的锁骨头与斜方肌上部肌束之间。受检者颈部轻轻屈曲，或进行胸式呼吸，前斜角肌收缩。

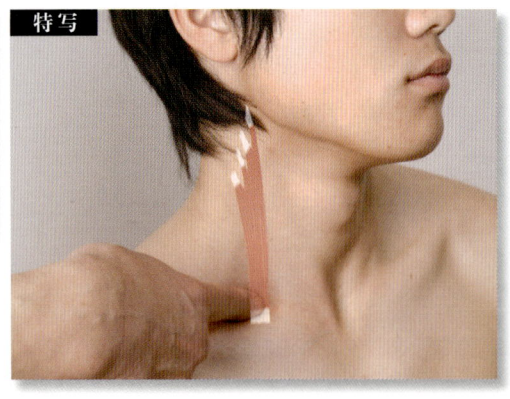

特写

中斜角肌

Scalenus medius

是斜角肌群中最长且最大的肌肉，在前斜角肌的后方，与其一同下行。

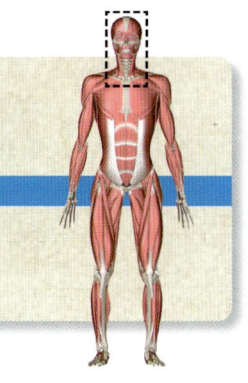

1 面部·头部·颈部

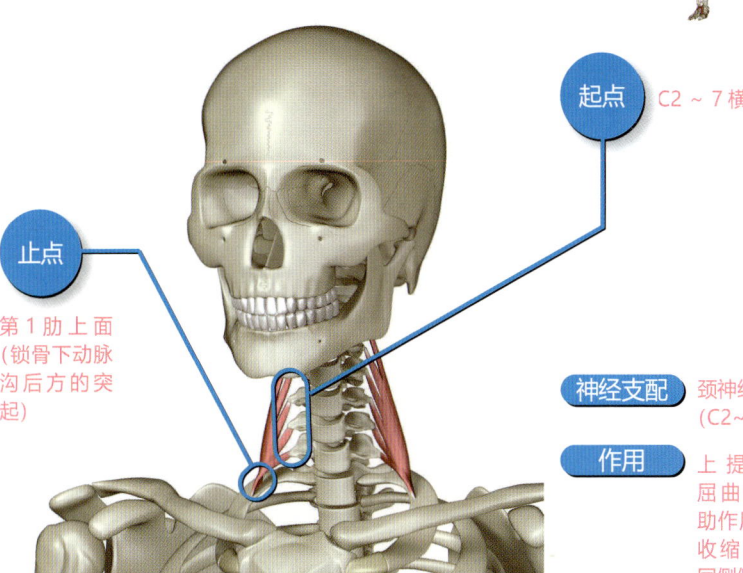

起点 C2~7 横突后结节

止点 第1肋上面（锁骨下动脉沟后方的突起）

神经支配 颈神经前支（C2~7）

作用 上提第1肋，屈曲颈椎（辅助作用），一侧收缩时颈部向同侧侧屈

👍 触诊的步骤与重点 👍

1. 触诊中斜角肌收缩

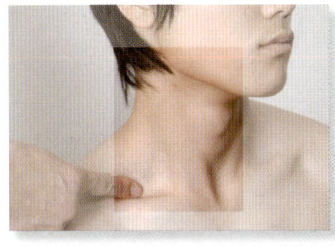

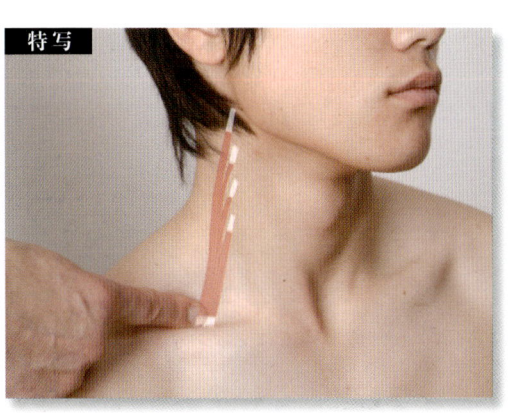

特写

检查者将指腹放在胸锁乳突肌的锁骨头与斜方肌上部肌束之间，前斜角肌的后方，受检者轻轻屈曲颈部，或进行胸式呼吸即可触诊到。

后斜角肌

Scalenus posterior

是斜角肌群中最小且最深的肌肉，在最后侧，斜向下行。

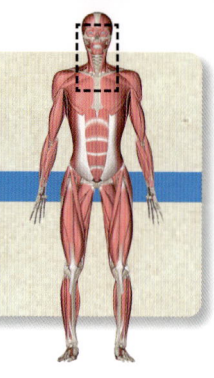

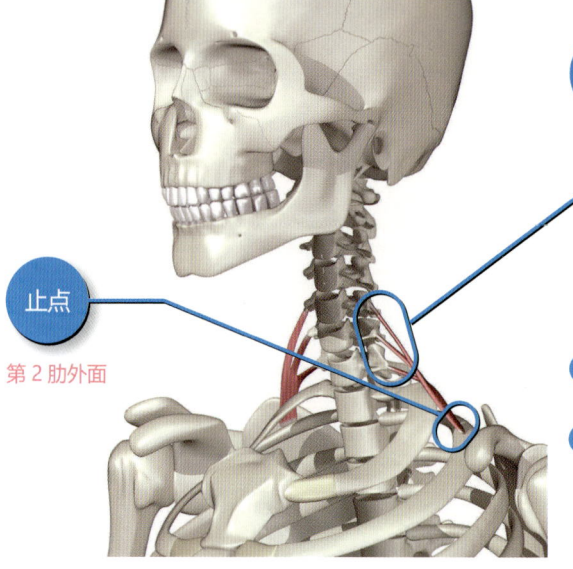

起点 C4～6横突后结节

止点 第2肋外面

神经支配 颈神经前支（C6～8）

作用 上提第2肋，伸展颈椎（辅助作用）、一侧收缩时颈部向同侧侧屈

触诊的步骤与重点

1. 触诊后斜角肌收缩

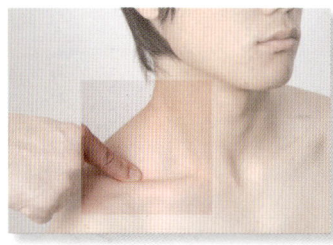
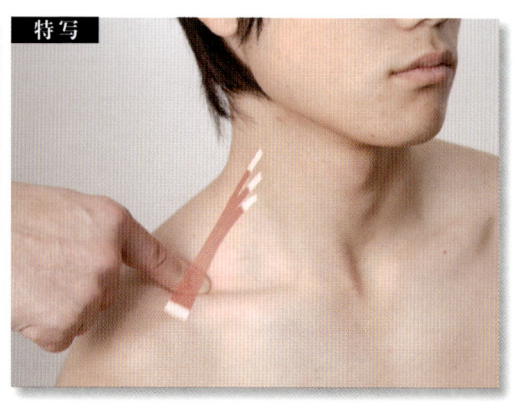

特写

检查者找到第2肋，将指腹放到中斜角肌后方、提肩胛肌前方，受检者颈部向同侧略侧屈或旋转以检查后斜角肌收缩的强度。

头最长肌

Longissimus capitis

为最长肌的上部纤维，起自 T1~5、C4~7，止于颞骨乳突。
位于夹肌的深处，具有多个肌腱，向上外方展开。

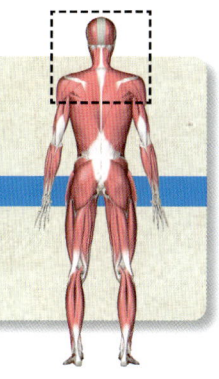

1　面部·头部·颈部

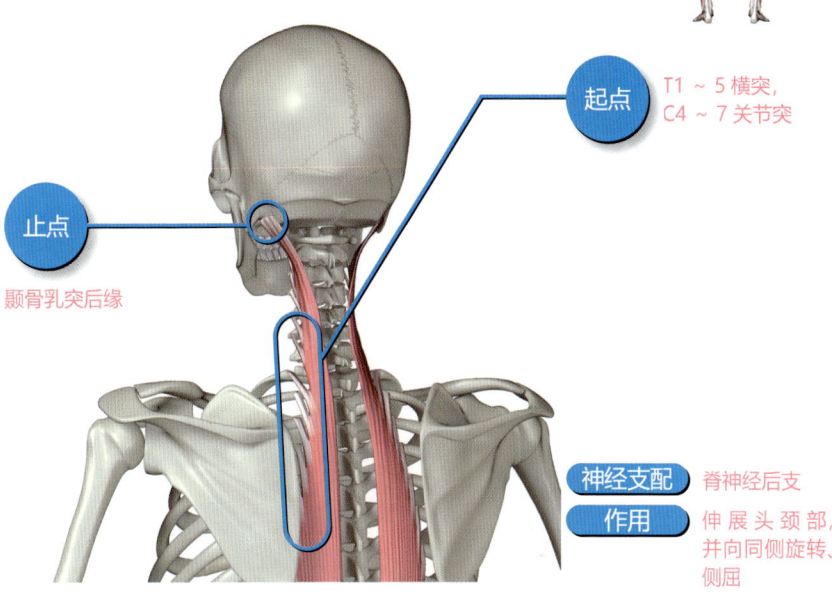

起点 T1~5 横突，C4~7 关节突

止点 颞骨乳突后缘

神经支配 脊神经后支

作用 伸展头颈部，并向同侧旋转、侧屈

👍 触诊的步骤与重点 👍

1. 触诊头最长肌止点和肌腹

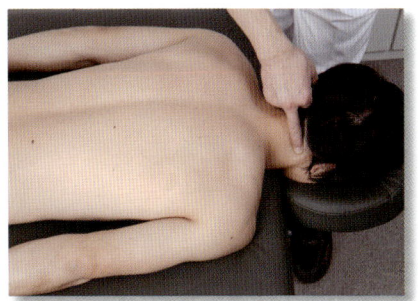

头最长肌止于乳突后缘，位于夹肌和胸锁乳突肌的深处，检查者用指腹按压在两者之间即可触诊到头最长肌腹。

2. 触诊头最长肌尾侧肌腹

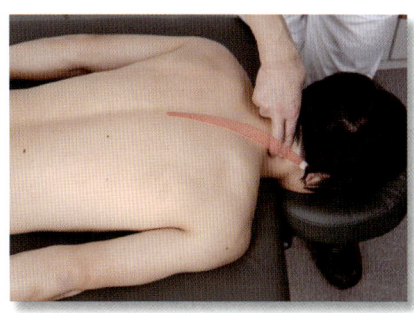

检查者用指腹向尾侧按压 C(4)5~7 关节突，T1~4(5) 横突前端，可以触诊到硬硬的纵向走行的头最长肌腹。

头夹肌

Splenius capitis

下部肌束位于菱形肌和斜方肌的深层,上部肌束较宽,从胸锁乳突肌深层向外上侧走行。

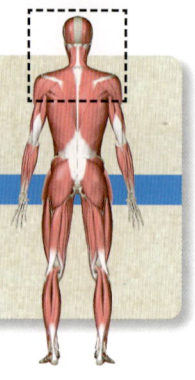

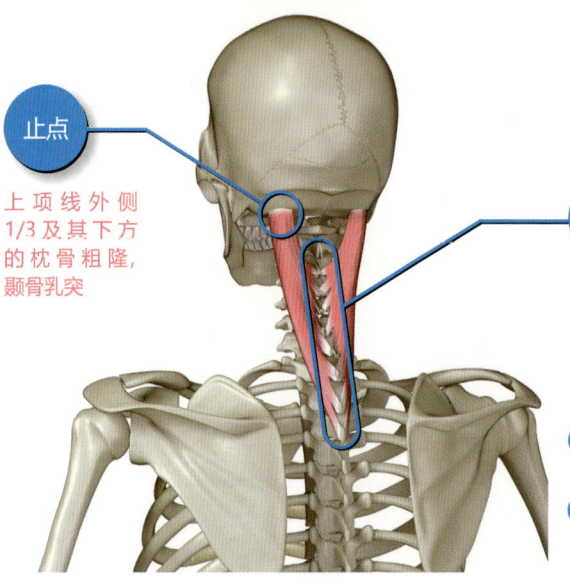

止点:上项线外侧1/3及其下方的枕骨粗隆、颞骨乳突

起点:项韧带下半部分、C3～T3或T4棘突

神经支配:颈神经后支的外侧支(C2～5)

作用:伸展头颈部、同侧旋转和侧屈

触诊的步骤与重点

1. 触诊头夹肌收缩

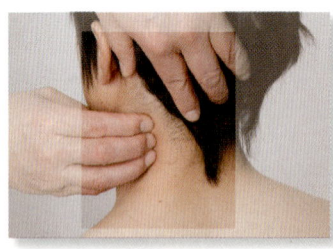

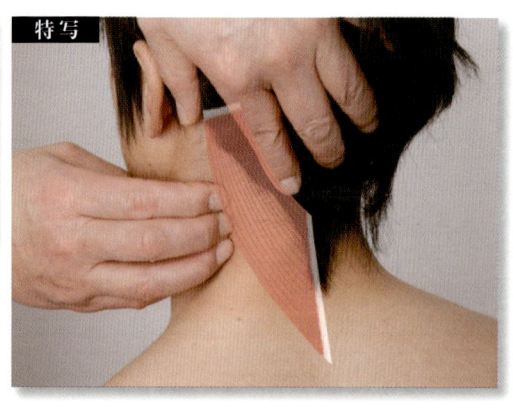

检查者将指腹放在胸锁乳突肌后缘、斜方肌上部肌束外侧缘,受检者颈部轻轻伸展时施力,在棘突至颞骨乳突之间可触诊到头夹肌收缩。

颈髂肋肌

Iliocostalis cervicis

以扁平的肌腱起自背部的肋骨后面，向上方走行的同时，肌腹逐渐发达，转向内侧，附着于颈椎。

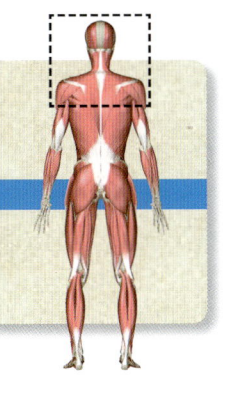

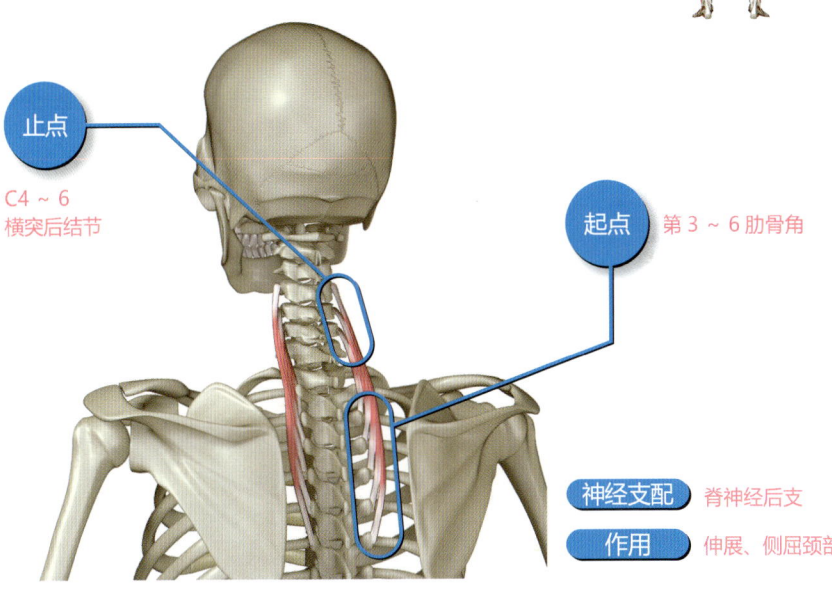

止点 C4～6 横突后结节

起点 第3～6肋骨角

神经支配 脊神经后支

作用 伸展、侧屈颈部

触诊的步骤与重点

1. 触诊颈髂肋肌起点、止点

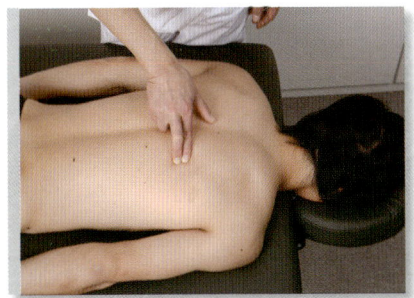

颈髂肋肌被上后锯肌、肩胛提肌、菱形肌、斜方肌和肩胛骨覆盖。检查者可用指腹触诊到受检者第3～6肋骨角的颈髂肋肌起点和C4～6横突后结节的颈髂肋肌止点。

2. 触诊颈髂肋肌起点

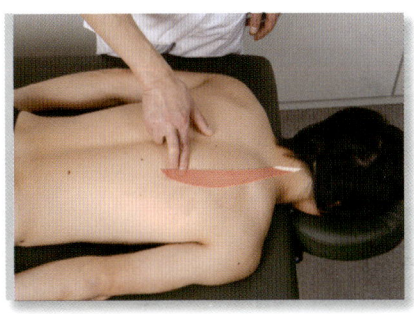

检查者可在受检者肩胛骨下角内下方的斜方肌下部肌束、背阔肌上缘和大菱形肌下缘包绕的部分（听诊三角）直接触诊到颈髂肋肌的起点。

头半棘肌

Semispinalis capitis

起自上 6 节胸椎横突及下 3 节颈椎关节突,于后下方肌腱合并,形成较宽的肌肉,覆盖颈半棘肌上行。

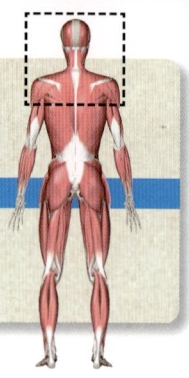

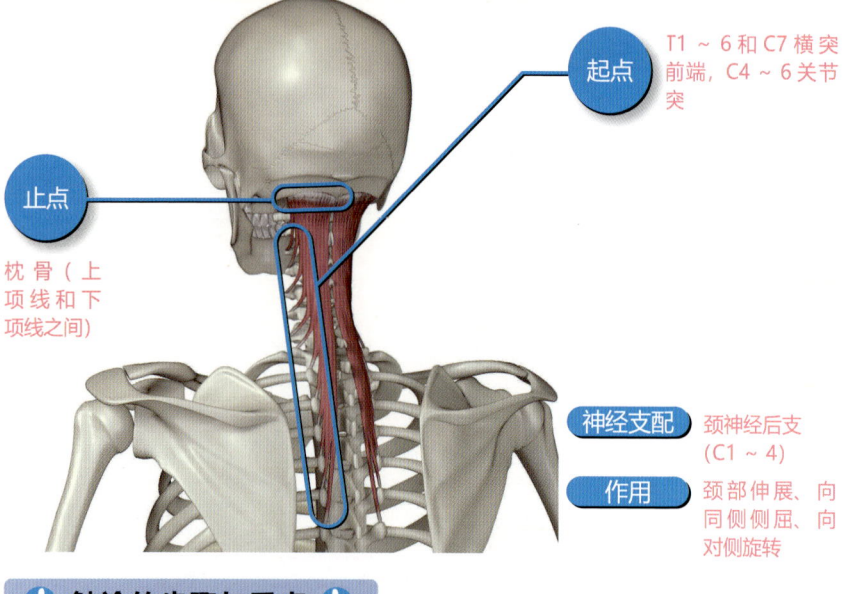

起点：T1 ~ 6 和 C7 横突前端，C4 ~ 6 关节突

止点：枕骨（上项线和下项线之间）

神经支配：颈神经后支（C1 ~ 4）

作用：颈部伸展、向同侧侧屈、向对侧旋转

触诊的步骤与重点

1. 触诊头半棘肌起点

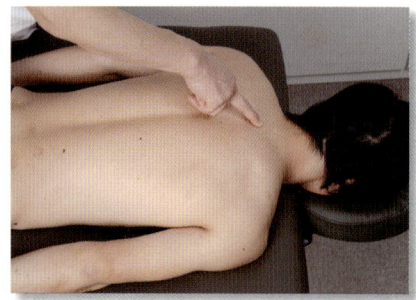

检查者在受检者 C4 ~ 6 棘突外侧可以触诊到突起的关节突，然后触诊 C7 与 T1 ~ 6 椎体尾侧的横突前端。

2. 触诊头半棘肌止点和肌束

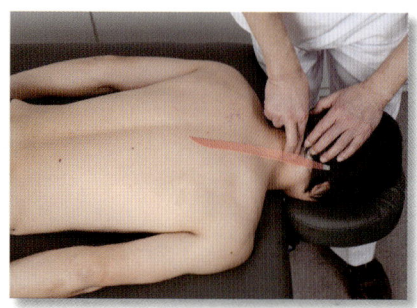

检查者在受检者枕骨上项线和下项线之间，头夹肌头侧、胸锁乳突肌和斜方肌上部肌束之间可触诊到纵向走行的肌束。

Part 2

躯干的观察和触诊

可从前方（腹侧）确认的骨性标志

肉眼可观察到肩胛骨、锁骨、胸骨、肋骨和骨盆，也可确认各骨性标志的位置及有无左右差。

从躯干前方进行观察和触诊

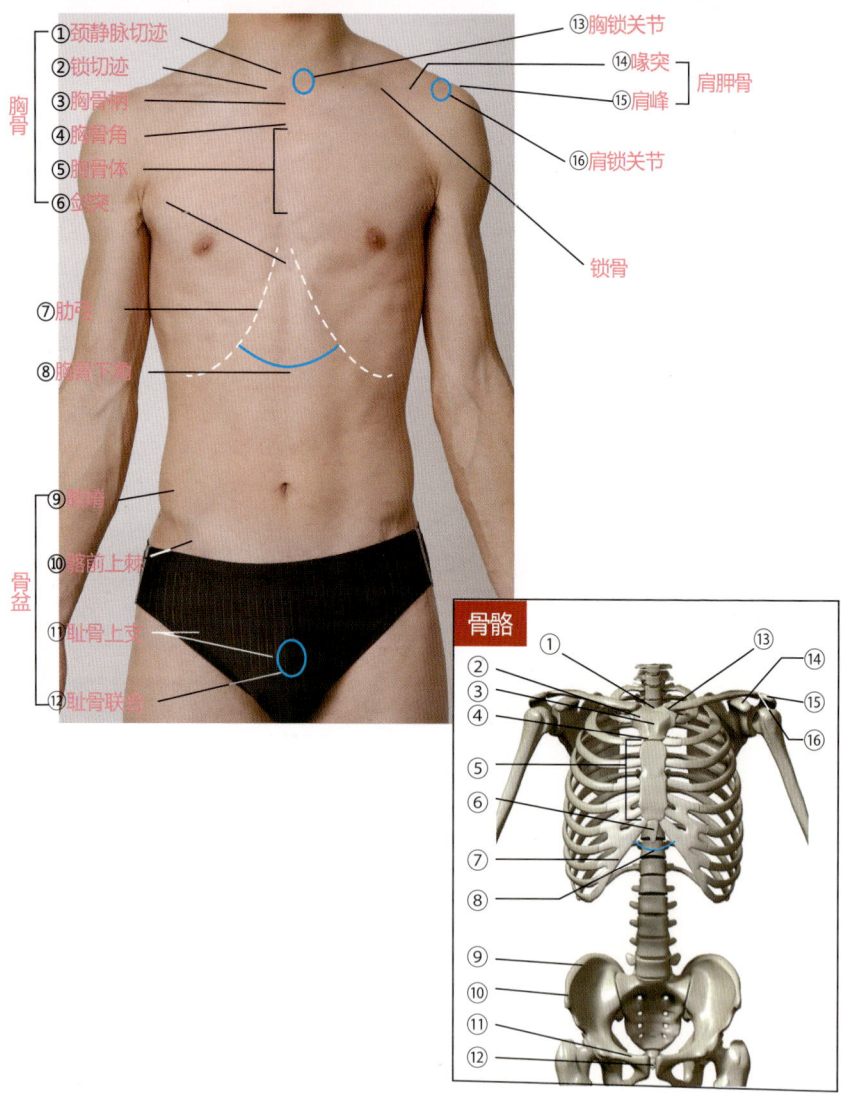

胸骨
- ① 颈静脉切迹
- ② 锁切迹
- ③ 胸骨柄
- ④ 胸骨角
- ⑤ 胸骨体
- ⑥ 剑突

- ⑦ 肋弓
- ⑧ 肋弓下缘

骨盆
- ⑨ 髂嵴
- ⑩ 髂前上棘
- ⑪ 耻骨上支
- ⑫ 耻骨联合

- ⑬ 胸锁关节
- ⑭ 喙突
- ⑮ 肩峰 ｝肩胛骨
- ⑯ 肩锁关节

锁骨

骨骼

1. 肩胛骨

- 沿锁骨向外侧触诊，可触摸到⑮肩峰。然后比较左右肩峰的高度。
- 可在锁骨外下方、肱骨头内侧触诊到⑭喙突。

2. 锁骨

- 比较左右锁骨的高度。可在锁骨的胸骨端触诊到⑬胸锁关节，在肩峰端触诊到⑯肩锁关节。

3. 胸骨

- 可从胸骨的头侧至尾侧依次观察到①颈静脉切迹、②锁切迹、③胸骨柄、④胸骨角、⑤胸骨体、⑥剑突。

4. 肋骨

- 依次触诊第1~12肋。第1~7肋软骨与胸骨直接相连，因此被称为真肋。
- 第8~12肋前端与胸骨不直接相连，被称为假肋。
- 第8~10肋软骨由结缔组织相连，形成隆起的⑦肋弓。左右肋弓夹角处为剑突，此夹角称为⑧胸骨下角，正常情况下为70°~100°，需要测量。
- 第11肋和第12肋前端游离，因此被称为浮肋，确认其前端的位置。

5. 骨盆

- 触诊左右⑨髂嵴、⑩髂前上棘、⑪耻骨上支和相连处的⑫耻骨联合。

可从后方（背侧）确认的骨性标志

观察肩胛骨、脊柱、骨盆，检查力线，触诊骨性标志以确认其位置。

1. 在立位下观察

观察肩胛骨、骨盆位置和脊柱弯曲程度，需注意有无脊柱侧弯和骨性标志左右不对称。

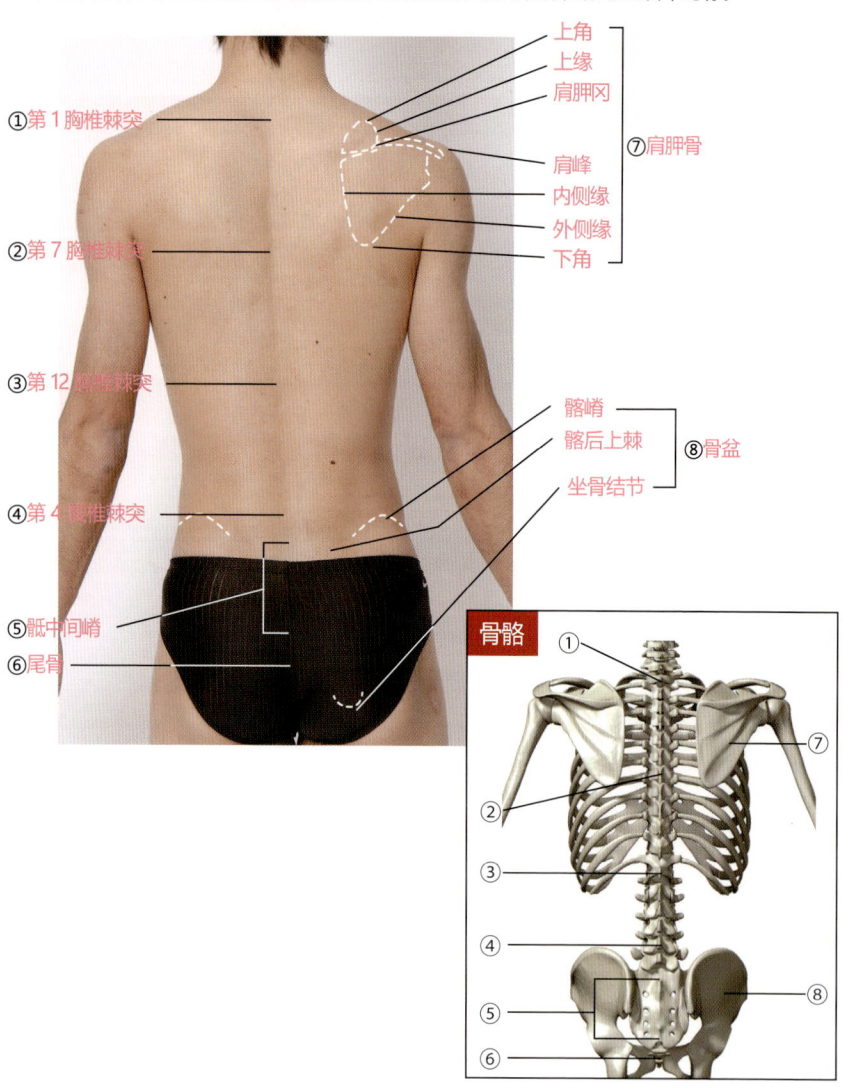

- ①第1胸椎棘突
- ②第7胸椎棘突
- ③第12胸椎棘突
- ④第4腰椎棘突
- ⑤骶中间嵴
- ⑥尾骨
- ⑦肩胛骨
  - 上角
  - 上缘
  - 肩胛冈
  - 肩峰
  - 内侧缘
  - 外侧缘
  - 下角
- ⑧骨盆
  - 髂嵴
  - 髂后上棘
  - 坐骨结节

骨骼

2. 观察背部、臀部

在俯卧位下观察脊柱与骨盆。

(1) 胸椎

- 检查者用指腹触诊棘突，检查有无偏移及头尾方向各椎体之间的空隙。
- 胸椎棘突朝向斜下方。
- 检查者用双手示指或中指指腹触诊双侧横突，检查其旋转程度。

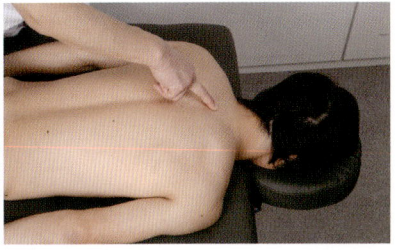
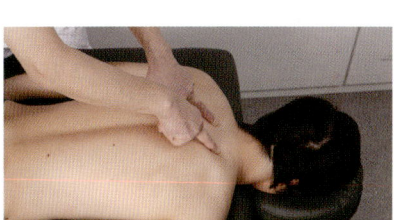

(2) 腰椎

- 检查者用指腹触诊棘突，腰椎棘突比胸椎的大，检查棘突之间的空隙。
- 因肌肉发达，无法触诊到横突的形状，检查者压迫腰部软组织和肌肉，可感知深处腰椎的硬度。

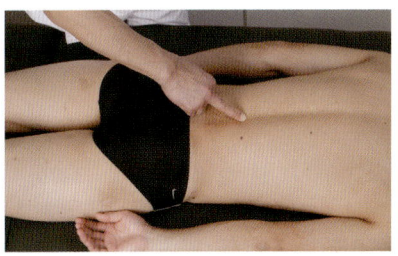
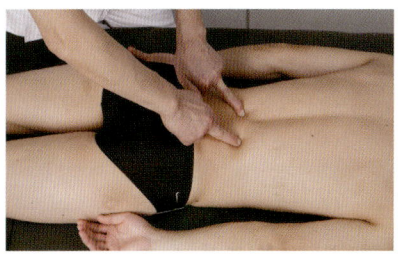

(3) 骨盆

- 检查者用双手示指触诊髂嵴。
- 此时检查者拇指向下，触诊到的突起为髂后上棘，其中心最为突出脂肪较多时出现的凹陷被称为腰窝（又称维纳斯的酒窝、麦凯斯菱）。

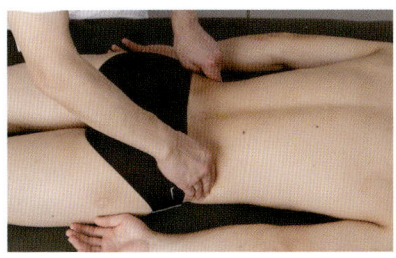
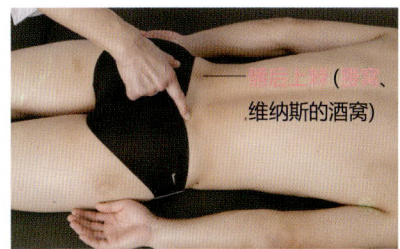

髂后上棘（腰窝、维纳斯的酒窝）

3. 背部、臀部的骨性标志

明确脊椎棘突与其他骨性标志的位置关系、与椎体的对应关系，以及同一椎骨的横突与棘突的位置关系。

(1) 棘突的位置

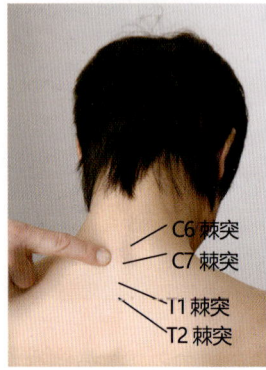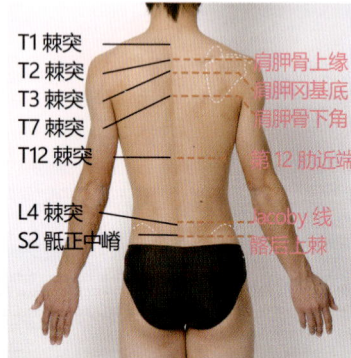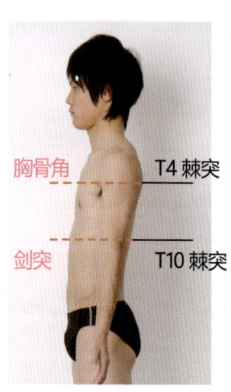

T1 棘突：颈部屈曲时 C7 棘突最为突出，其下方即 T1 棘突
T2 棘突：与肩胛骨上缘同高。
T3 棘突：与肩胛冈基底（根部）同高。
T7 棘突：与肩胛骨下角同高。
T12 棘突：沿第 12 肋向背部正中进行触诊。
S2 骶正中嵴：与髂后上棘同高。
T4 棘突：与胸骨角同高。
T10 棘突：与剑突同高。

(2) 棘突与椎体的位置关系

- 胸椎棘突伸向斜下方。
- T1 棘突末端基本位于 T1 椎体后方，T2~3 棘突位于同节椎体稍下方，T4~6 棘突在同节椎体和下一节椎体之间，T7~10 棘突与下一节椎体同高，T11 棘突在两节椎体之间，T12 棘突基本与同节椎体同高。

(3) 同一椎骨的横突末端与棘突的位置关系

- 横突的末端与棘突的末端连线在 T1~3 呈一很扁的倒置等腰三角形，在 T4~6 呈一较扁的倒置等腰三角形。
- 在 T7~10 基本呈一倒置等边三角形。
- 在 T11~L1 呈较扁的倒置等腰三角形，在 L2~5 呈很扁的倒置等腰三角形。

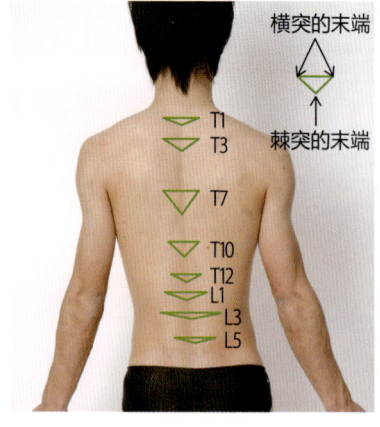

可从侧方确认的骨性标志

观察脊柱弯曲程度与胸椎、腰椎棘突的位置。接下来观察骨盆是否前、后倾。

1. 观察脊柱的弯曲

观察颈椎前弯、胸椎后弯、腰椎前弯的弯曲程度。

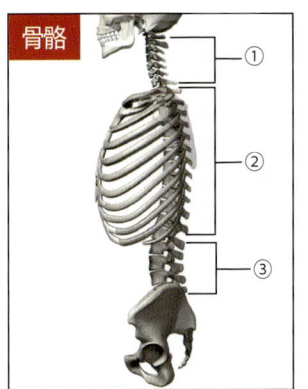

骨骼

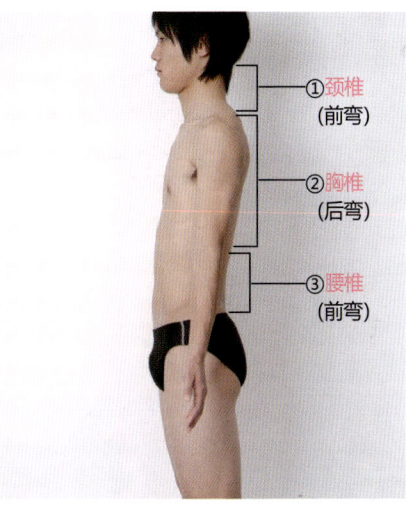

① 颈椎（前弯）
② 胸椎（后弯）
③ 腰椎（前弯）

2 躯干（胸部・腹部）

2. 观察骨盆的倾斜

- 触诊骨盆的髂前上棘前端和髂后上棘最突出部，测量这两处的连线与水平线之间的夹角可检查骨盆是否倾斜。骨盆正常前倾 10°~ 15°(参照 137 页)。
- 将左右髂前上棘和耻骨联合前缘三点连线，呈三角形，以该三角形所在平面呈垂直状态为基准。
- 如果骨盆较此面向前倾斜则为骨盆前倾，向后倾斜则为骨盆后倾。
- 若骨盆过度前倾，则腰椎前弯增大；若骨盆过度后倾，则腰椎前弯减小。

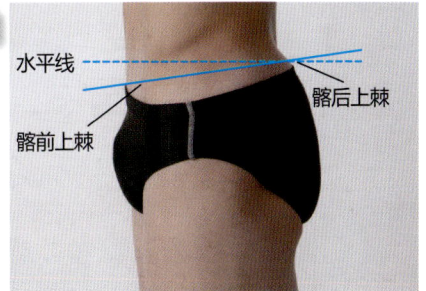

水平线　髂后上棘　髂前上棘

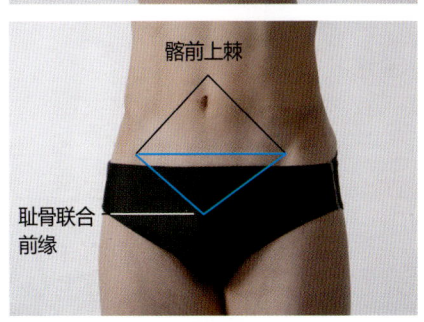

髂前上棘　耻骨联合前缘

胸部、腹部、背部的肌肉

躯干前方有胸肌（胸上肢肌、胸固有肌）和腹肌（前腹肌、侧腹肌、后腹肌），后方有背肌（背浅肌、背深肌）。

胸部、腹部的肌肉

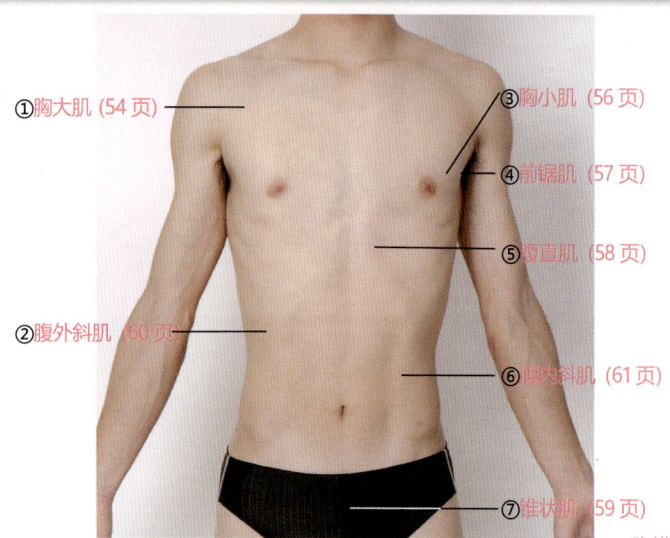

① 胸大肌（54 页）
② 腹外斜肌（60 页）
③ 胸小肌（56 页）
④ 前锯肌（57 页）
⑤ 腹直肌（58 页）
⑥ 腹内斜肌（61 页）
⑦ 锥状肌（59 页）
● 腹横肌（62 页）
● 膈肌（63 页）

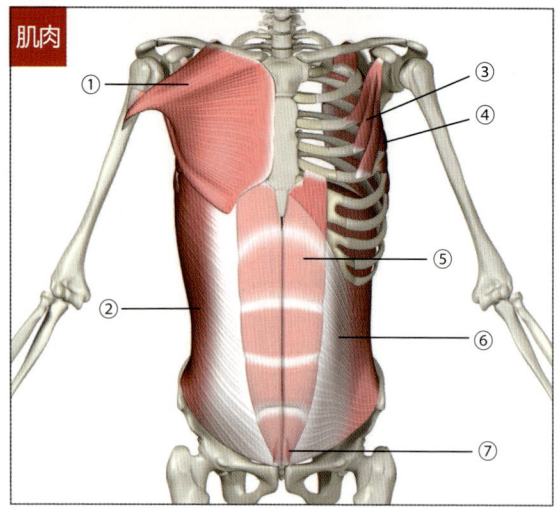

肌肉

1. 胸肌

胸肌由与上肢运动相关的胸上肢肌 (①胸大肌、③胸小肌、④前锯肌、锁骨下肌)，与呼吸运动相关的胸固有肌 [肋间外肌、肋间内肌、肋间最内肌、肋下肌 (53 页)、胸横肌、肋提肌 (53 页)] 及膈肌组成。

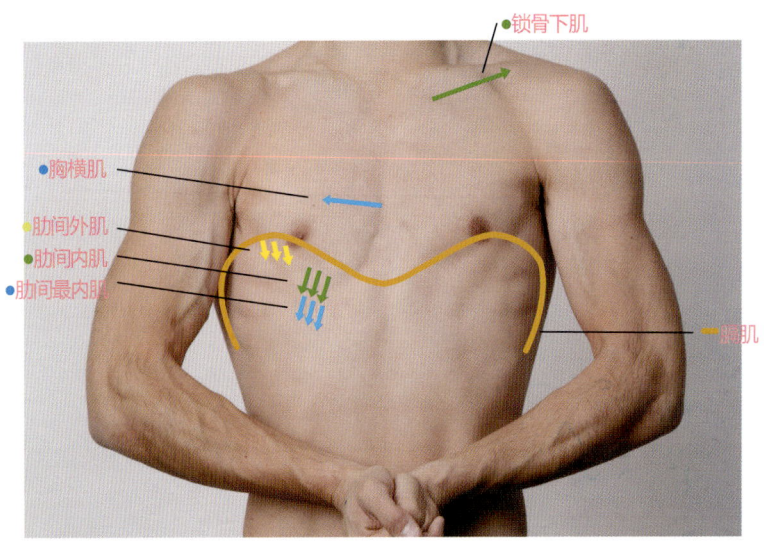

2. 腹肌

腹肌是位于肋弓、第 12 肋下缘和骨盆上缘之间的肌肉，分为附着于腹腔前壁的前腹肌（⑤腹直肌、⑦锥状肌）、附着于侧壁的侧腹肌（②腹外斜肌、⑥腹内斜肌、腹横肌）、附着于后壁的后腹肌（腰方肌）。

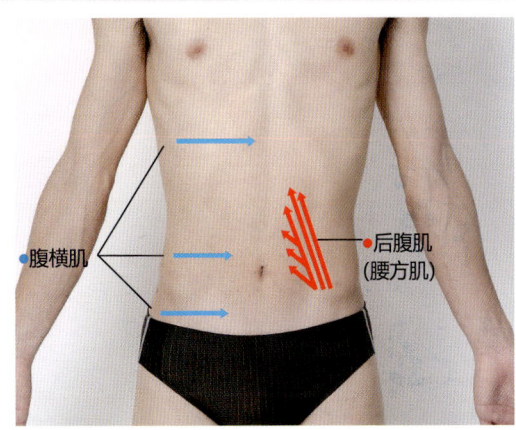

背肌

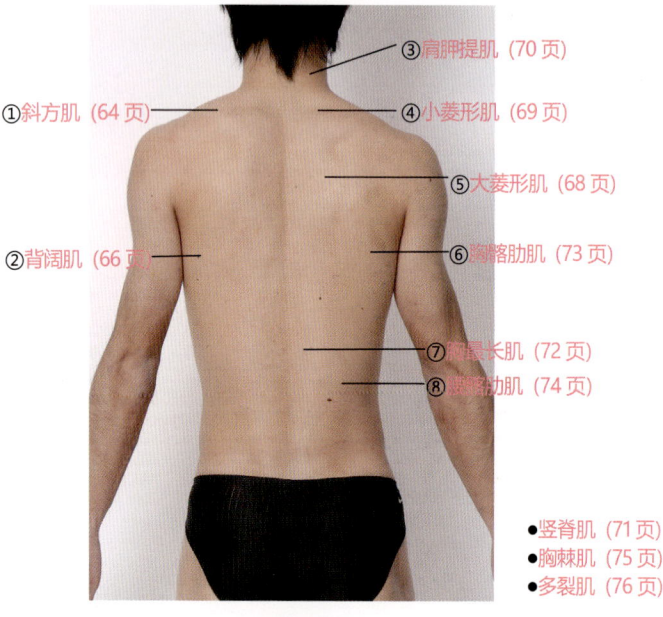

① 斜方肌 (64 页)
③ 肩胛提肌 (70 页)
④ 小菱形肌 (69 页)
⑤ 大菱形肌 (68 页)
② 背阔肌 (66 页)
⑥ 髂肋肌 (73 页)
⑦ 最长肌 (72 页)
⑧ 腰髂肋肌 (74 页)

● 竖脊肌 (71 页)
● 胸棘肌 (75 页)
● 多裂肌 (76 页)

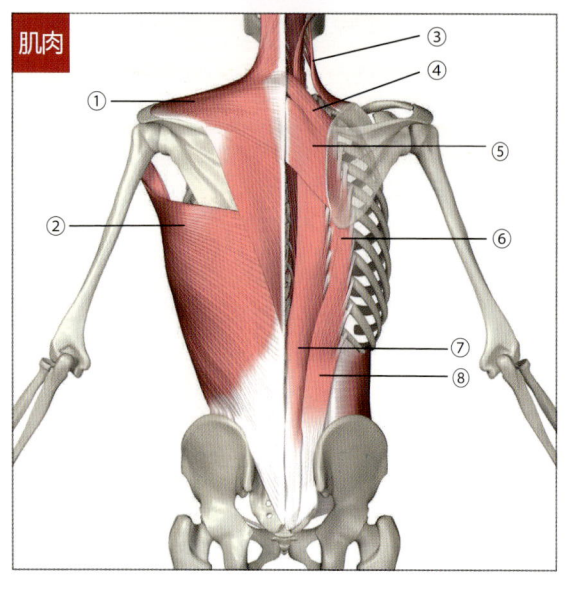

肌肉

3. 背肌

由背浅肌（①斜方肌、②背阔肌、③肩胛提肌、④小菱形肌、⑤大菱形肌）和背深肌（上后锯肌、下后锯肌、髂肋肌、最长肌、棘肌、半棘肌、多裂肌、回旋肌、棘间肌、横突间肌、肋提肌、肋下肌）组成。背浅肌起自脊椎棘突，附着于上肢骨，参与上肢运动。背深肌由参与肋骨活动的上、下后锯肌和参与脊柱活动的背部固有肌、竖脊肌组成。

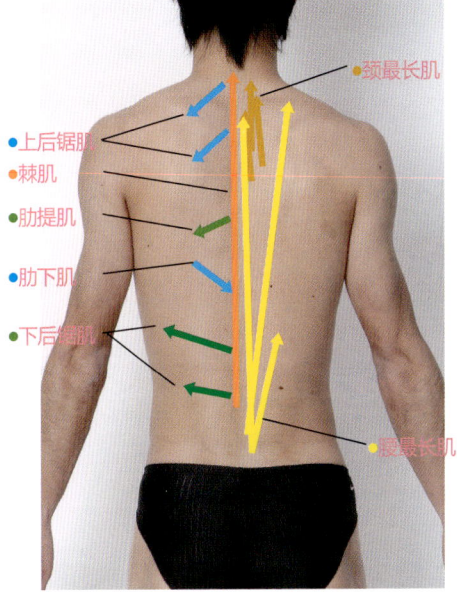
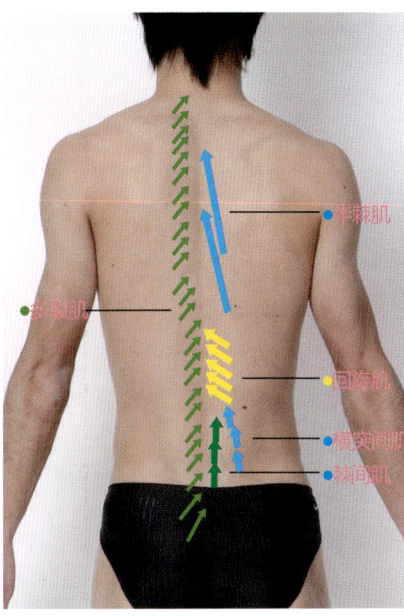

2 躯干（胸部·腹部）

胸大肌

pectoralis major

是位于胸廓上部、胸骨两侧的大片扇形肌肉，起于锁骨部、胸肋部和腹部，向腋窝方向走行，附着于肱骨。

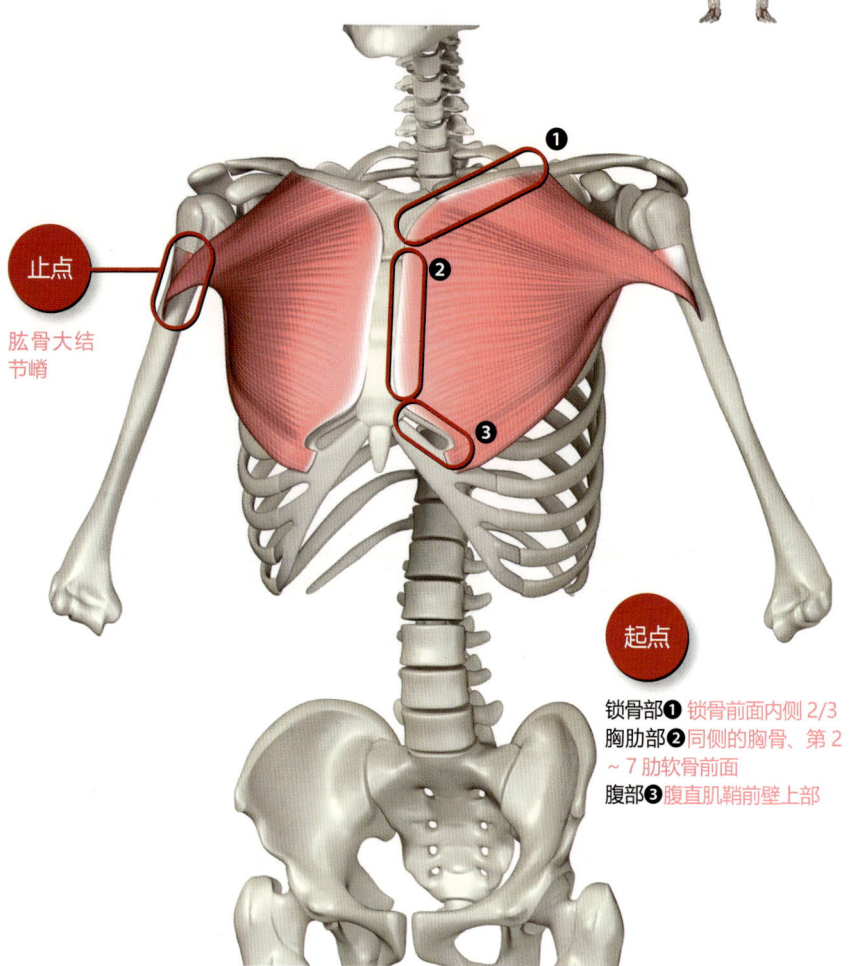

止点 肱骨大结节嵴

起点
锁骨部❶ 锁骨前面内侧 2/3
胸肋部❷ 同侧的胸骨、第 2～7 肋软骨前面
腹部❸ 腹直肌鞘前壁上部

神经支配 胸内侧神经和胸外侧神经 (C5～T1)

作用 肩关节内收、内旋，呼气时上提肋骨、扩张胸廓，上部肌束使肩关节屈曲、水平内收

触诊的顺序与重点

1. 观察胸大肌收缩

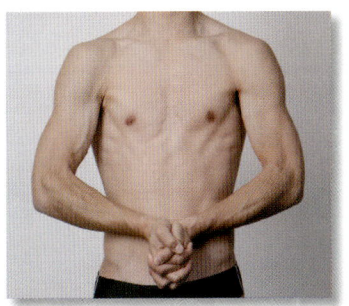

受检者双手交叉放于身前,双上肢用力内收可以看到锁骨部、胸肋部和腹部的胸大肌收缩。

2. 触诊锁骨部胸大肌收缩

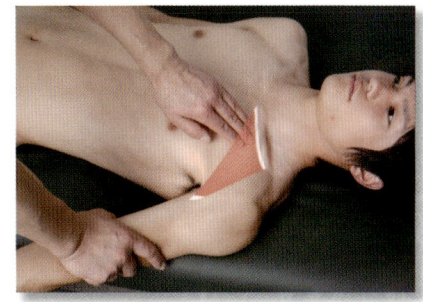

检查者用指腹触诊位于锁骨内侧 2/3 的胸大肌起点,另一手稍外展受检者的肩关节,向水平内收方向轻度施力可触诊到胸大肌收缩。

3. 触诊胸肋部胸大肌收缩

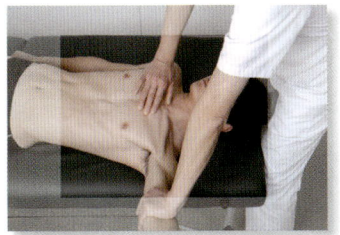
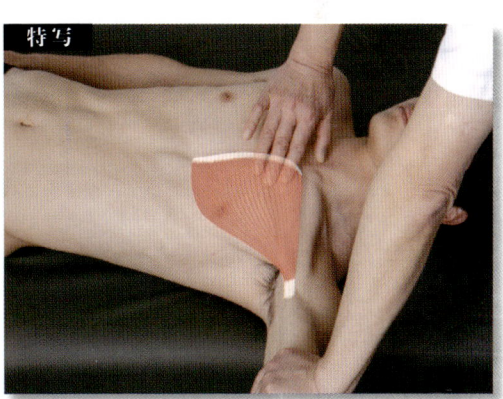

检查者找到胸骨和第 2 ~ 7 肋软骨前面的胸大肌起点,用指腹触诊胸大肌腹,另一手将受检者的肩关节外展至约 100°,向水平方向轻度施力来触诊胸肋部胸大肌收缩。

4. 触诊腹部胸大肌收缩

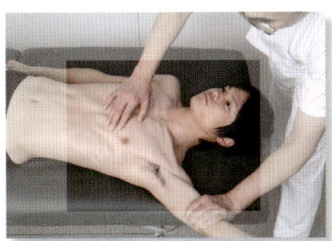
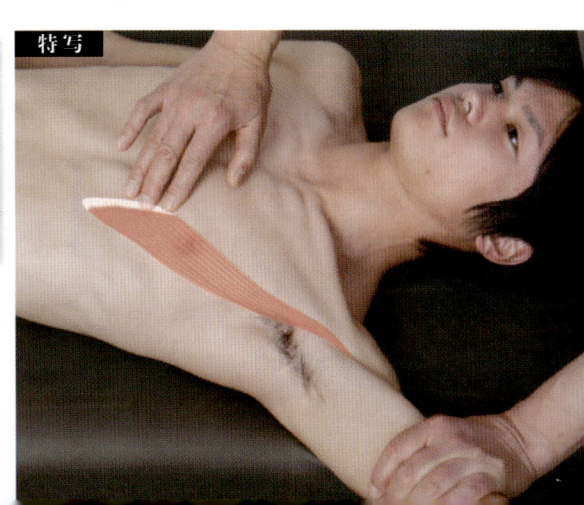

检查者用指腹按压受检者肋弓,上腹部胸大肌肌束被胸肋部肌束覆盖,可从乳头外侧至腋窝处直接触诊到胸大肌腹,另一手将其肩关节外展约 130°,向水平内收方向轻度施力可以触诊到腹部胸大肌收缩。

胸小肌

Pectoralis minor

是位于胸廓上部，胸大肌深面的扁平的三角形肌肉。肌纤维向外上方走行，收拢为扁平的肌腱。

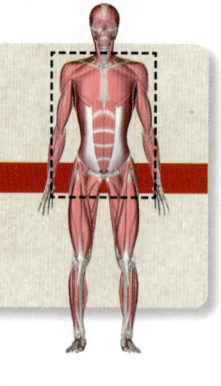

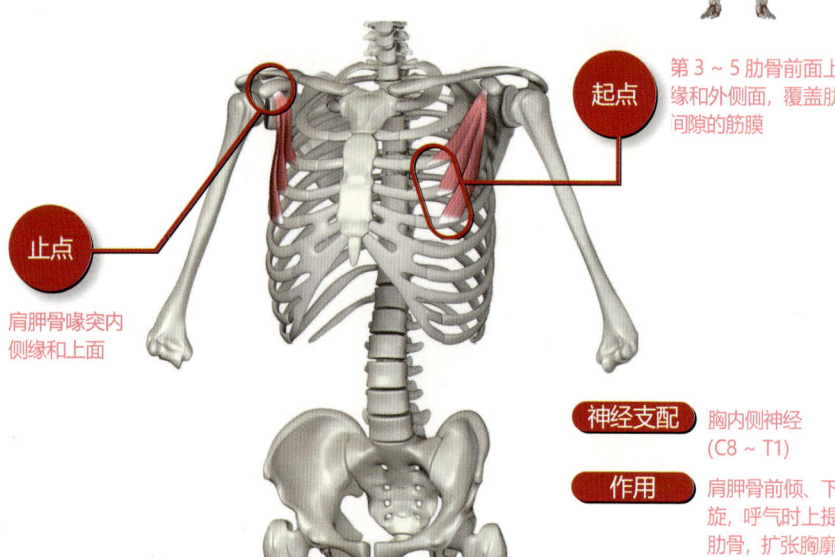

起点：第 3～5 肋骨前面上缘和外侧面，覆盖肋间隙的筋膜

止点：肩胛骨喙突内侧缘和上面

神经支配：胸内侧神经（C8～T1）

作用：肩胛骨前倾、下旋，呼气时上提肋骨，扩张胸廓

👍 触诊的顺序与重点 👍

1. 触诊胸小肌肌腹

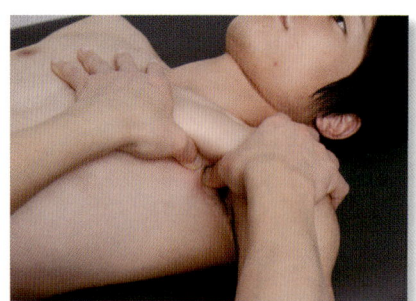

受检者上肢置于体侧，肘关节屈曲，使胸大肌放松。检查者用拇指指腹探入胸大肌下方、喙突至第（2）3～5 肋前方可触诊到胸小肌肌腹。

2. 触诊胸小肌收缩

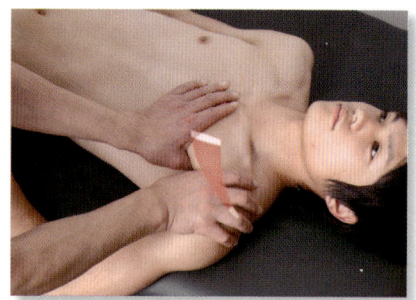

检查者另一手施力外展受检者的肩关节，触诊胸小肌收缩，需要注意喙突尾侧深处走行的臂丛神经、腋动脉和静脉。

前锯肌
Serratus anterior

是位于胸廓外侧壁的大块锯齿状肌肉。
起自肋骨外侧绕至胸廓后方,从肩胛骨下方通过,止于肩胛骨内侧缘。

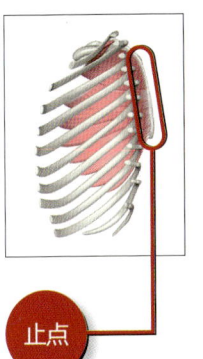

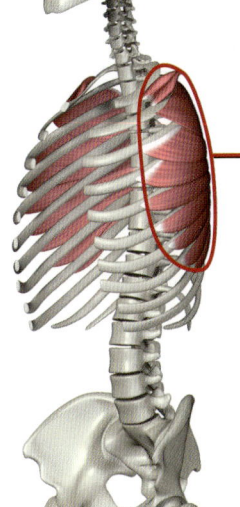

起点
上部纤维:第1~2肋外面和上缘,肋间外肌腱膜
中部纤维:第2肋,肋间外肌腱膜
下部纤维:第3~8肋,肋间外肌腱膜

止点
肩胛骨前面
上部纤维:肩胛骨上角前面的三角形区域
中部纤维:几乎附着于整个肩胛骨内侧缘
下部纤维:肩胛骨下角前面

神经支配 胸长神经(C5~7)

作用 肩胛骨外展、外旋、前伸

👍 触诊的顺序与重点 👍

1. 观察前锯肌腹

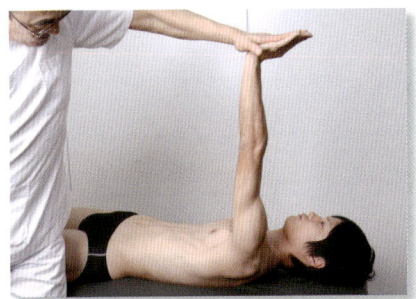

受检者上肢向前伸出,检查者施力对抗,可以在其胸廓侧方观察到锯齿状前锯肌腹。

2. 触诊前锯肌收缩

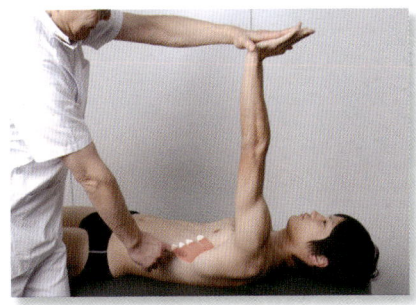

检查者可从受检者胸大肌和背阔肌之间触诊到前锯肌收缩。

腹直肌

Rectus abdominis

位于腹部前面两侧,是长的带状肌肉,肌纤维沿垂直方向走行,由白线分为左右两部分,肌肉被腱划分隔为 3 个或 3 个以上区域。

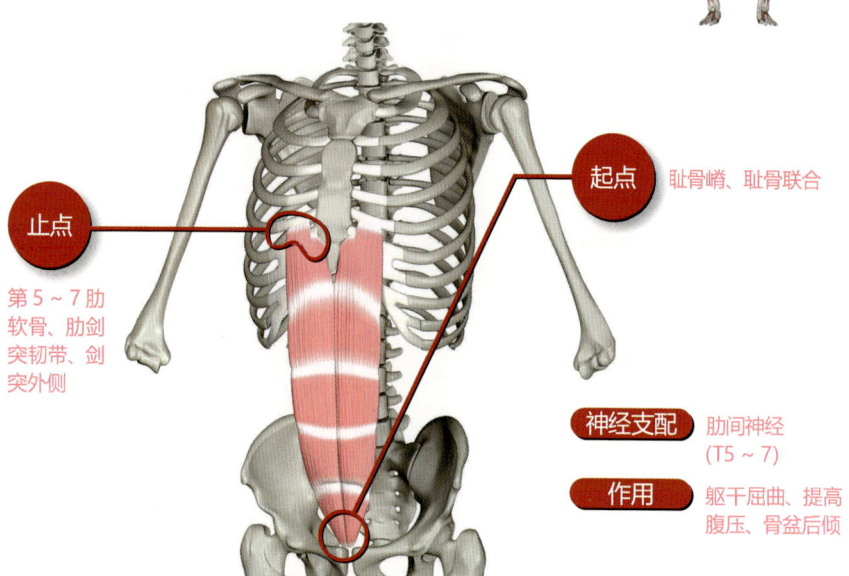

止点:第 5~7 肋软骨、肋剑突韧带、剑突外侧

起点:耻骨嵴、耻骨联合

神经支配:肋间神经 (T5~7)

作用:躯干屈曲、提高腹压、骨盆后倾

👍 触诊的顺序与重点 👍

1. 触诊肋软骨至耻骨结节的腹直肌收缩

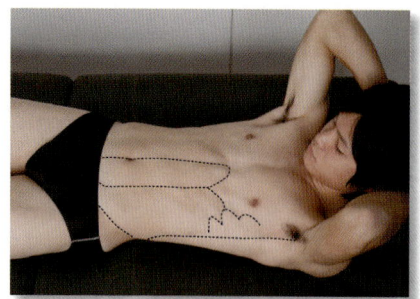
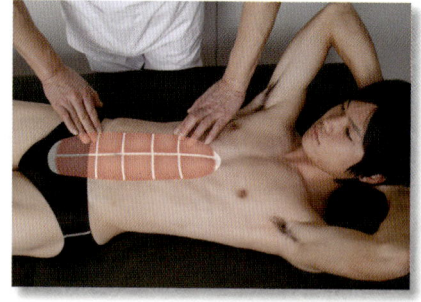

受检者腹部用力即可观察到腹直肌(左图)。检查者可用双手指腹从其肋软骨至耻骨结节上缘触诊到腹直肌外侧缘和腱划。

锥状肌

Pyramidalis

被腹直肌鞘前层覆盖，位于腹直肌下端前方，在耻骨上的部分较宽，随着向上方走行逐渐变窄，是一块小的三角形扁平肌肉。

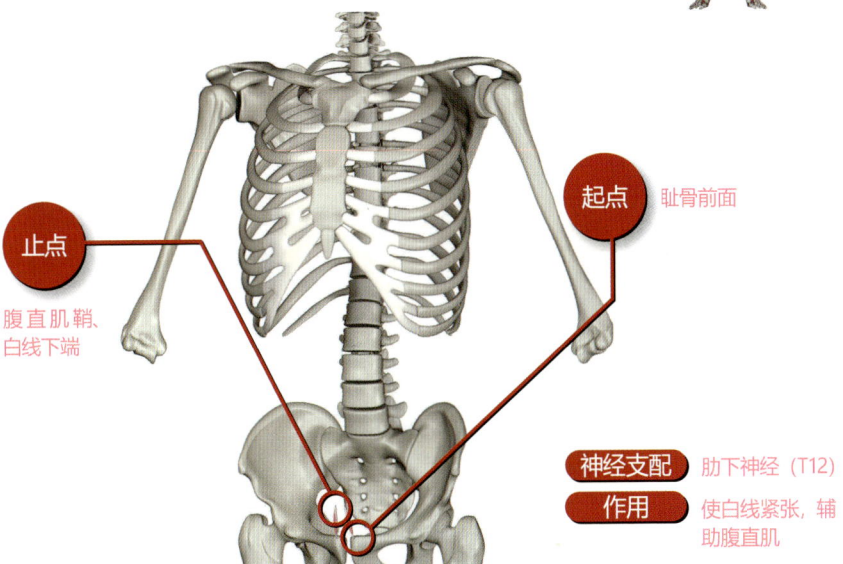

止点：腹直肌鞘、白线下端

起点：耻骨前面

神经支配：肋下神经（T12）

作用：使白线紧张，辅助腹直肌

2 躯干（胸部·腹部）

触诊的顺序与重点

1. 屈曲躯干，触诊锥状肌收缩

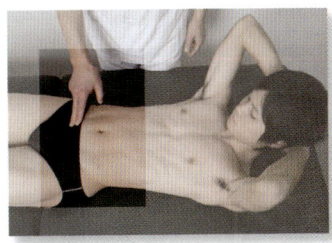
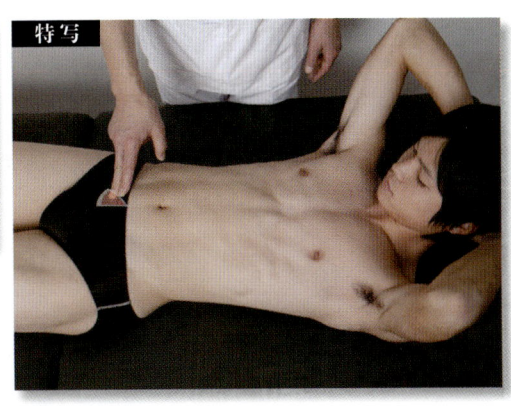

检查者用指腹压迫受检者耻骨结节头侧约 3cm 处，受检者略屈曲躯干可触诊到锥状肌收缩。

腹外斜肌

External oblique

位于腹肌的最外层,是包裹腹壁前方和侧方的扁平且薄的肌肉。肌纤维位于腹侧壁,腱膜横断腹直肌鞘,形成白线。

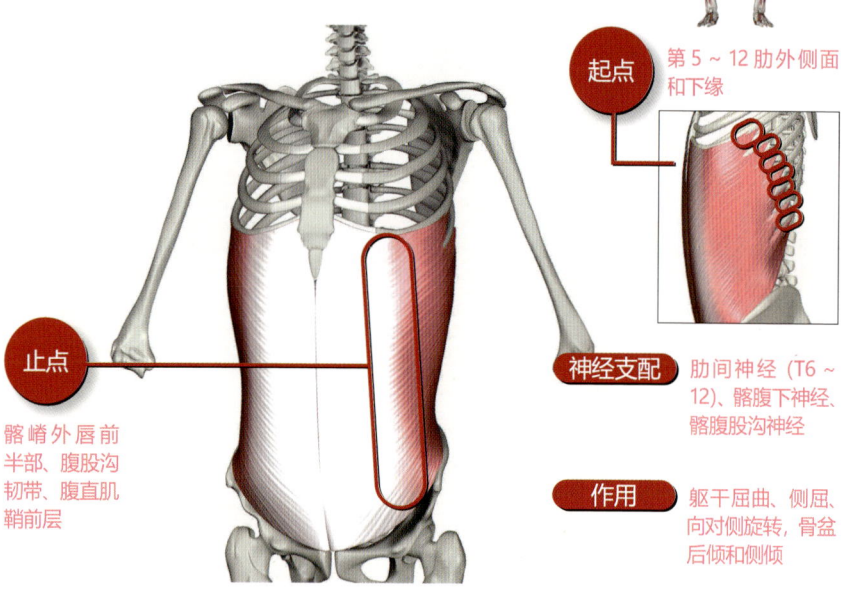

起点 第5~12肋外侧面和下缘

止点 髂嵴外唇前半部、腹股沟韧带、腹直肌鞘前层

神经支配 肋间神经(T6~12)、髂腹下神经、髂腹股沟神经

作用 躯干屈曲、侧屈、向对侧旋转,骨盆后倾和侧倾

触诊的顺序与重点

1. 观察腹外斜肌收缩

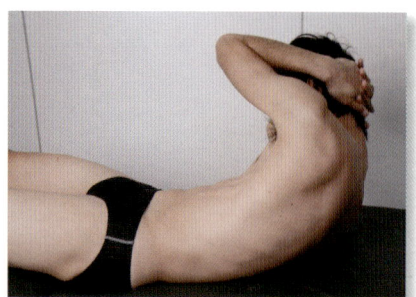

受检者腹部用力,躯干屈曲、旋转,可在对侧观察到腹直肌外侧的腹外斜肌。

2. 触诊腹外斜肌收缩

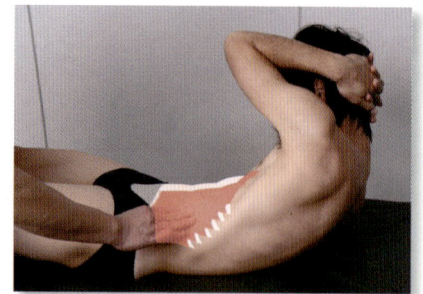

检查者可从其肋骨至髂嵴前半部分触诊到腹外斜肌收缩。

腹内斜肌
Internal oblique

位于侧腹壁和前腹壁,在腹外斜肌下面,小且薄。
肌纤维走行与腹外斜肌相反,交叉上行。

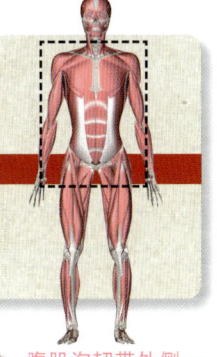

2 躯干(胸部・腹部)

起点：腹股沟韧带外侧一半、髂筋膜、髂嵴中间线的前 2/3,胸腰筋膜深层

止点：
上部纤维：第 10～12 肋软骨下缘
中部纤维：腹外斜肌和腹横肌腱膜
下部纤维：与腹横肌的薄腱膜融合

神经支配：肋间神经(T6～12)、髂腹下神经、髂腹股沟神经

作用：躯干屈曲、侧屈、向同侧旋转,骨盆侧倾

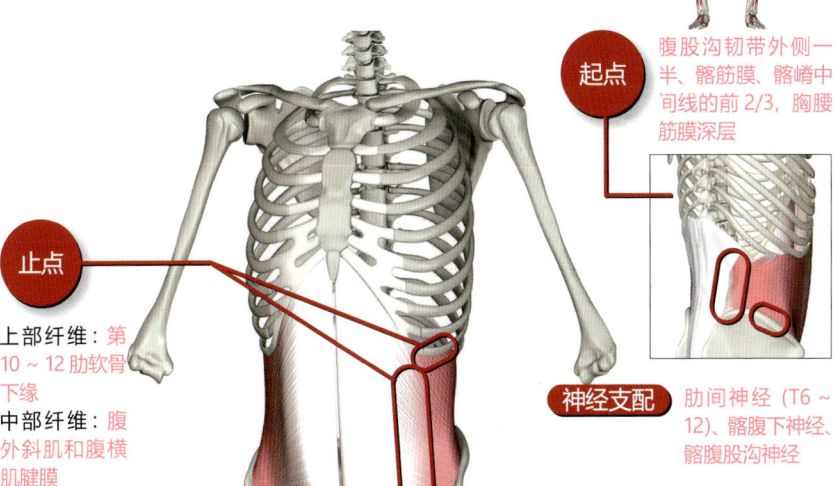

触诊的顺序与重点

1. 触诊腹内斜肌上部收缩

2. 触诊腹内斜肌中上部收缩

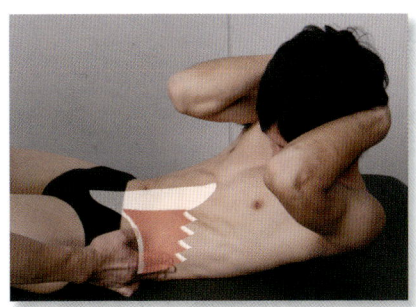

受检者腹部用力,躯干侧屈、旋转,检查者可在其同侧髂嵴前 2/3 至第 10～12 肋下缘和肋软骨之间触诊到腹内斜肌上部纤维。

检查者将指腹放在受检者躯干旋转同侧的髂前上棘内上方,可触诊到腹内斜肌收缩。

腹横肌

Transversus abdominis

被腹内斜肌覆盖,位于腹肌最深处。
肌纤维从侧腹部至腱膜、白线,横向走行。

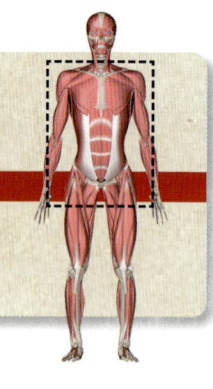

起点:腹股沟韧带外侧 1/3、髂嵴内侧前 3/4、胸腰筋膜及第 7~12 肋软骨内侧

止点:
上部:腹内斜肌腱膜与白线
下部:腹股沟韧带外侧至耻骨的弓状线
最下部:腹股沟镰

神经支配:肋间神经(T6~12)、髂腹下神经、髂腹股沟神经

作用:使腹壁平坦,增加腹压,对强制呼吸有辅助作用

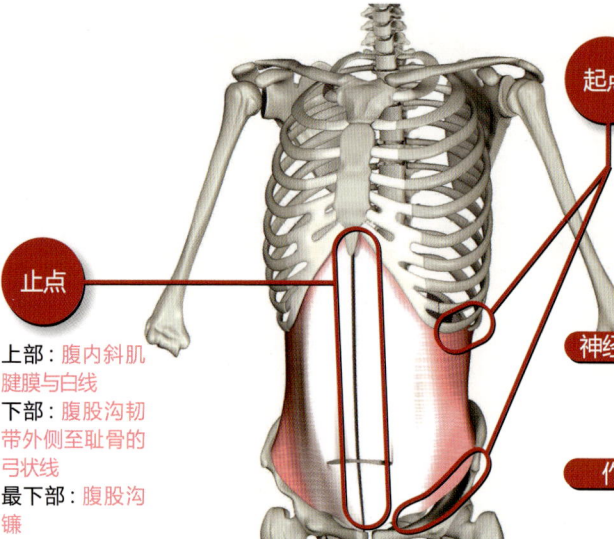

👍 触诊的顺序与重点 👍

1. 触诊下腹部深层的腹横肌

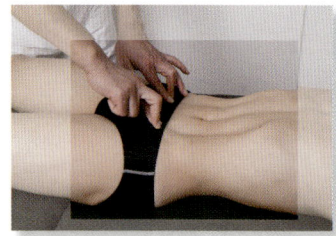
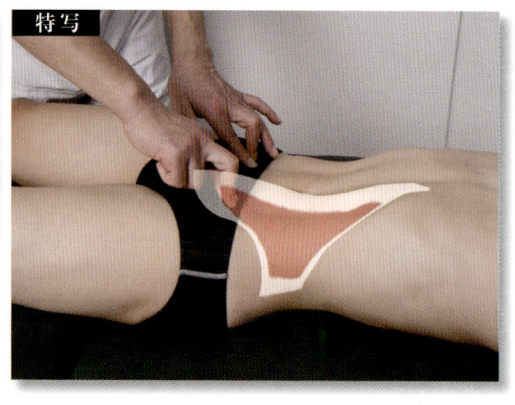

检查者用双手示指按压受检者髂前上棘内侧两指处,受检者收肚子时可以触诊到深处的腹横肌。

膈肌
Diaphragm

是分隔胸腔和腹腔的膜状肌肉，按起点分为腰部、肋部和胸骨部，向上方走行逐渐膨隆，集中于中央的腱膜（中心腱）。

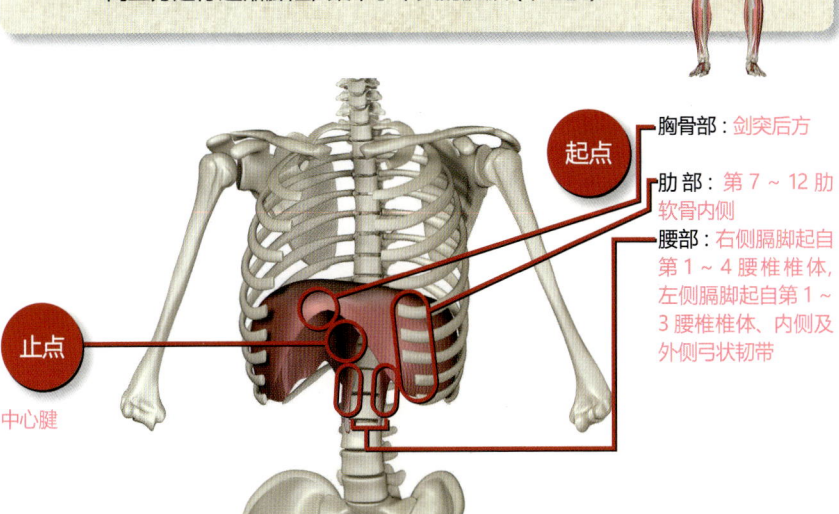

起点
- 胸骨部：剑突后方
- 肋部：第 7~12 肋软骨内侧
- 腰部：右侧膈脚起自第 1~4 腰椎椎体，左侧膈脚起自第 1~3 腰椎椎体、内侧及外侧弓状韧带

止点
中心腱

神经支配 膈神经

作用 吸气时下降，扩大胸腔

2 躯干（胸部・腹部）

👍 触诊的顺序与重点 👍

1. 触诊膈肌收缩

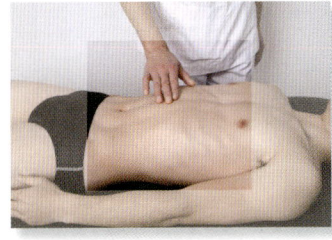

检查者将手放在受检者剑突正下方，让受检者鼓肚子的同时吸气，以触诊膈肌收缩。

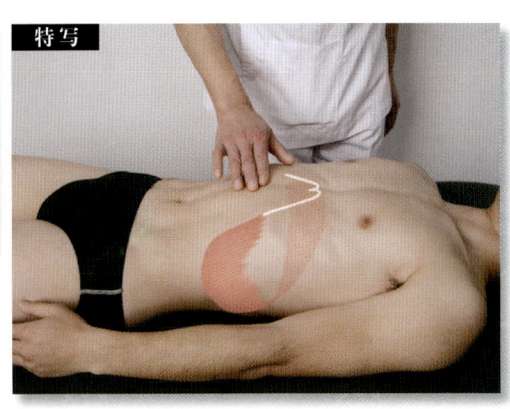

特写

63

斜方肌

Trapezius

是位于颈部后方至躯干背部浅层的三角形肌肉,由上部、中部和下部纤维组成。两侧斜方肌呈菱形。

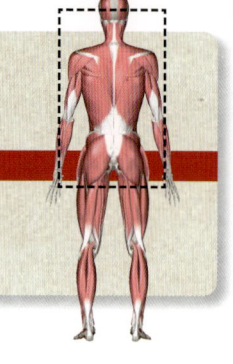

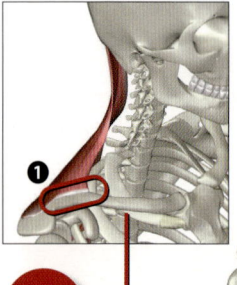

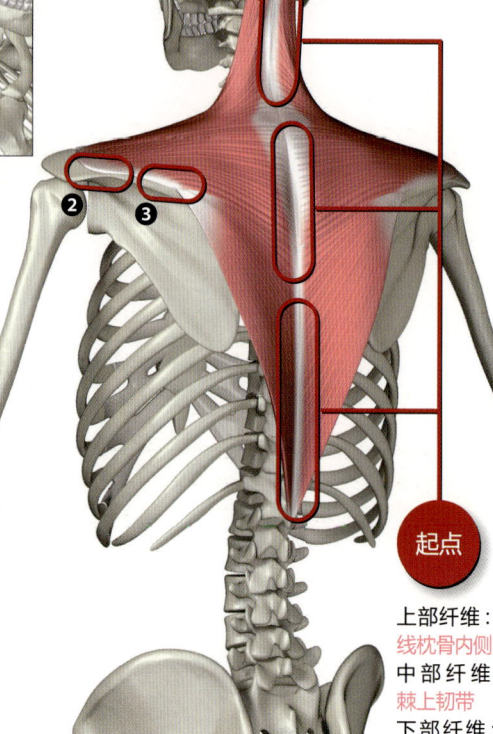

止点

上部纤维：锁骨后缘外侧 1/3
中部纤维：肩峰内侧缘、肩胛冈后上缘
下部纤维：肩胛冈内侧缘至内侧 1/3 的结节

起点

上部纤维：枕外隆凸、上项线枕骨内侧 1/3、项韧带
中部纤维：C7 ~ T3 棘突、棘上韧带
下部纤维：T4 ~ T12 棘突、棘上韧带

神经支配 颈神经前支（C2 ~ 4）、副神经外支

作用
整体：肩胛骨上回旋、内收
上部纤维：肩胛骨上提，一侧锁骨上提、后撤，头颈部伸展
中部纤维：肩胛骨内收、辅助上回旋
下部纤维：肩胛骨下降、内收、上回旋

触诊的顺序与重点

1. 观察斜方肌上部纤维收缩

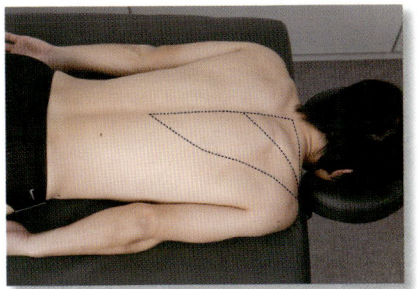

受检者俯卧位下收拢双肩、上提肩胛骨，即可观察到斜方肌上部纤维收缩。

2. 触诊斜方肌上部纤维收缩

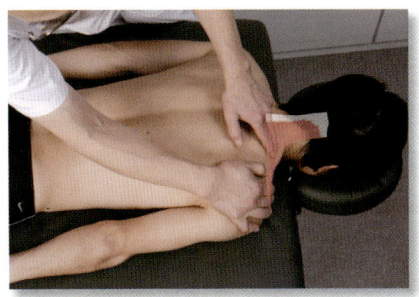

检查者一手轻度施力对抗其肩胛骨上提，另一手可在其锁骨至颈部触诊到斜方肌上部纤维收缩。

3. 观察斜方肌中部纤维收缩

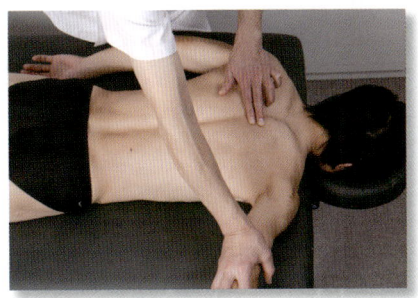

受检者俯卧位下上肢外展90°，上肢水平外展且肩胛骨内收时，可观察到斜方肌中部纤维收缩。

4. 触诊斜方肌中部纤维收缩

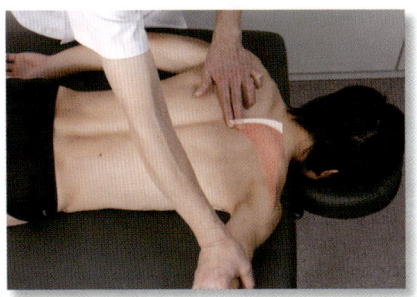

检查者一手在其上肢远端轻度施力，对抗其肩胛骨内收，另一手可在其肩峰内侧缘、肩胛冈至T1~5棘突之间触诊到斜方肌中部纤维收缩。

5. 观察斜方肌下部纤维收缩

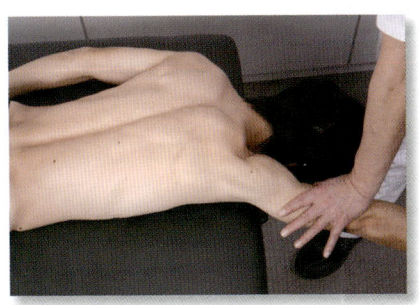

受检者俯卧位下上肢外展约145°、上举至头顶，进一步上举上肢使肩胛骨下降、内收时可观察到斜方肌下部纤维收缩。

6. 触诊斜方肌下部纤维收缩

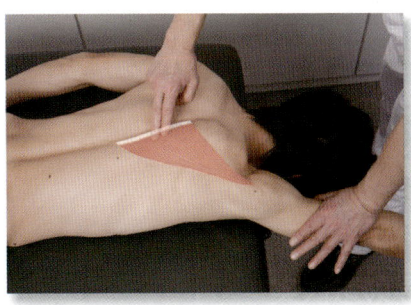

检查者一手在其上肢远端轻度施力，对抗其上肢上举，另一手可在其肩胛冈根部与T6~12棘突之间触诊到斜方肌下部纤维收缩。

背阔肌

Latissimus dorsi

是覆盖在胸廓背侧下部和腰椎部浅层的三角形宽大肌肉，上部纤维走行几乎呈水平方向，而下部纤维走行几乎呈垂直方向，止于肱骨近端。

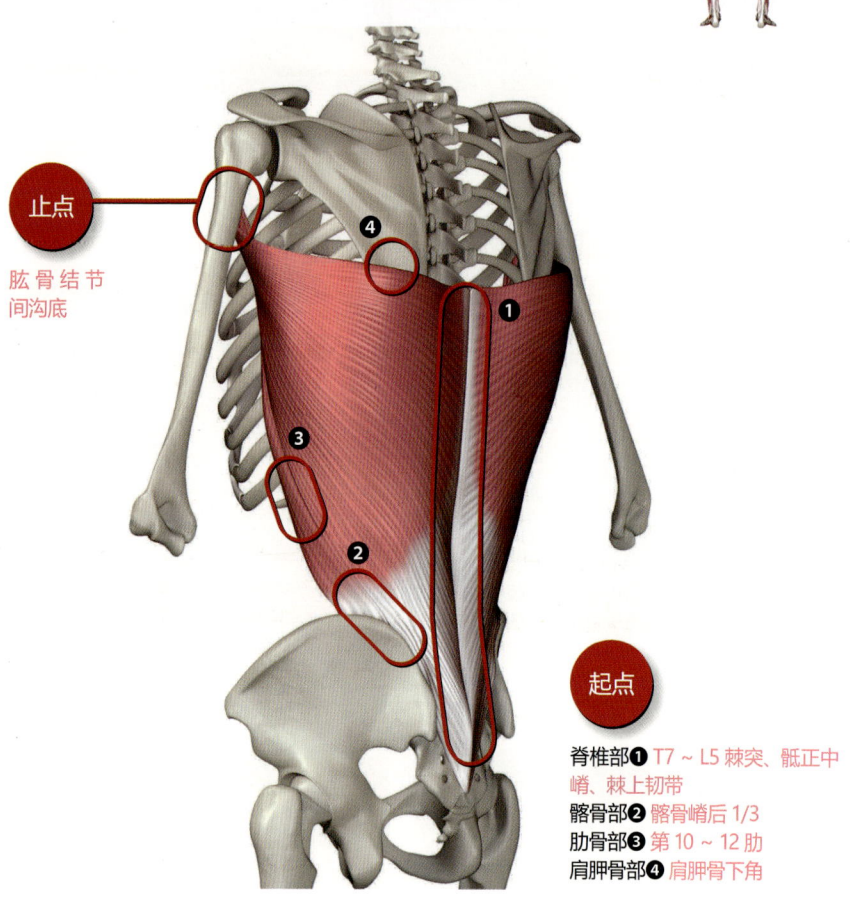

止点
肱骨结节间沟底

起点
脊椎部❶ T7～L5 棘突、骶正中嵴、棘上韧带
髂骨部❷ 髂骨嵴后 1/3
肋骨部❸ 第 10～12 肋
肩胛骨部❹ 肩胛骨下角

神经支配 胸背神经

作用 肩关节伸展、内收、内旋，肩带下降，上肢固定时骨盆上提、前倾

触诊的顺序与重点

1. 观察背阔肌收缩

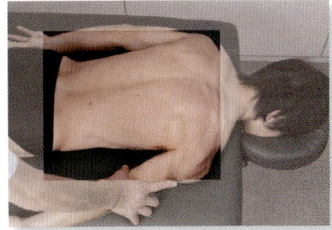
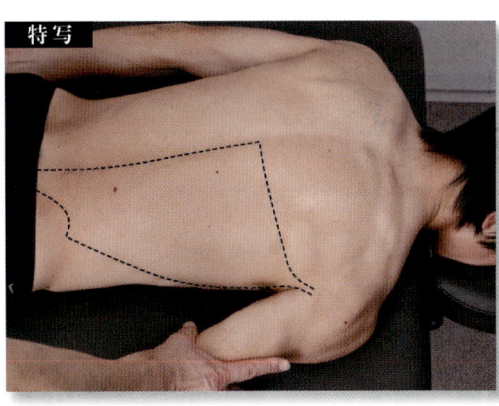

受检者取俯卧位,肩关节内旋、外展,检查者一手在其上臂施力,对抗肩关节伸展、内收,可观察到背阔肌收缩。

2. 触诊腰部外侧的背阔肌收缩

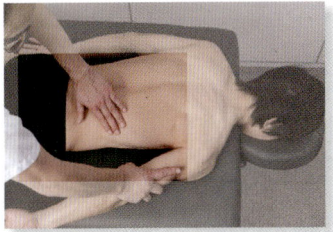
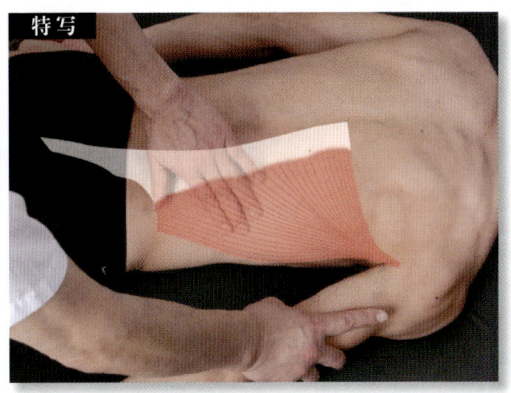

方法同前,检查者另一手可在其胸廓下部外侧至腰部外侧触诊到背阔肌收缩。

3. 触诊腋窝周围的背阔肌收缩

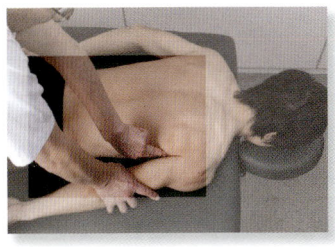
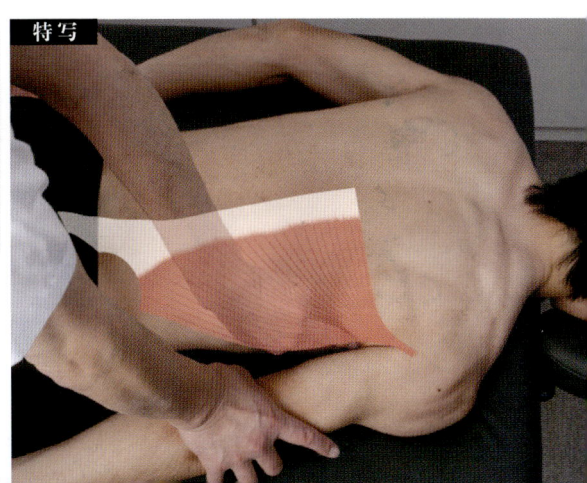

方法同前,检查者另一手可在其腋窝周围触诊到背阔肌收缩。

大菱形肌

Rhomboid major

位于背部上方、小菱形肌下方，是被斜方肌覆盖的菱形肌肉。肌纤维从胸椎棘突向肩胛骨内侧缘斜向下走行。

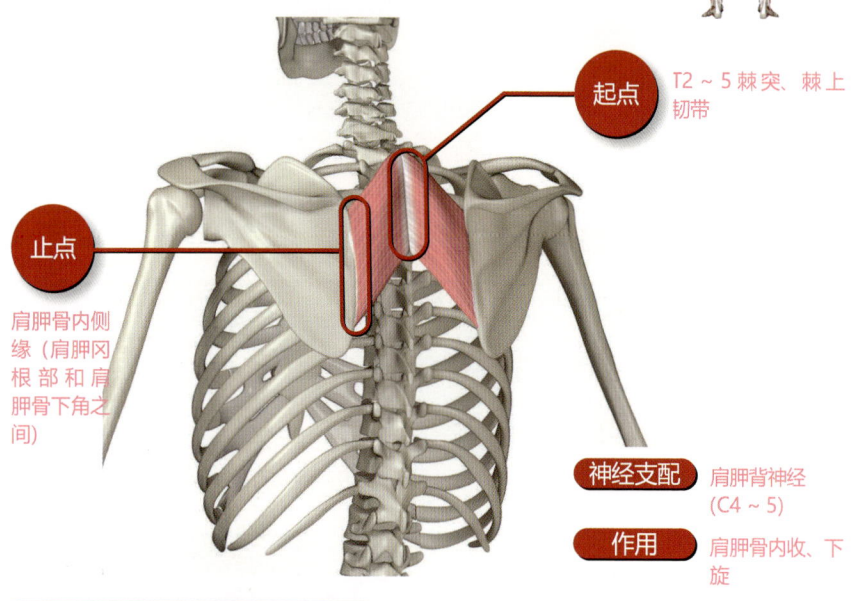

起点：T2～5棘突、棘上韧带

止点：肩胛骨内侧缘（肩胛冈根部和肩胛骨下角之间）

神经支配：肩胛背神经（C4～5）

作用：肩胛骨内收、下旋

👍 触诊的顺序与重点 👍

1. 观察并触诊大菱形肌收缩

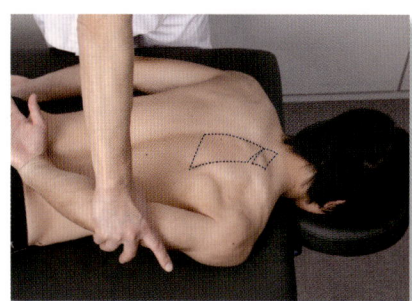
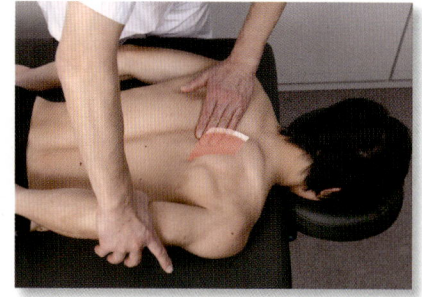

受检者取俯卧位，手放在臀部，检查者在其上臂远端向下与向外施力，受检者肩部上抬，即可观察到大菱形肌收缩，检查者可在其肩胛冈根部和肩胛骨下角之间的肩胛冈内侧缘至T2～5棘突之间触诊到大菱形肌收缩。

小菱形肌

Rhomboid minor

位于背部上方、大菱形肌上方,是被斜方肌覆盖的小块菱形肌肉。肌纤维从C7~T1棘突向肩胛冈根部斜向下走行。

2 躯干(胸部・腹部)

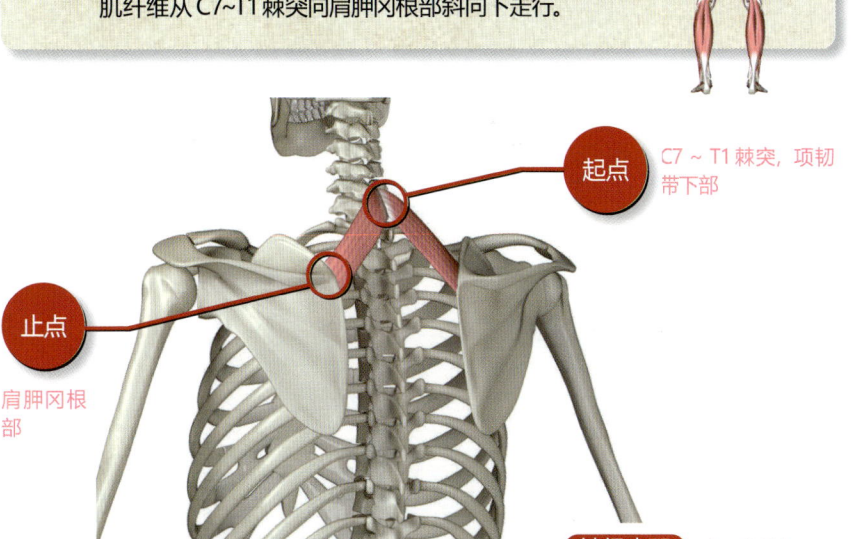

起点：C7~T1棘突,项韧带下部

止点：肩胛冈根部

神经支配：肩胛背神经

作用：肩胛骨内收、内旋

👍 触诊的顺序与重点 👍

1. 观察并触诊小菱形肌收缩

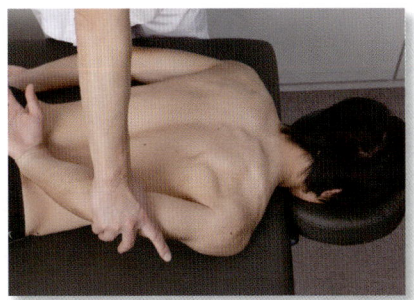 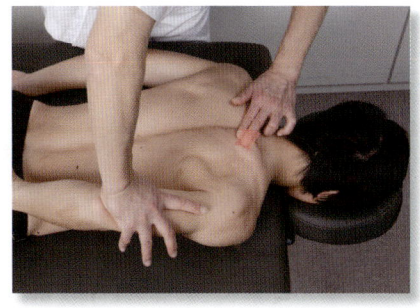

与大菱形肌相同,受检者取俯卧位,将手放在臀部,检查者在其上臂远端向下与向外施力,受检者肩部上抬,检查者可在其肩胛冈根部脊柱缘(左图)至C7~T1棘突外侧(右图)观察、触诊到小菱形肌收缩。

肩胛提肌

Levator scapulae

位于颈部后外侧,侧方被胸锁乳突肌、后方被斜方肌覆盖。在胸锁乳突肌深部下行。

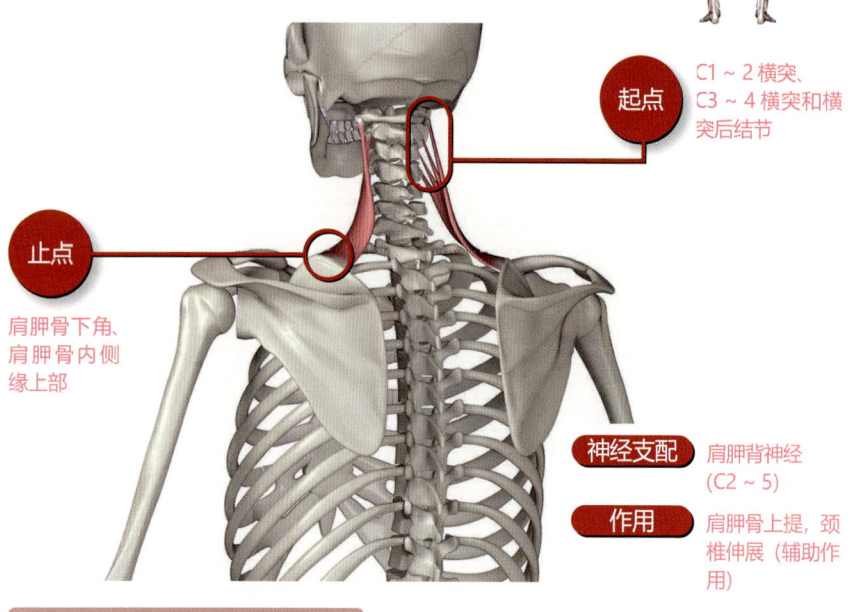

起点 C1~2 横突、C3~4 横突和横突后结节

止点 肩胛骨下角、肩胛骨内侧缘上部

神经支配 肩胛背神经 (C2~5)

作用 肩胛骨上提,颈椎伸展(辅助作用)

👍 触诊的顺序与重点 👍

1. 从肩胛骨上角内侧至 C1~4 横突外侧触诊肩胛提肌收缩

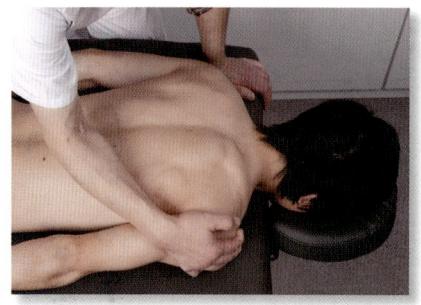
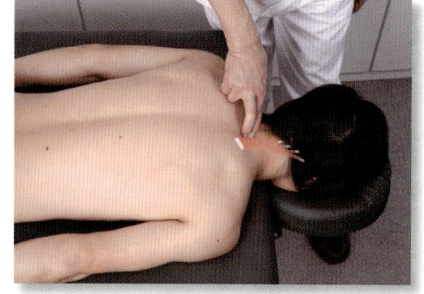

受检者肩胛骨上提,检查者施力对抗,可在其肩胛骨上角内侧(左图)和 C1~4 横突外侧(右图)之间触诊到肩胛提肌收缩,肩胛提肌腹走行于胸锁乳突肌和斜方肌上部纤维之间。

竖脊肌

Erector spinae

由位于外侧浅层纵向走行的髂肋肌，中部偏浅层纵向走行的最长肌，以及在深层纵向走行的棘肌组成。

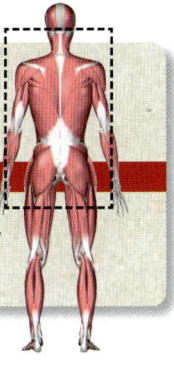

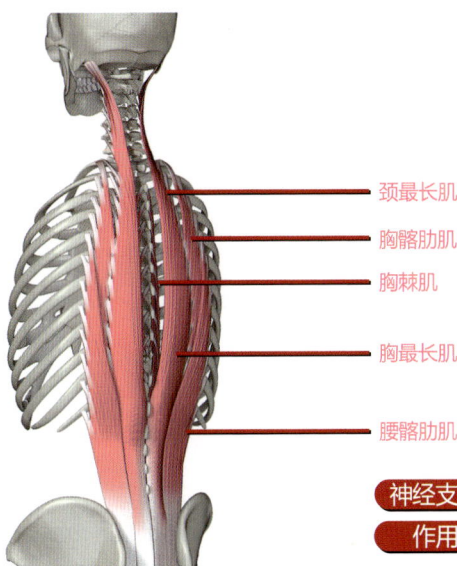

- 颈最长肌
- 胸髂肋肌
- 胸棘肌
- 胸最长肌
- 腰髂肋肌

神经支配：脊神经后支

作用：保持脊柱在直立位上，伸展脊柱

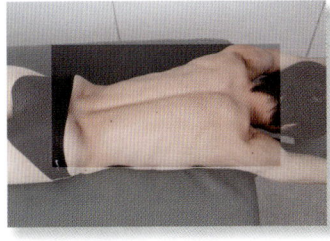

触诊的顺序与要点

1. 观察竖脊肌隆起

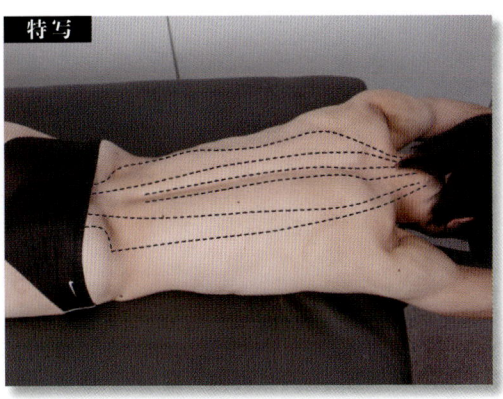

受检者取俯卧位，伸展躯干，即可在其脊柱两侧观察到斜方肌、背阔肌深处的竖脊肌隆起。

胸最长肌

Longissimus thoracis

是竖脊肌的一部分,位于最内侧的胸棘肌和外侧的髂肋肌之间。至腰椎上部为止,其肌纤维不能与髂肋肌肌纤维分离。

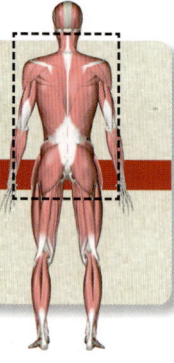

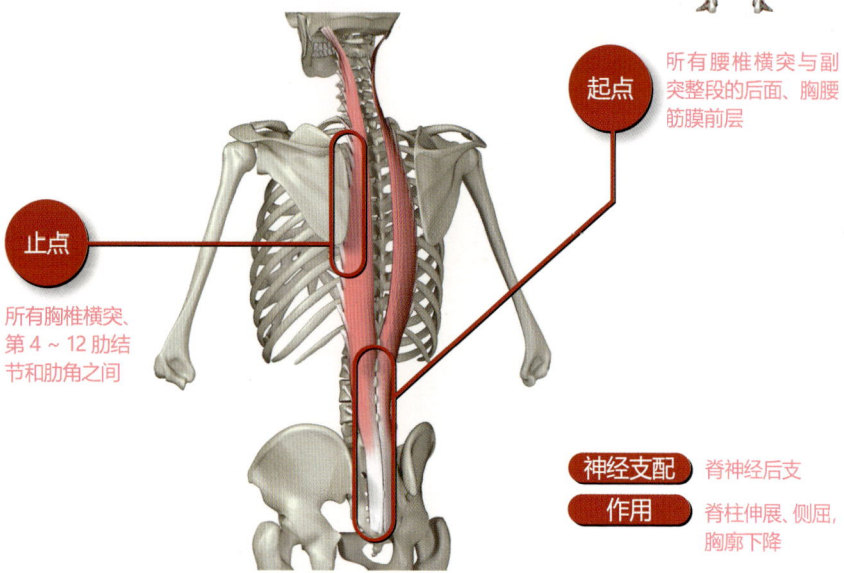

起点:所有腰椎横突与副突整段的后面、胸腰筋膜前层

止点:所有胸椎横突、第 4 ~ 12 肋结节和肋角之间

神经支配:脊神经后支

作用:脊柱伸展、侧屈,胸廓下降

👍 触诊的顺序与重点 👍

1. 观察胸最长肌隆起

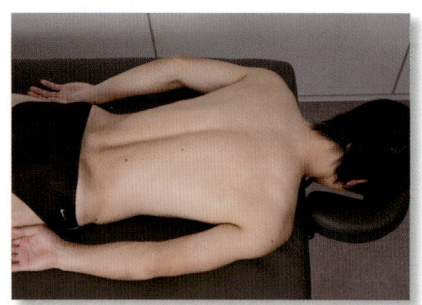

胸最长肌位于下后锯肌、菱形肌、背阔肌和斜方肌的深处,是背部用力时在脊柱两旁棘突外侧观察到的竖脊肌最膨隆的部分。

2. 触诊胸最长肌收缩

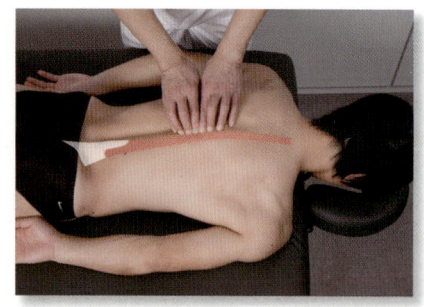

受检者伸展躯干,检查者即可从其竖脊肌的中部触诊到胸最长肌收缩。

胸髂肋肌

Iliocostalis thoracis

为竖脊肌最外侧的部分，位于脊柱两旁外侧凹陷处，被下后锯肌、菱形肌、背阔肌和斜方肌覆盖。

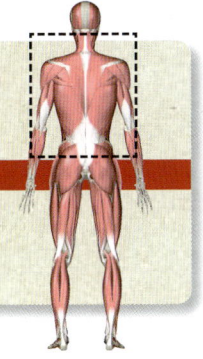

2 躯干（胸部·腹部）

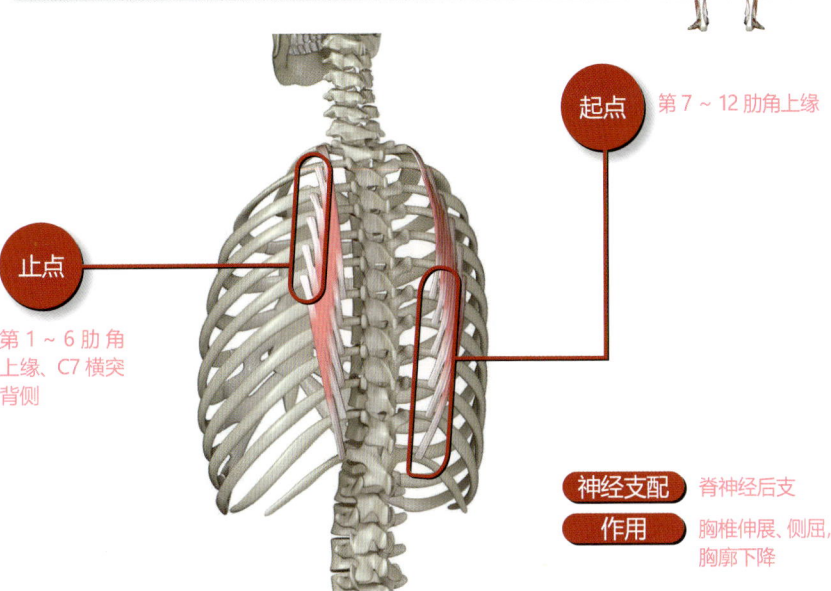

起点 第7～12肋角上缘

止点 第1～6肋角上缘、C7横突背侧

神经支配 脊神经后支
作用 胸椎伸展、侧屈，胸廓下降

👍 触诊的顺序与重点 👍

1. 观察胸髂肋肌隆起

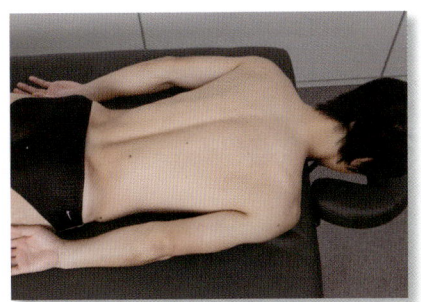

受检者背部用力时，可在胸最长肌外侧、C7横突背侧、第1～6肋角上缘至第7～12肋角观察到胸髂肋肌隆起。

2. 触诊胸髂肋肌收缩

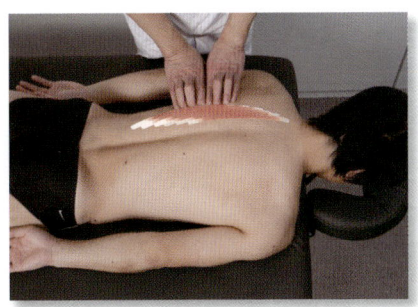

受检者伸展躯干，检查者可以在其胸最长肌外侧触诊到胸髂肋肌收缩。

腰髂肋肌
Iliocostalis lumborum

起于胸最长肌外侧浅层，表层为强韧的筋膜，从髂嵴和骶骨后面向上走行，止于肋角。

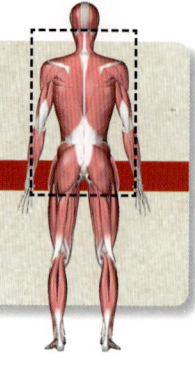

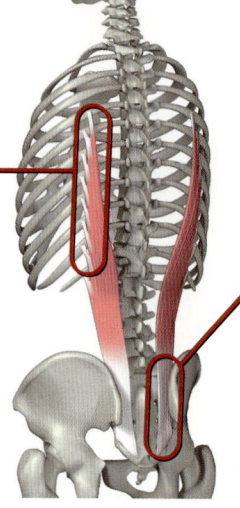

起点 竖脊肌总腱、胸腰筋膜、髂嵴脊柱缘、骶骨后面

止点 第4～11肋角、第12肋角下缘

神经支配 脊神经后支

作用 脊柱伸展、侧屈，胸廓下降

👍 触诊的顺序与重点 👍

1. 观察腰髂肋肌隆起

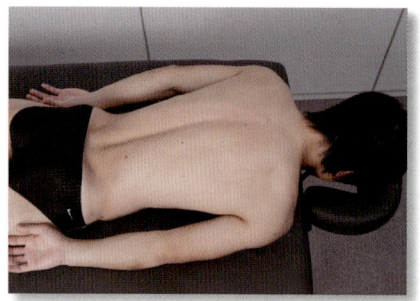

受检者背部用力时，可在胸最长肌外侧，从髂嵴至腰椎横突、第4～11肋角、第12肋角下缘观察到腰髂肋肌隆起。

2. 触诊腰髂肋肌收缩

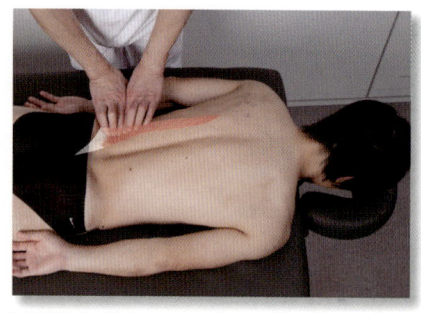

受检者伸展躯干，检查者可在其竖脊肌最外侧触诊到腰髂肋肌收缩。

胸棘肌
Spinalis thoracis

是竖脊肌中最小、最薄的肌肉,最靠近脊柱。棘肌很不规则,难以一一区分。

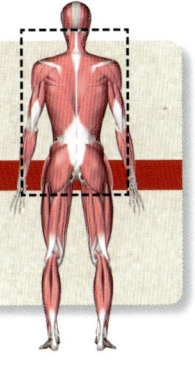

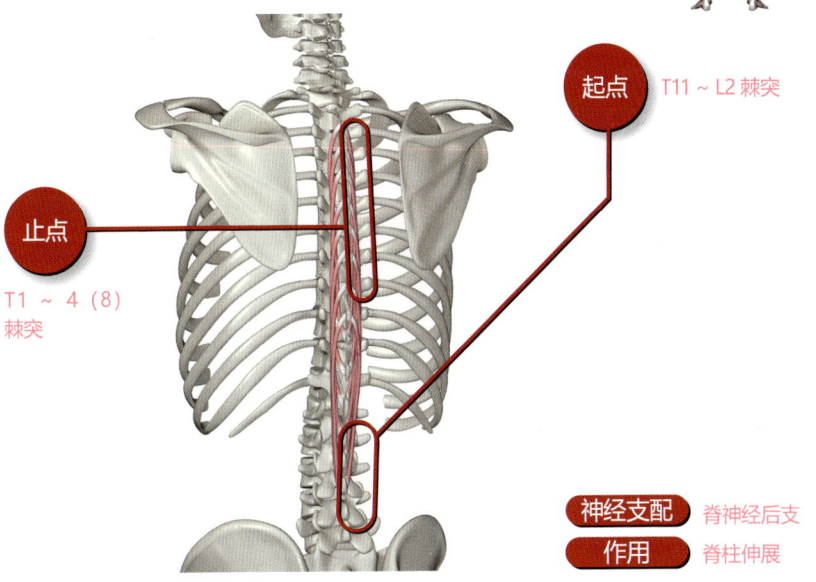

起点 T11～L2 棘突

止点 T1～4(8) 棘突

神经支配 脊神经后支
作用 脊柱伸展

2 躯干（胸部·腹部）

触诊的顺序与重点

1. 观察胸棘肌隆起

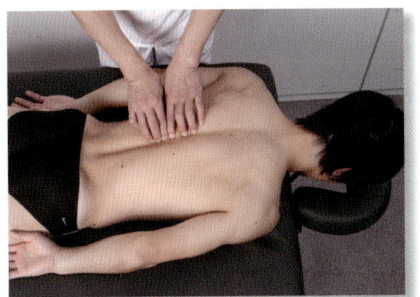

受检者背部用力,胸棘肌是竖脊肌最内侧（棘突侧）隆起的肌肉,第2腰椎至第1胸椎处隆起的部分。

2. 触诊胸棘肌收缩

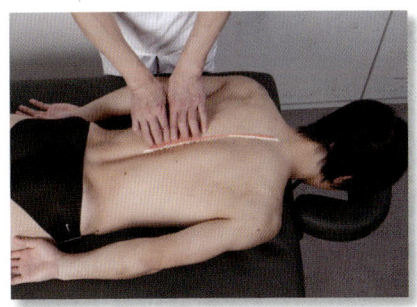

受检者伸展躯干,检查者即可从其胸椎至腰椎上部棘突外侧触诊到胸棘肌收缩。

多裂肌
Multifidus

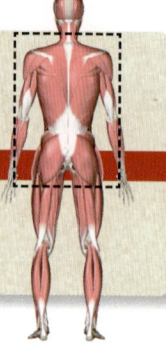

起自骶骨背面、所有腰椎乳突、所有胸椎横突、C4~7关节突，止于第2~4颈椎棘突。腰部肌力最强。

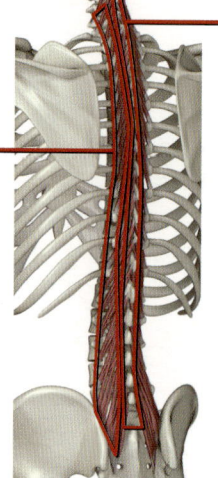

止点
第2~4颈椎棘突

起点
C4~7关节突、所有胸椎横突、所有腰椎乳突、骶骨背面、髂骨的髂后上棘及其周围

神经支配 脊神经后支的内侧支

作用 脊柱伸展、侧屈、向对侧旋转，保护椎间关节

👍 触诊的顺序与重点 👍

1. 观察腰部隆起的多裂肌

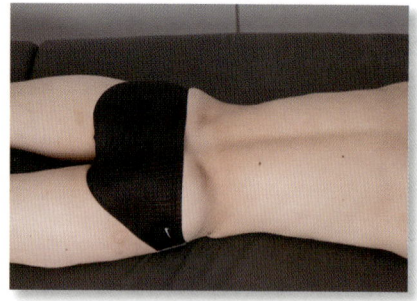

受检者取俯卧位，在不引起竖脊肌收缩下略抬起下肢。检查者可从其腰椎下部棘突外侧至横突之间观察到多裂肌隆起。

2. 触诊多裂肌收缩

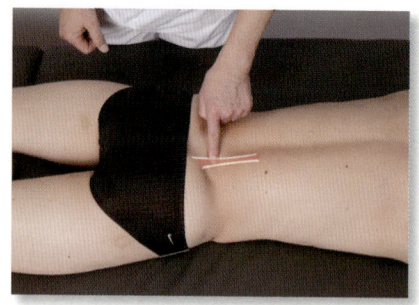

同上，受检者略上抬下肢。检查者可从其腰椎下部横突和棘突之间的椎弓部分触诊到多裂肌收缩。

Part 3

肩胛带、上肢的观察和触诊

可从前方（腹侧）确认的骨性标志

观察左右肩峰、锁骨和肱骨头的位置，检查上肢的力线。

从肩胛带、上肢前方进行观察和触诊

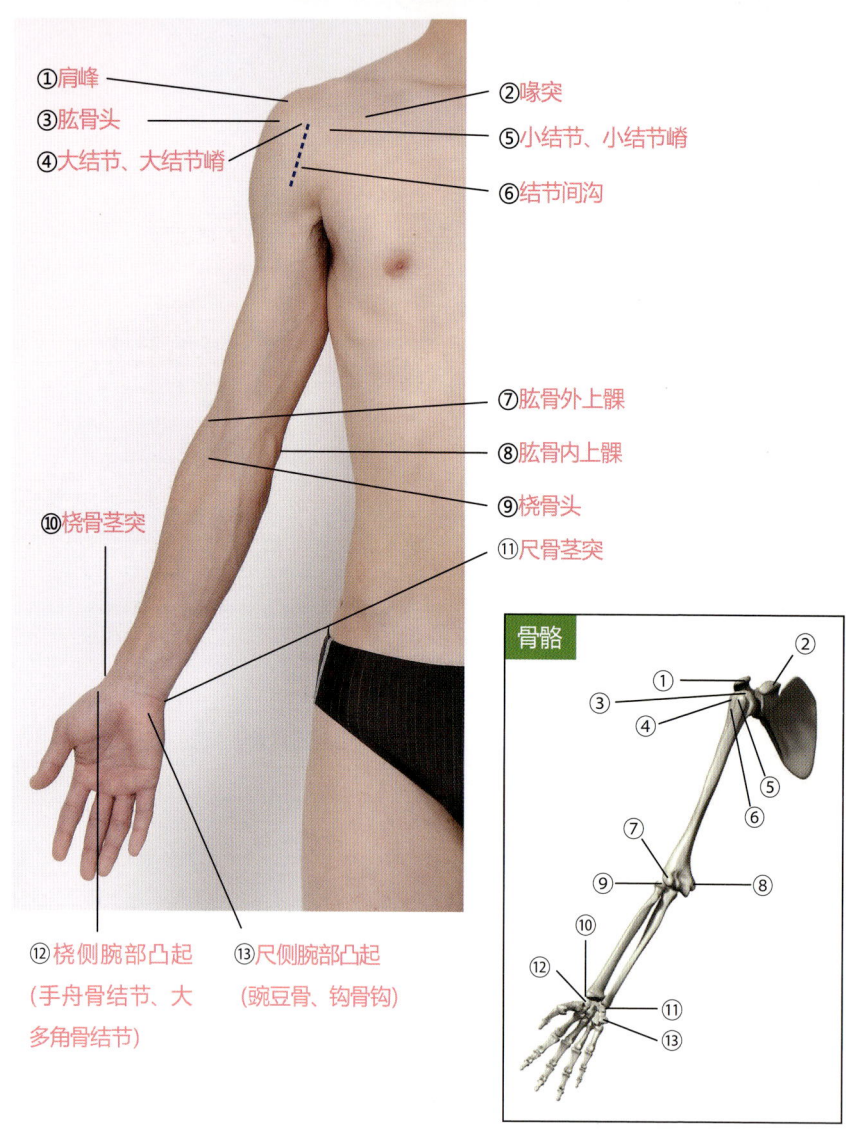

① 肩峰
② 喙突
③ 肱骨头
④ 大结节、大结节嵴
⑤ 小结节、小结节嵴
⑥ 结节间沟
⑦ 肱骨外上髁
⑧ 肱骨内上髁
⑨ 桡骨头
⑩ 桡骨茎突
⑪ 尺骨茎突
⑫ 桡侧腕部凸起（手舟骨结节、大多角骨结节）
⑬ 尺侧腕部凸起（豌豆骨、钩骨钩）

骨骼

1. 肩胛带、上臂近端

- 肘关节屈曲90°，确认肩关节内、外旋的中间位。
- 用指腹触诊①肩峰，向远端滑动可触诊到③肱骨头。
- 将手指移动至①肩峰正下方，在肱骨头上向前移动即可触诊到④大结节。
- 大结节内侧略下陷的位置是⑥结节间沟，其内侧可触诊到⑤小结节。上臂内旋时无法触诊到小结节。
- 将示指、中指、无名指前端放在⑥结节间沟，另一只手对受检者肘关节屈曲施力对抗，即可触诊到肱二头肌长头收缩。
- ⑤小结节的内侧为上臂和躯干之间的沟，再将手指向内侧移动可触诊到锁骨下方的②喙突。

2. 上臂远端、肘关节、前臂近端

- 上臂远端外侧可触诊到⑦肱骨外上髁，内侧可触诊到⑧肱骨内上髁。
- ⑦肱骨外上髁的远端、肱桡肌深处可触诊到⑨桡骨头。

3. 前臂远端、腕部

- 前臂远端桡侧可触诊到⑩桡骨茎突，尺侧可触诊到⑪尺骨茎突。
- 腕关节远端可触诊到⑫桡侧腕部凸起和⑬尺侧腕部凸起。
- ⑫桡侧腕部凸起的近端有手舟骨结节，远端有大多角骨结节。
- ⑬尺侧腕部凸起的近端由豌豆骨和远端的软组织深处的钩骨钩组成。豌豆骨和钩骨钩之间的沟有尺神经通行（腕尺管）。

可从后方（背侧）确认的骨性标志

比较左右肩峰的高度，观察肩胛骨的位置，检查上肢的力线。

从肩胛带、上肢后方进行观察和触诊

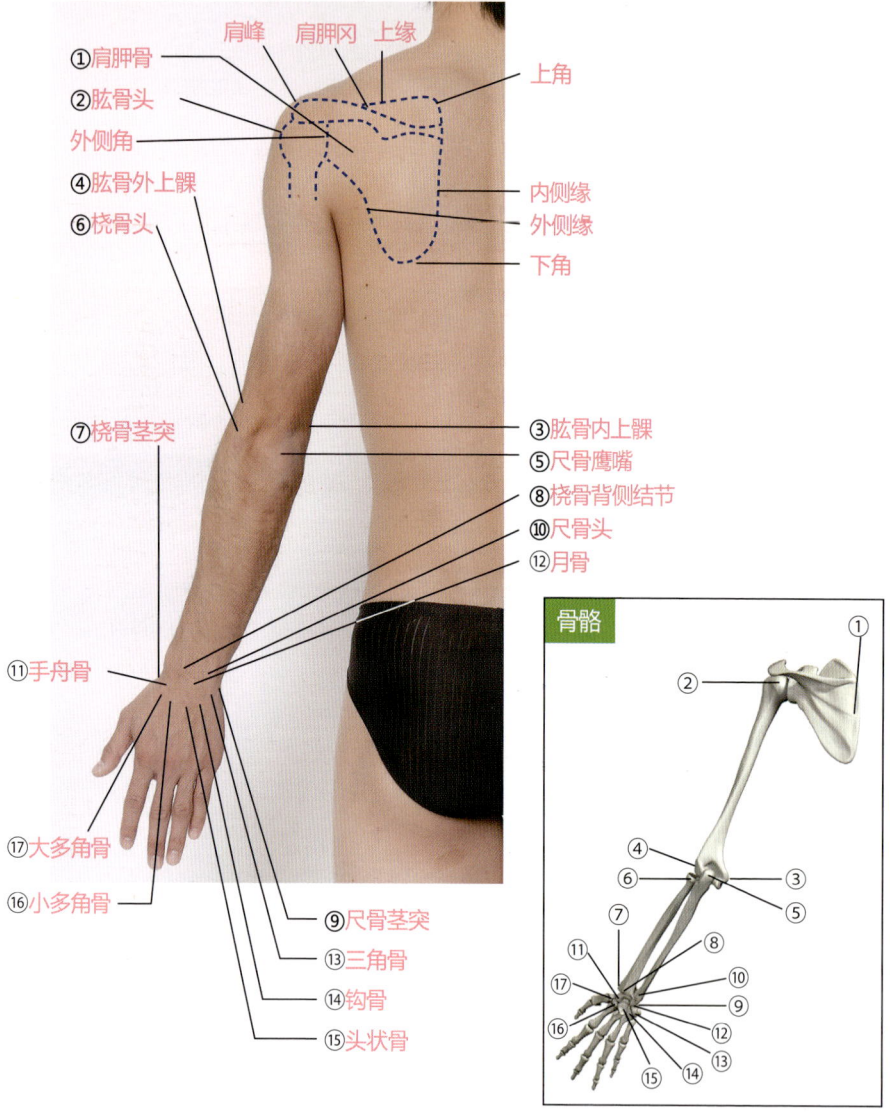

1. 肩胛带

- 触诊①肩胛骨的肩峰，沿肩峰向内侧移动可触诊到肩胛冈。
- 肩胛冈最内侧为肩胛冈根部，向上可触诊到上角，向下为内侧缘和下角，沿外侧向上可触诊到外侧缘。
- 肩峰的内侧、斜方肌上部纤维的深处可触诊到外侧缘和上角。
- 在肩峰的远端可触诊到②肱骨头。

2. 上臂远端、肘关节、前臂近端

- 上臂远端可触诊到③肱骨内上髁和④肱骨外上髁，在两者的远端可触诊到⑤尺骨鹰嘴。
- ④肱骨外上髁的远端、肱桡肌深层可触诊到⑥桡骨头。

3. 前臂远端、腕部

- 前臂远端桡侧可触诊到⑦桡骨茎突，然后向尺侧一横指处可触诊到⑧桡骨背侧结节，前臂旋后位下在尺侧远端可触诊到⑨尺骨茎突。
- 前臂旋前位下可在⑨尺骨茎突的桡侧触诊到⑩尺骨头。
- 腕部桡侧有由拇长伸肌、拇短伸肌、拇长展肌的肌腱构成的三角形凹陷，即鼻烟窝，其深处的近端为⑪手舟骨，远端为⑰大多角骨。
- ⑪手舟骨的尺侧可触诊到⑫月骨和⑬三角骨。
- ⑰大多角骨的尺侧可触诊到⑯小多角骨、⑮头状骨和⑭钩骨。

可从侧方确认的骨性标志

从肩峰开始仔细触诊上肢的骨性标志,检查上肢的力线。

1. 从肩胛带、上肢外侧进行观察和触诊

- 注意①肩峰和②肱骨头的位置关系。然后按顺序触诊其远端的骨性标志。
- 触诊③肱骨外上髁,然后在其远端可触诊到肱桡肌深处的④桡骨头,前臂旋前、旋后时可感知到其运动。
- 向桡骨远端触诊,在桡骨末端可触诊到⑤桡骨茎突。

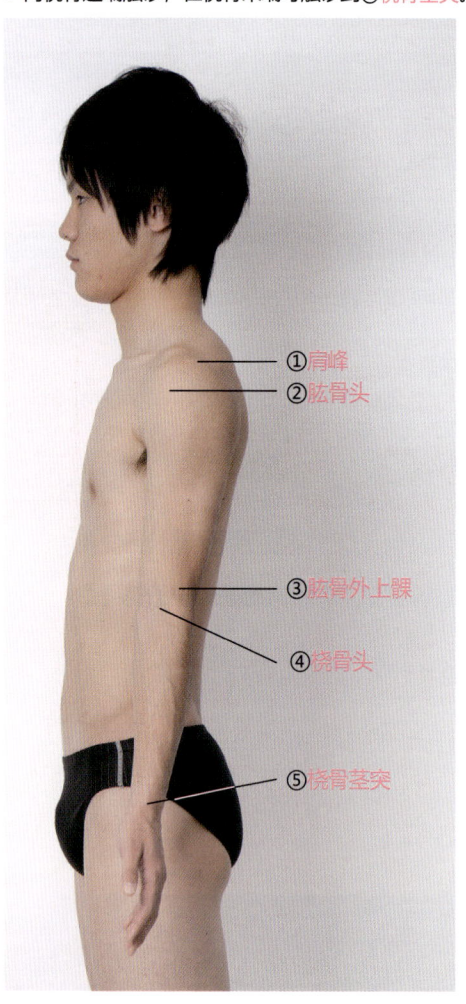

① 肩峰
② 肱骨头
③ 肱骨外上髁
④ 桡骨头
⑤ 桡骨茎突

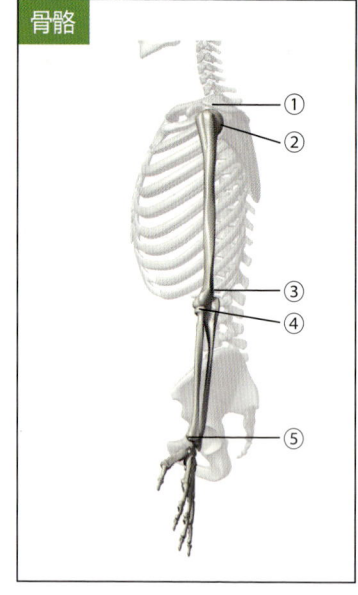

骨骼

2. 从上肢内侧进行观察和触诊

- 在肱骨远端触诊①肱骨内上髁。
- 向尺骨远端触诊，前臂旋后时可在前臂尺侧触诊到隆起的③尺骨头。
- 将指腹放在尺骨头远端，前臂旋前时尺骨头移向深处，其稍向下处的②尺骨茎突容易被触诊到。

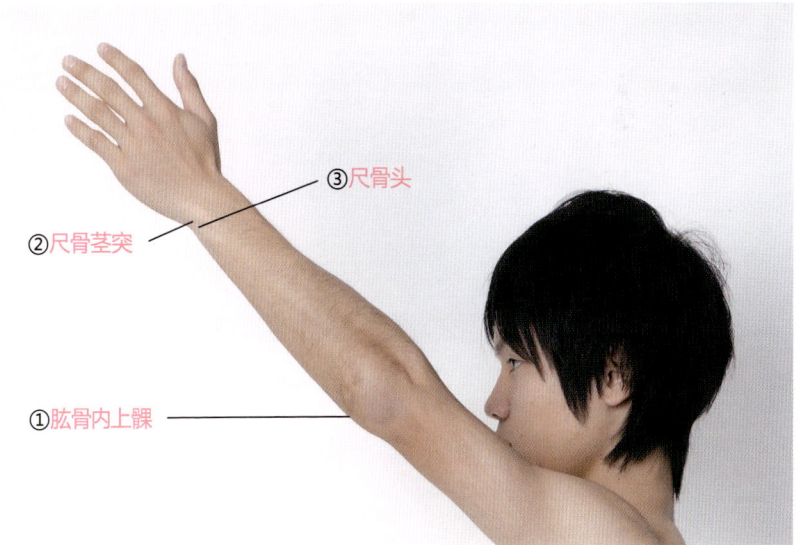

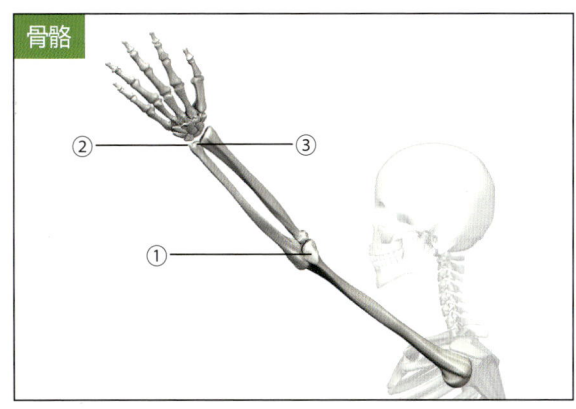

骨骼

肩胛带、上肢的肌肉

分别观察、触诊上肌带肌、臂肌、前臂肌、手肌。

上肢带肌、臂肌

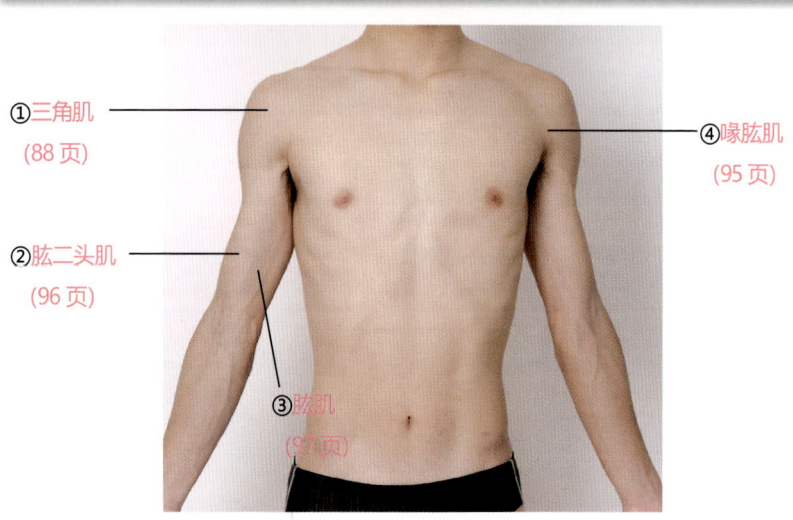

① 三角肌 (88 页)
② 肱二头肌 (96 页)
③ 肱肌 (97 页)
④ 喙肱肌 (95 页)

肌肉

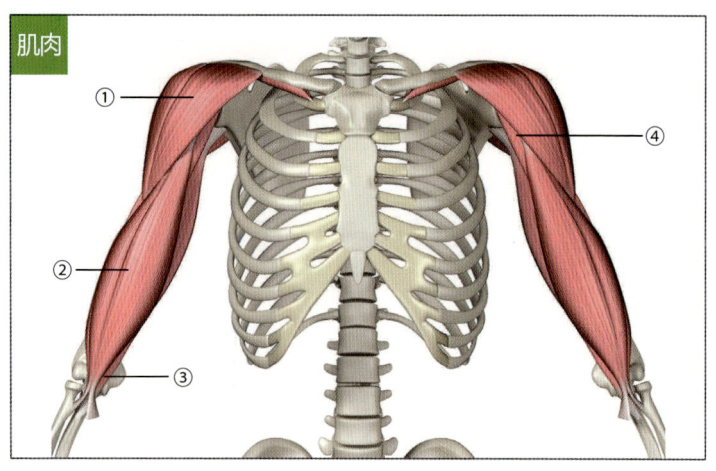

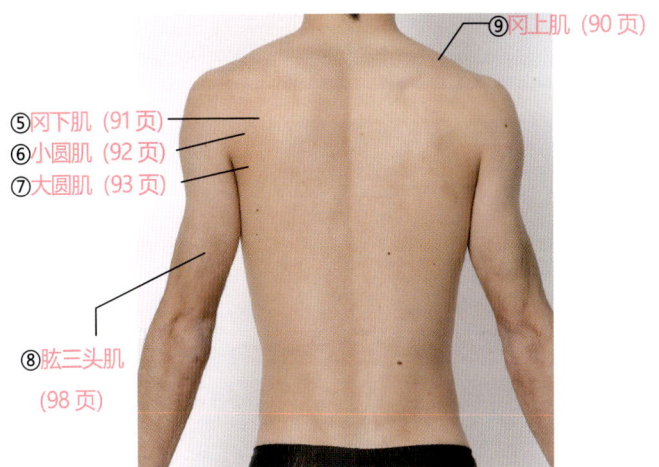

⑨冈上肌 (90 页)
⑤冈下肌 (91 页)
⑥小圆肌 (92 页)
⑦大圆肌 (93 页)
⑧肱三头肌 (98 页)
● 肩胛下肌 (94 页)

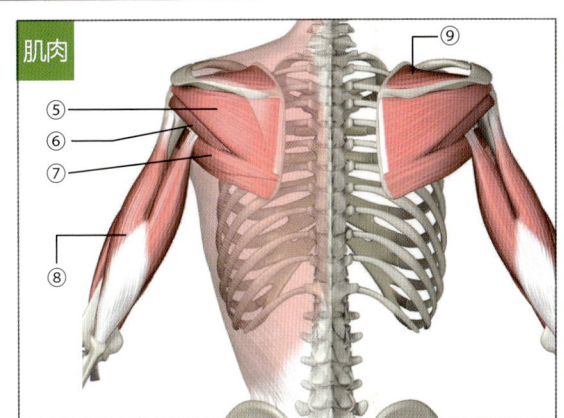

肌肉

1. 上肢带肌

起自上肢带骨、附着于肱骨的肌肉，作用是运动肩关节。由①三角肌、⑤冈下肌、⑥小圆肌、⑦大圆肌、⑨冈上肌和肩胛下肌组成。

2. 臂肌

部分起自上肢带骨，大部分起自肱骨，大部分附着于上臂。作用是活动上臂。分为前群（屈肌，②肱二头肌、③肱肌、④喙肱肌）和后群（伸肌，⑧肱三头肌、㉒肘肌）。

前臂肌、腕部手肌

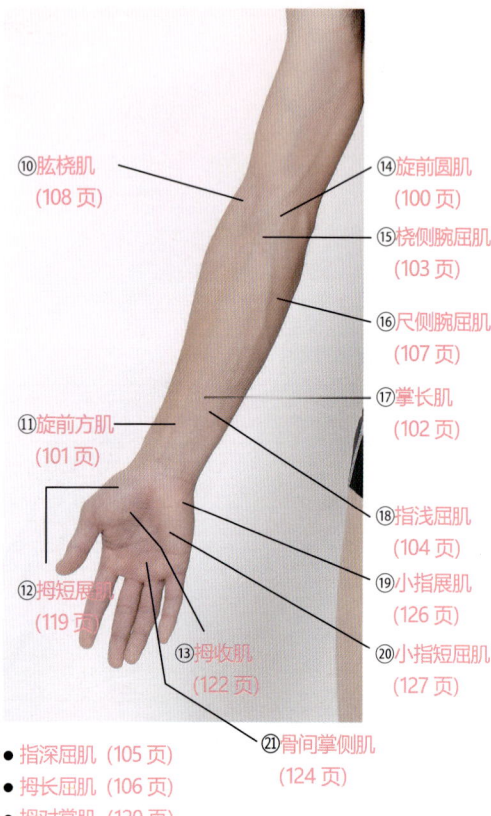

- ⑩ 肱桡肌 (108 页)
- ⑪ 旋前方肌 (101 页)
- ⑫ 拇短展肌 (119 页)
- ⑬ 拇收肌 (122 页)
- ⑭ 旋前圆肌 (100 页)
- ⑮ 桡侧腕屈肌 (103 页)
- ⑯ 尺侧腕屈肌 (107 页)
- ⑰ 掌长肌 (102 页)
- ⑱ 指浅屈肌 (104 页)
- ⑲ 小指展肌 (126 页)
- ⑳ 小指短屈肌 (127 页)
- ㉑ 骨间掌侧肌 (124 页)

- 指深屈肌 (105 页)
- 拇长屈肌 (106 页)
- 拇对掌肌 (120 页)
- 掌短肌 (125 页)
- 小指对掌肌 (128 页)
- 蚓状肌 (129 页)

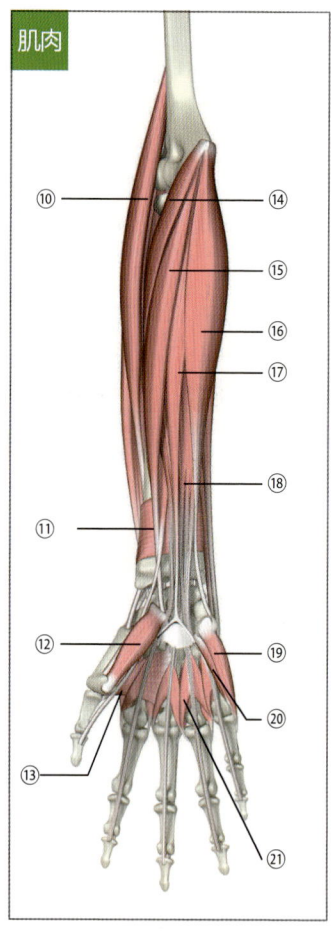

肌肉

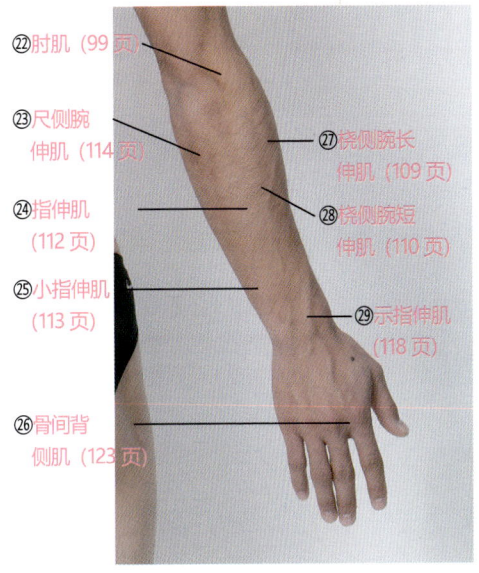
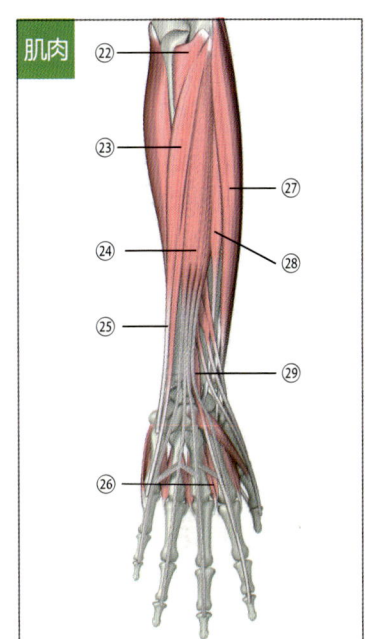

㉒ 肘肌（99 页）
㉓ 尺侧腕伸肌（114 页）
㉔ 指伸肌（112 页）
㉕ 小指伸肌（113 页）
㉖ 骨间背侧肌（123 页）
㉗ 桡侧腕长伸肌（109 页）
㉘ 桡侧腕短伸肌（110 页）
㉙ 示指伸肌（118 页）

- 旋后肌（111 页）
- 拇长展肌（115 页）
- 拇短伸肌（116 页）
- 拇长伸肌（117 页）
- 拇短屈肌（121 页）

肌肉

3. 前臂肌

起自肱骨远端和桡、尺骨，主要附着于手部骨骼上，作用是活动腕关节和手指。分为前群（屈肌，⑪旋前方肌、⑭旋前圆肌、⑮桡侧腕屈肌、⑯尺侧腕屈肌、⑰掌长肌、⑱指浅屈肌、指深屈肌、拇长屈肌）和后群（伸肌，⑳肱桡肌、㉓尺侧腕伸肌、㉔指伸肌、㉕小指伸肌、㉗桡侧腕长伸肌、㉘桡侧腕短伸肌、㉙示指伸肌、旋后肌、拇长展肌、拇短伸肌、拇长伸肌）

4. 手肌

位于手掌的肌肉，主要与手指的精细运动有关。分为鱼际肌（⑫拇短展肌、⑬拇收肌、拇对掌肌、拇短屈肌）、小鱼际肌（⑲小指展肌、⑳小指短屈肌、掌短肌、小指对掌肌）、掌部肌群（㉑骨间掌侧肌、㉖骨间背侧肌、蚓状肌）。

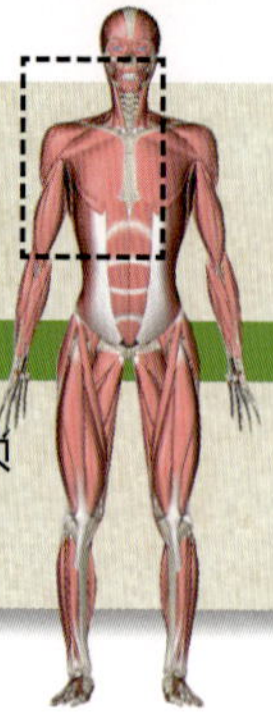

三角肌
Deltoid

是起自锁骨、肩峰、肩胛冈，止于肱骨体外侧三角肌粗隆的肌肉，分为锁骨部（前部纤维）、肩峰部（中部纤维）、肩胛冈部（后部纤维）。

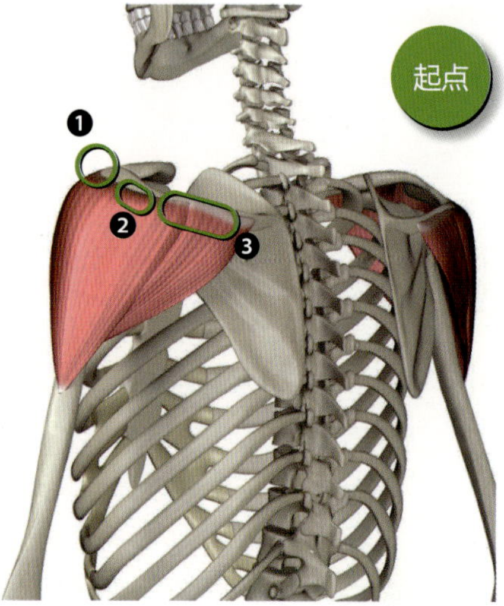

起点
- 锁骨部：❶ 锁骨前缘外侧 1/3
- 肩峰部：❷ 肩胛骨的肩峰外侧缘 上面
- 肩胛冈部：❸ 肩胛骨的肩胛冈后缘下面

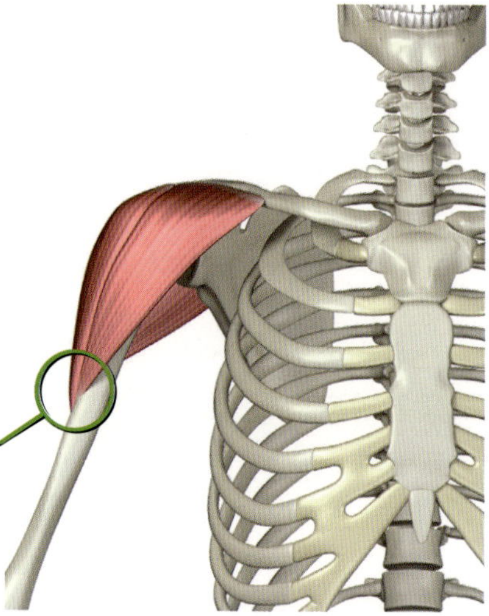

止点：三角肌粗隆

神经支配：腋神经 (C5~6)

作用
- 整体：肩关节外展
- 锁骨部：肩关节屈曲、内旋、外展、水平屈曲
- 肩峰部：肩关节外展
- 肩胛冈部：肩关节外旋、外展、水平伸展

1. 观察三角肌收缩

检查者在受检者上臂远端施力，对抗其肩关节外展，可以观察到三角肌收缩。

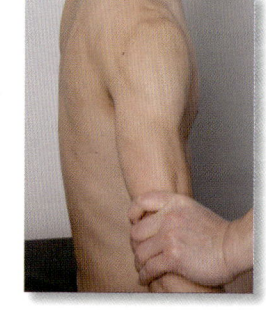

触诊的顺序与重点

2. 触诊锁骨部三角肌收缩

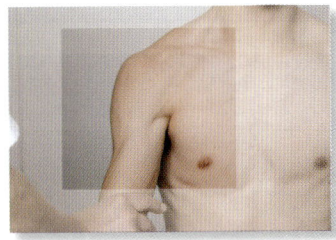
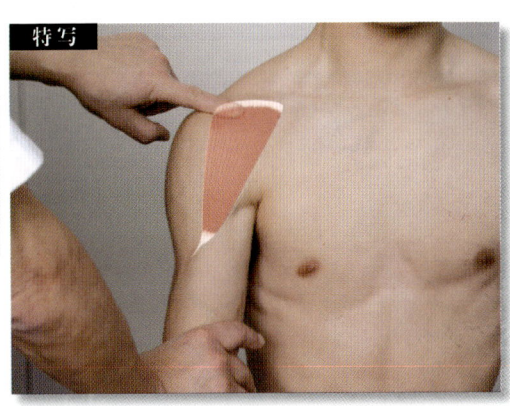

受检者肩关节屈曲或水平内收,检查者施力对抗,即可观察到三角肌收缩(左图),在其锁骨前缘外侧1/3可触诊到锁骨部三角肌收缩(右图)。

3. 触诊肩峰部三角肌收缩

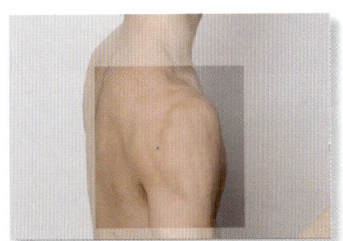
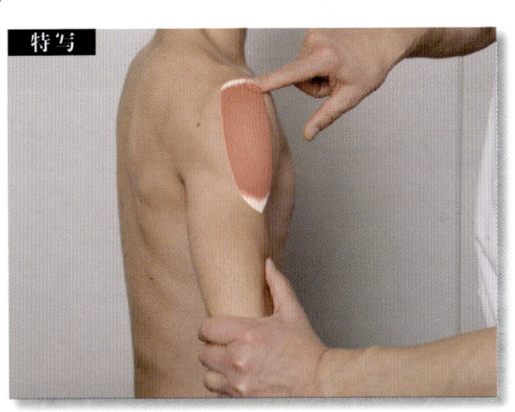

受检者肩关节外展,检查者施力对抗,即可观察到三角肌收缩(左图),可在其肩锁关节尾侧,自肩峰前缘至肩峰角尾侧触诊到肩峰部三角肌收缩(右图)。

4. 触诊肩胛冈部三角肌收缩

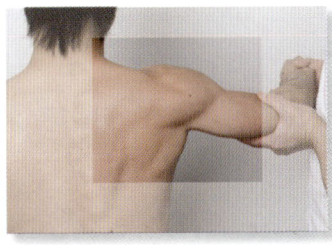
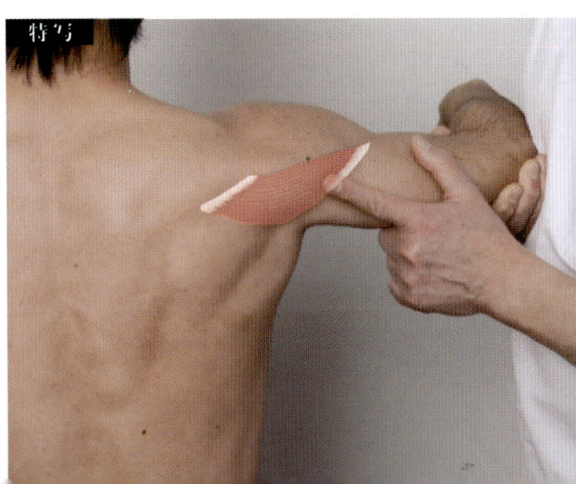

受检者肩关节90°外展,检查者施力对抗,即可观察到三角肌收缩(左图),可在其肩胛冈后缘触诊到肩胛冈部三角肌收缩(右图)。

冈上肌
Supraspinatus

起自冈上窝，止于大结节前方，具有稳定肱骨头，以及肩关节外展、外旋的作用，是构成肩袖的肌肉之一，也是最容易损伤的部位。

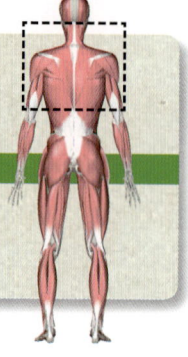

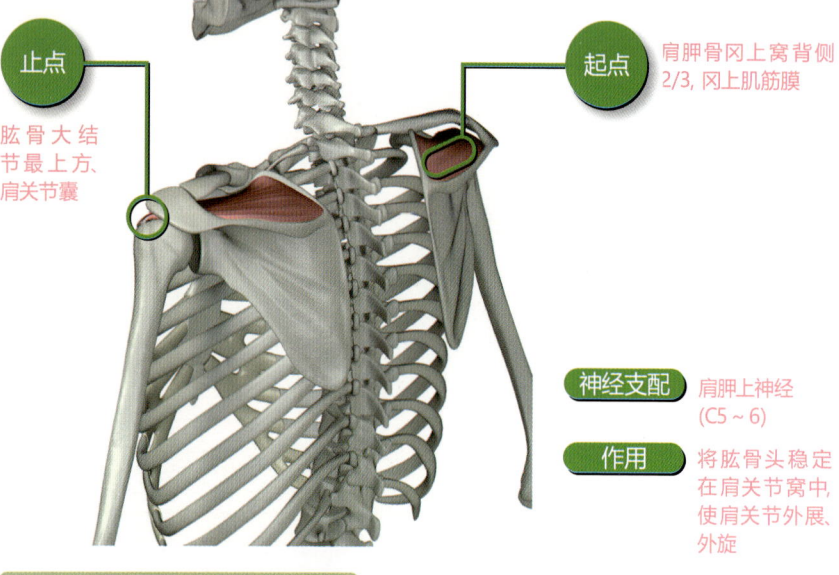

止点：肱骨大结节最上方、肩关节囊

起点：肩胛骨冈上窝背侧2/3，冈上肌筋膜

神经支配：肩胛上神经（C5～6）

作用：将肱骨头稳定在肩关节窝中，使肩关节外展、外旋

👍 触诊的顺序与重点 👍

1. 确认冈上肌止点的位置

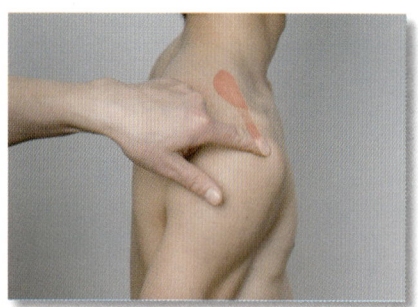

受检者上肢伸展、内收，检查者可在其大结节前方、肩峰外侧触诊到冈上肌止点。

2. 触诊冈上肌收缩

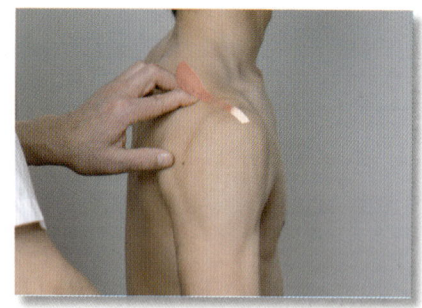

检查者将示指、中指、无名指放在受检者肩胛冈上方，用指腹分开斜方肌上部纤维并按压冈上窝，同时用另一手对抗其肩关节外展，即可触诊到冈上肌收缩。

冈下肌
Infraspinatus

占据大部分的冈下窝，止于肱骨大结节的中部，是构成肩袖的肌肉之一，具有稳定肱骨头，以及肩关节外展、外旋的作用。

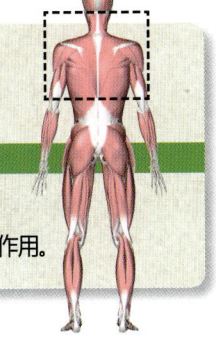

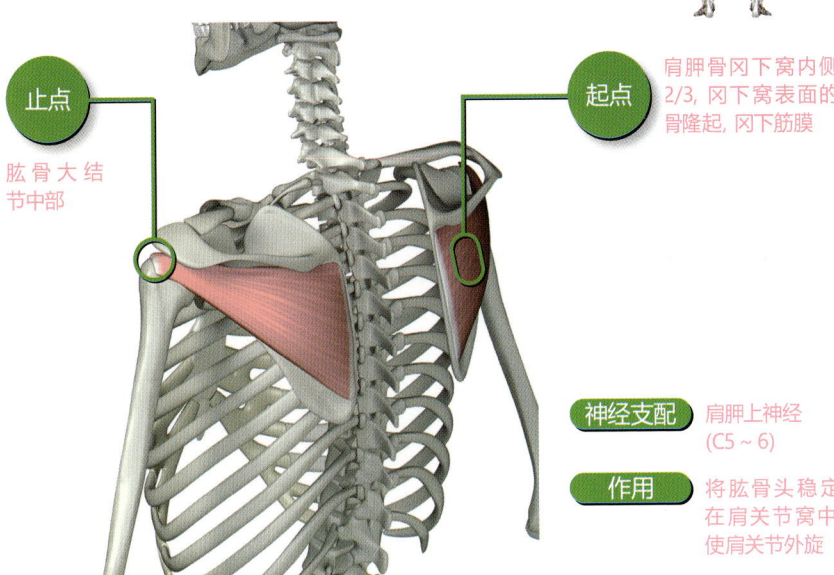

止点：肱骨大结节中部

起点：肩胛骨冈下窝内侧2/3，冈下窝表面的骨隆起，冈下筋膜

神经支配：肩胛上神经（C5~6）

作用：将肱骨头稳定在肩关节窝中，使肩关节外旋

3 肩胛带·上肢

触诊的顺序与重点

1. 确认冈下肌止点的位置

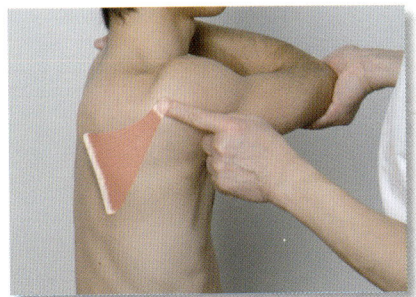

冈下肌从冈下窝走行至大结节上缘，范围较大，受检者上肢水平内收时，检查者可在其肩峰外侧触诊到冈下肌止点。

2. 触诊冈下肌收缩

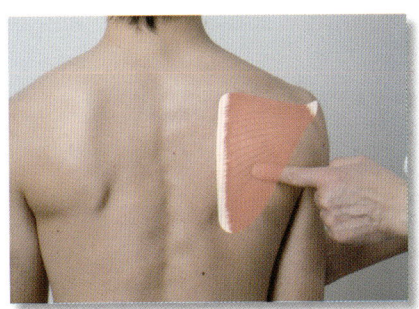

检查者用指腹在受检者冈下窝处轻轻下压，与肌肉走行方向呈直角，一手滑动触诊背阔肌深处的冈下肌，另一手对抗肩关节外旋，即可触诊到冈下肌收缩。

小圆肌
Teres minor

起自肩胛骨外侧缘上部,向外上方走行的长的圆锥状肌肉。
止于大结节最下方,是构成肩袖的肌肉之一。

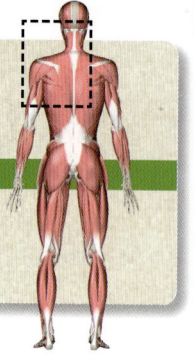

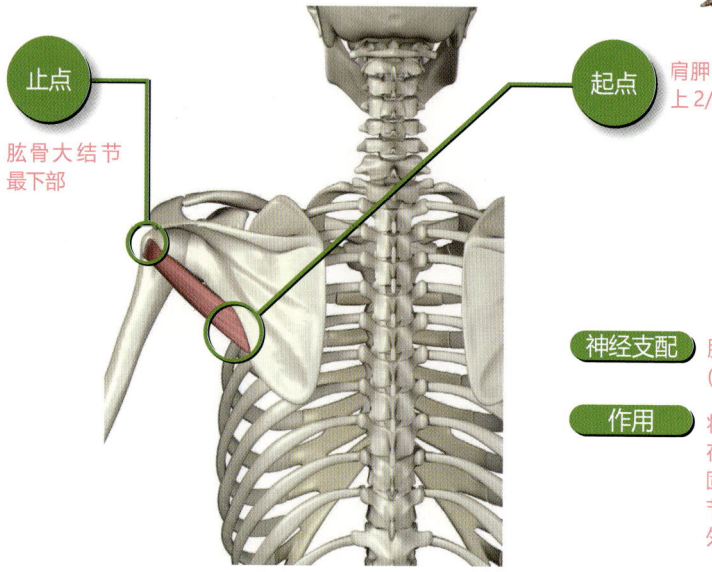

止点 肱骨大结节最下部

起点 肩胛骨外侧缘背面上 2/3

神经支配 腋神经 (C5~6)

作用 将肱骨头稳定在肩关节窝中,固定、支撑肩关节,肩关节内收、外旋

👍 触诊的顺序与重点 👍

1. 确认小圆肌的位置

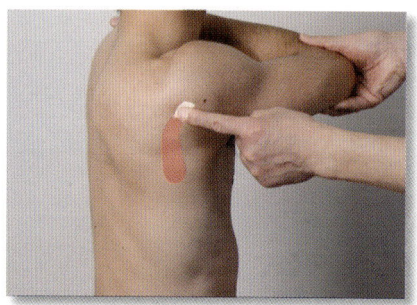

受检者上肢水平内收,检查者用指腹在其肩胛骨外侧缘上 2/3 至大结节后方按压,确认小圆肌的位置。

2. 触诊小圆肌收缩

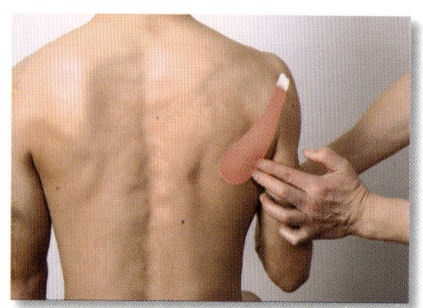

检查者一手施力对抗受检者上肢外旋,另一手在上述位置可触诊到小圆肌收缩。

大圆肌
Teres major

是起自肩胛骨下角,向前外侧走行的长的圆锥状肌,肌腱位于背阔肌腱的后方,两者有一段短距离的交会。

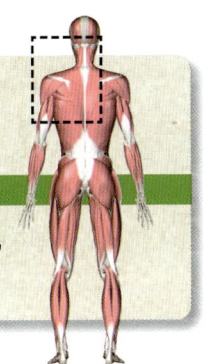

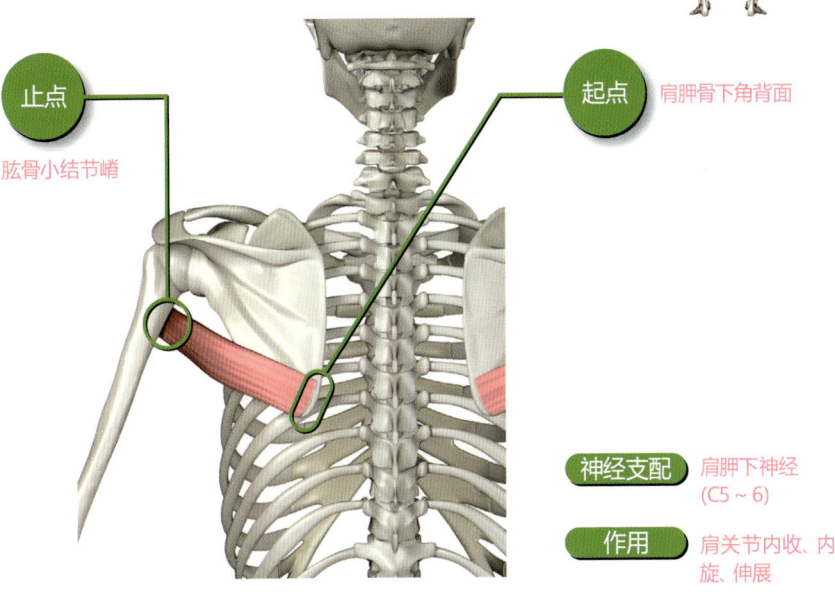

止点 肱骨小结节嵴

起点 肩胛骨下角背面

神经支配 肩胛下神经 (C5～6)

作用 肩关节内收、内旋、伸展

3 肩胛带·上肢

👍 触诊的顺序与重点 👍

1. 确认大圆肌的位置

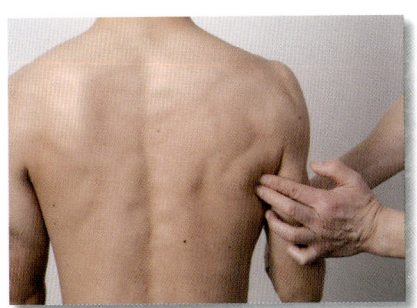

大圆肌从肩胛骨下角起始,通过肩胛骨外侧、三角肌后部纤维下方,止于小结节嵴,检查者通过按压上述位置确认其位置。

2. 触诊大圆肌收缩

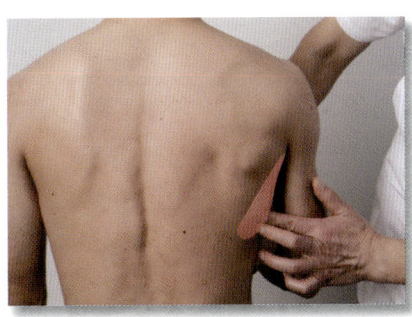

检查者一手用指腹按压大圆肌肌腹,另一手施力对抗受检者肩关节内旋,即可触诊到大圆肌收缩。

肩胛下肌
Subscapularis

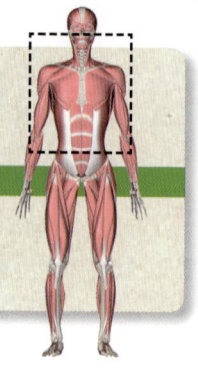

是位于肩胛骨肋骨面（肩胛下窝）的三角形扁平肌肉，是构成肩袖的肌肉之一，具有稳定肱骨头和内旋肩关节的作用。

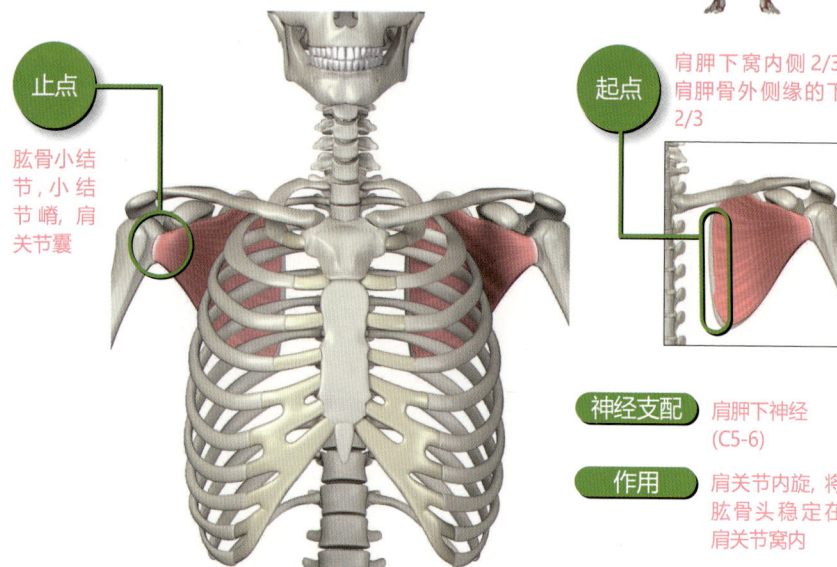

止点
肱骨小结节，小结节嵴，肩关节囊

起点
肩胛下窝内侧 2/3，肩胛骨外侧缘的下 2/3

神经支配 肩胛下神经 (C5-6)

作用 肩关节内旋，将肱骨头稳定在肩关节窝内

👍 触诊的顺序与重点 👍

1. 确定肩胛下肌止点的位置

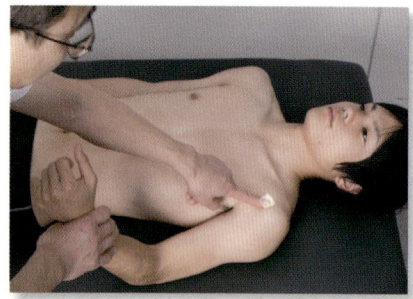

肩胛下肌从肩胛下窝走行至小结节，检查者可以触诊受检者小结节确认肩胛下肌止点的位置。

2. 触诊肩胛下肌收缩

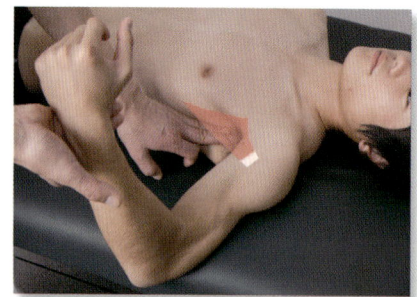

受检者上肢外展，检查者一手从其腋后壁前方用指腹按压在胸廓和肩胛下窝之间，即可触诊到肩胛下肌肌腹，另一手施力对抗其肩关节内旋，即可触诊到肩胛下肌收缩。

喙肱肌

Coracobrachialis

起自肩胛骨喙突，附着于肱骨内侧缘，短的圆柱形肌肉，肌腹中有肌皮神经通过。

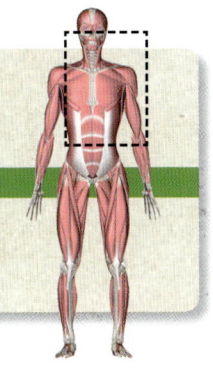

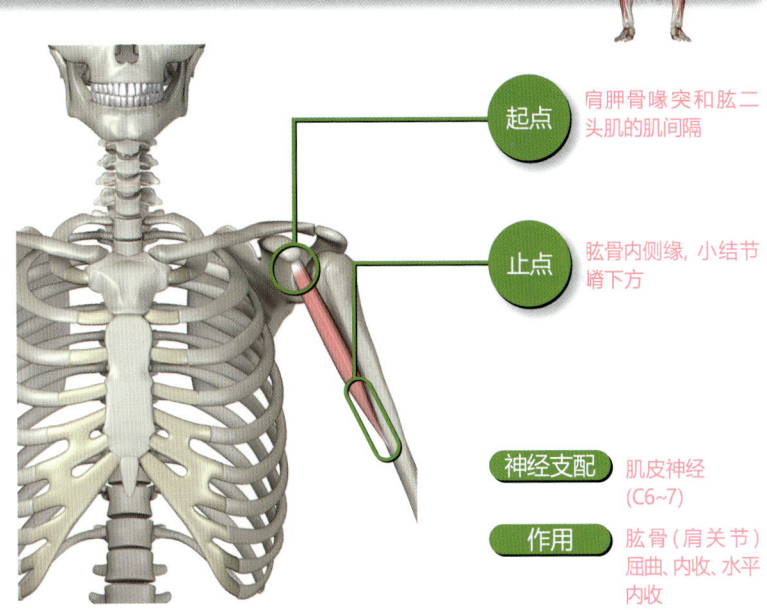

起点 肩胛骨喙突和肱二头肌的肌间隔

止点 肱骨内侧缘，小结节嵴下方

神经支配 肌皮神经（C6~7）

作用 肱骨（肩关节）屈曲、内收、水平内收

3 肩胛带·上肢

👍 触诊的顺序与重点 👍

1. 观察喙肱肌收缩

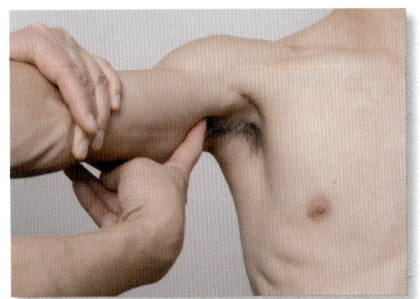

受检者肩关节稍外展、外旋，肘关节屈曲，检查者对其肩关节内收方向的运动施力对抗，如果受检者皮下脂肪较少，可在其肱二头肌短头内侧观察到喙肱肌收缩。

2. 触诊喙肱肌收缩

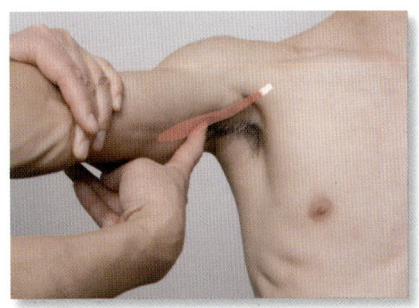

检查者进行上述操作的同时，另一手用指腹按压肱二头肌短头内侧，即可触诊到喙肱肌收缩。

肱二头肌

Biceps brachii

是上臂屈肌中最具代表性的肌肉,可在上臂前方浅层形成饱满的肌肉隆起。

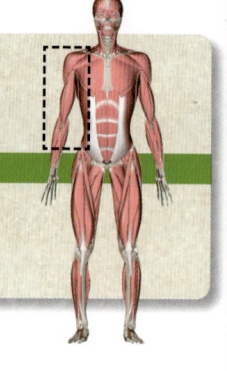

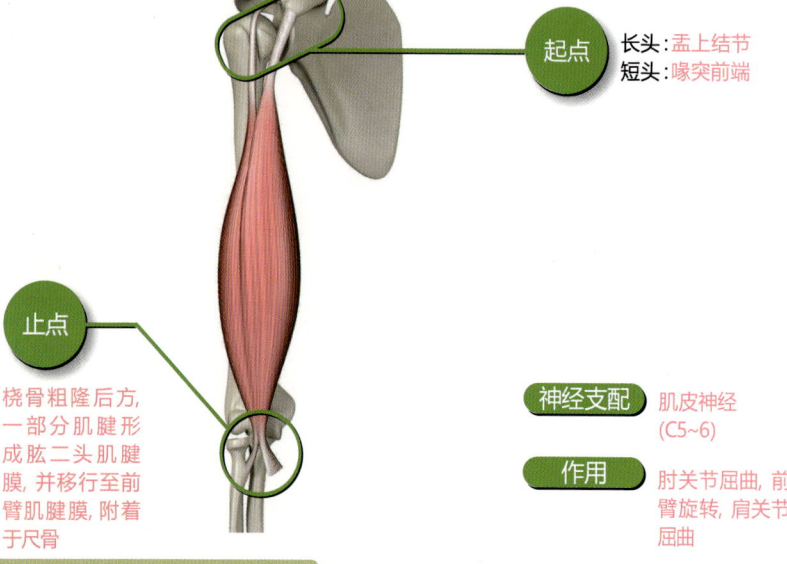

起点
- 长头：盂上结节
- 短头：喙突前端

止点
桡骨粗隆后方,一部分肌腱形成肱二头肌腱膜,并移行至前臂肌腱膜,附着于尺骨

神经支配 肌皮神经 (C5~6)

作用 肘关节屈曲,前臂旋转,肩关节屈曲

👍 触诊的顺序与重点 👍

1. 触诊长头收缩

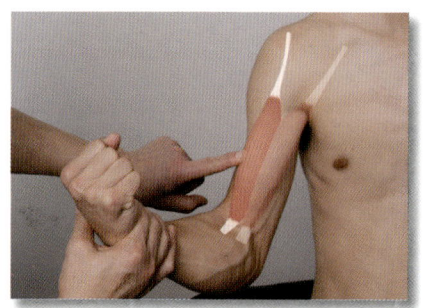

受检者屈曲肘关节,可以观察到隆起的肱二头肌肌腹,检查者在其上臂外侧可触诊到肱二头肌长头收缩,在结节间沟可以触诊到肱二头肌长头肌腱。

2. 触诊短头收缩

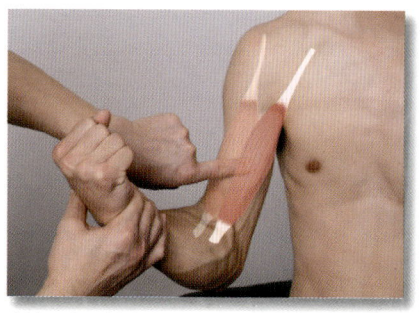

方法同上,检查者可在受检者上臂内侧触诊到肱二头肌短头收缩,在喙突远端触诊到肱二头肌短头肌腱。

肱肌

Brachialis

是位于肱二头肌深部的肘关节屈肌。

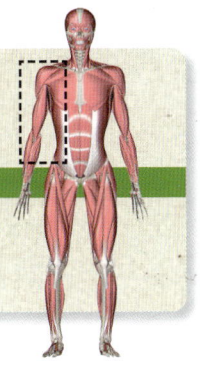

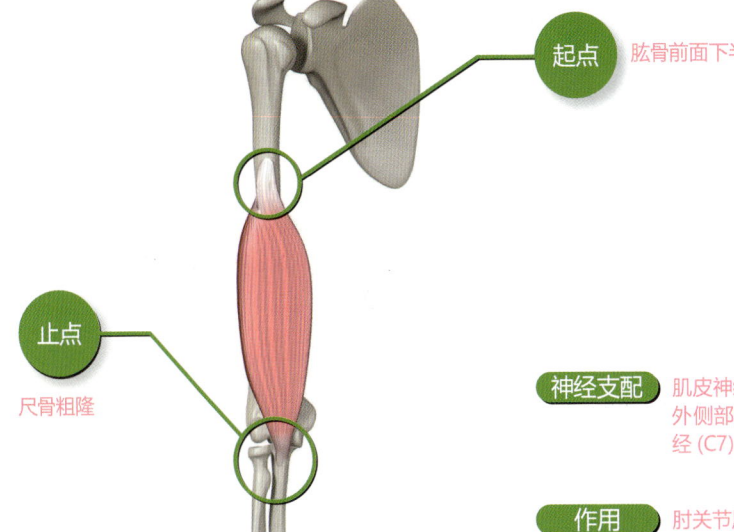

起点 肱骨前面下半部分

止点 尺骨粗隆

神经支配 肌皮神经(C5~6)，外侧部分为桡神经(C7)

作用 肘关节屈曲

3 肩胛带·上肢

👍 触诊的顺序与重点 👍

1. 触诊肱肌止点

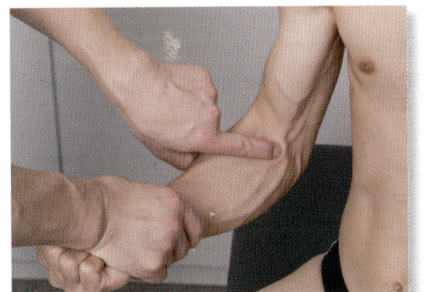

受检者肘关节屈曲，检查者一手施力对抗，另一手可以触诊到前臂近端尺侧的肱肌止点。

2. 触诊肱肌收缩

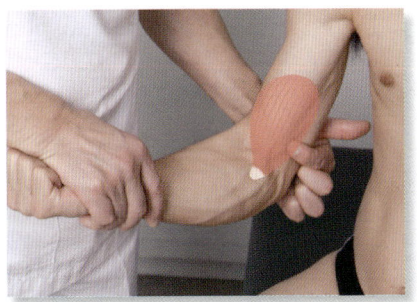

检查者施加较强的力，可在受检者上臂远端观察到位于肱二头肌远端两侧的肱肌收缩，用指腹轻轻按压可触诊到肱肌收缩。

肱三头肌

Triceps brachii

位于上臂的背侧，分为长头、内侧头和外侧头。
内侧头位于最深处，大部分被长头和外侧头覆盖。

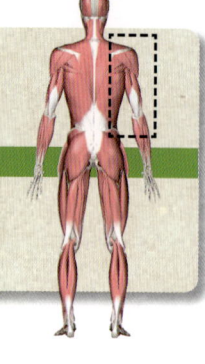

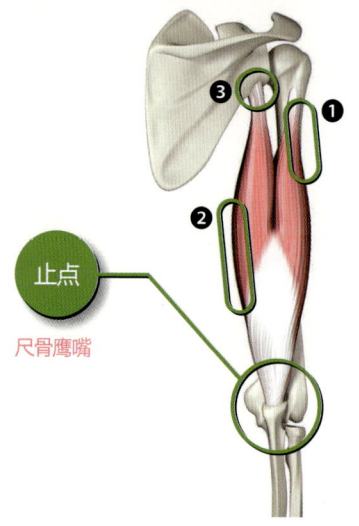

起点

外侧头：❶ 肱骨体后面（桡神经沟外上方），肱骨外侧缘，肱肌肌间隔外侧
内侧头：❷ 肱骨体后面（桡神经沟内下方），肱骨内侧缘，肱肌肌间隔内侧
长头：❸ 肩胛骨盂下结节

止点

尺骨鹰嘴

神经支配 桡神经（C6~8）

作用 肘关节伸展，长头可伸展和内收肩关节

👍 触诊的顺序与重点 👍

1. 观察、触诊长头、外侧头

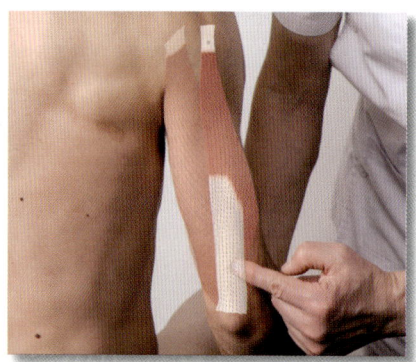

受检者用力伸展肘关节，检查者可以很容易地观察与触诊到肱三头肌长头和外侧头。

2. 触诊内侧头

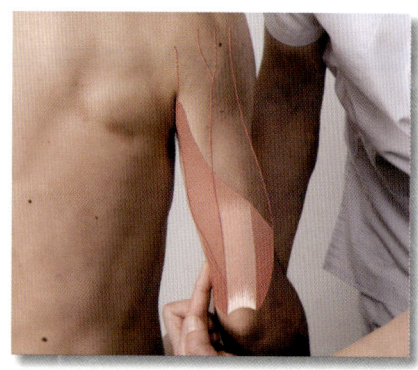

检查者一手施力对抗受检者肘关节伸展，另一手可在其肱骨远端、肱三头肌长头肌腹的内下方触诊到肱三头肌内侧头。

肘肌
Anconeus

是起自肱骨外上髁的后面，向肘关节尺侧面延展的小型扇形肌肉，被认为是肱三头肌内侧头的延续。

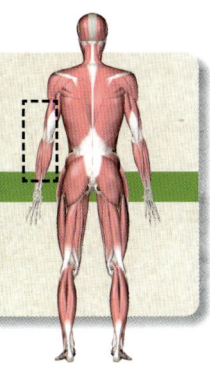

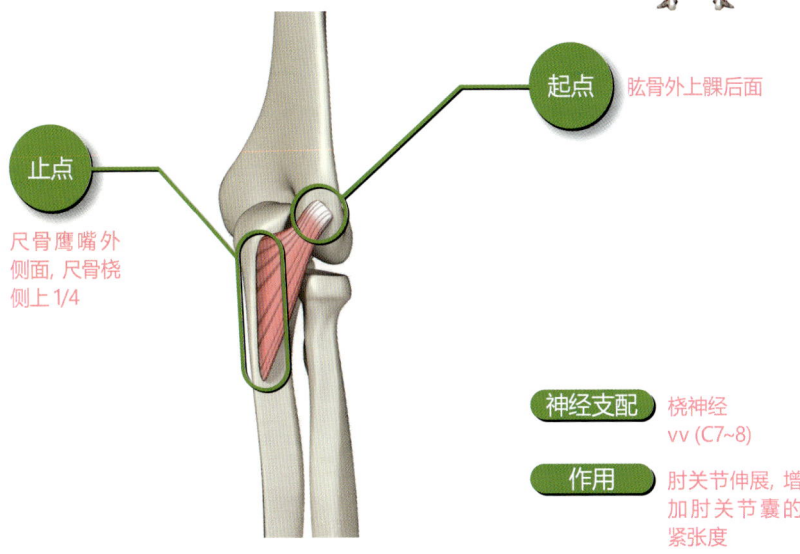

起点 肱骨外上髁后面

止点 尺骨鹰嘴外侧面，尺骨桡侧上 1/4

神经支配 桡神经 vv (C7~8)

作用 肘关节伸展，增加肘关节囊的紧张度

3 肩胛带・上肢

👍 触诊的顺序与重点 👍

1. 触诊肘肌收缩

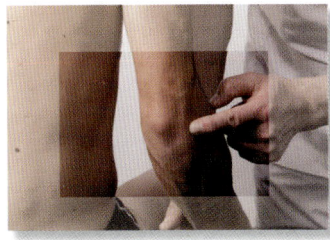

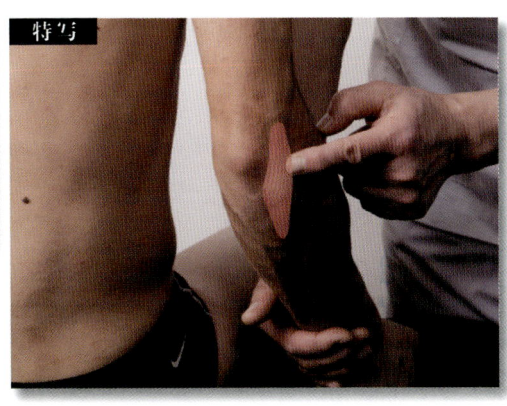

受检者肘关节略屈曲，检查者一手施力对抗其肘关节伸展，另一手可在其肱骨外上髁和尺骨桡侧上 1/4 处触诊到肘肌收缩。

旋前圆肌

Pronator teres

是位于前臂近端的小肌肉,由肱骨侧头和尺骨侧头组成。肱骨侧头和尺骨侧头之间有正中神经通过。

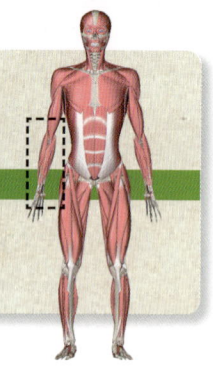

止点：桡骨前面及外侧面(旋前肌粗隆)

起点：
肱骨侧头：肱骨内上髁前面,肱肌肌间隔内侧
尺骨侧头：尺骨冠突内侧

神经支配：正中神经(C6~7)

作用：前臂旋前,肘关节屈曲

触诊的顺序与重点

1. 触诊旋前圆肌收缩

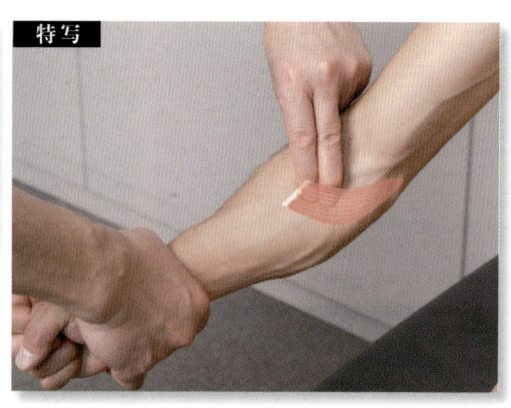

旋前圆肌难以观察。检查者一手用指腹按压在受检者肱骨内上髁至肱二头肌止点远端之间,另一只手施力对抗其前臂旋前,可触诊到旋前圆肌收缩。

旋前方肌
Pronator quadratus

是位于前臂下方深层（第4层）的扁平方形肌肉，横跨尺骨至桡骨。

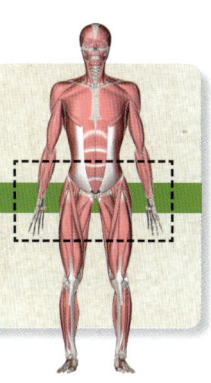

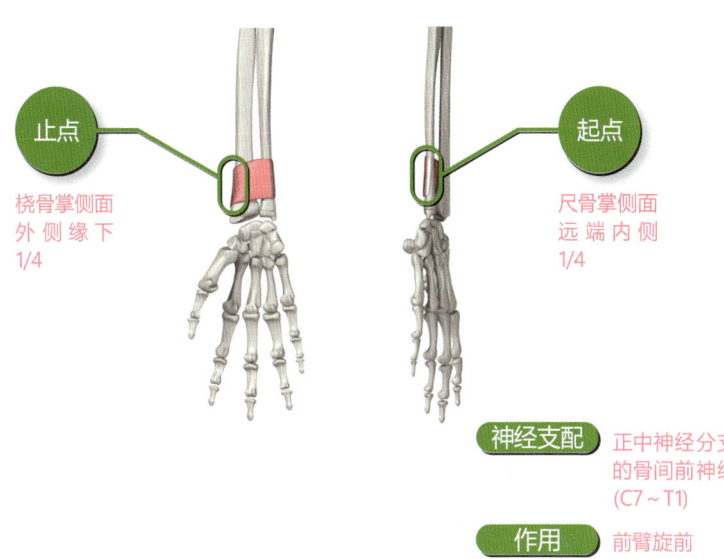

止点：桡骨掌侧面外侧缘下 1/4

起点：尺骨掌侧面远端内侧 1/4

神经支配：正中神经分支的骨间前神经（C7～T1）

作用：前臂旋前

3 肩胛带・上肢

触诊的顺序与重点

1. 触诊旋前方肌收缩

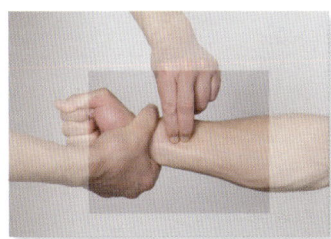

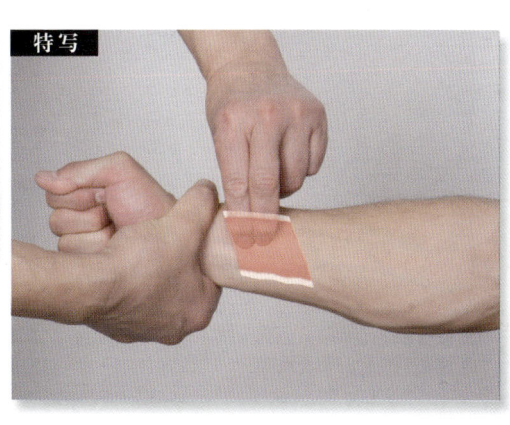

特写

受检者腕关节掌屈。检查者于其前臂远端内侧 1/4 处，用指腹按压肱桡肌尺侧或腕屈肌尺侧深处，即可触诊到旋前方肌收缩，施力对抗受检者前臂旋前可更清晰地触诊到。

掌长肌

Palmaris longus

是一块细长的肌肉,起自肱骨内上髁,走行于桡侧腕屈肌的尺侧,转为肌腱从上方跨过屈肌支持带,在手掌形成扇形的掌腱膜。

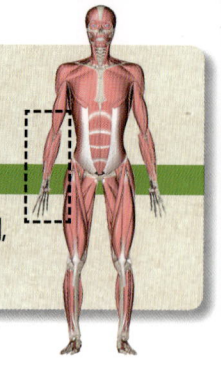

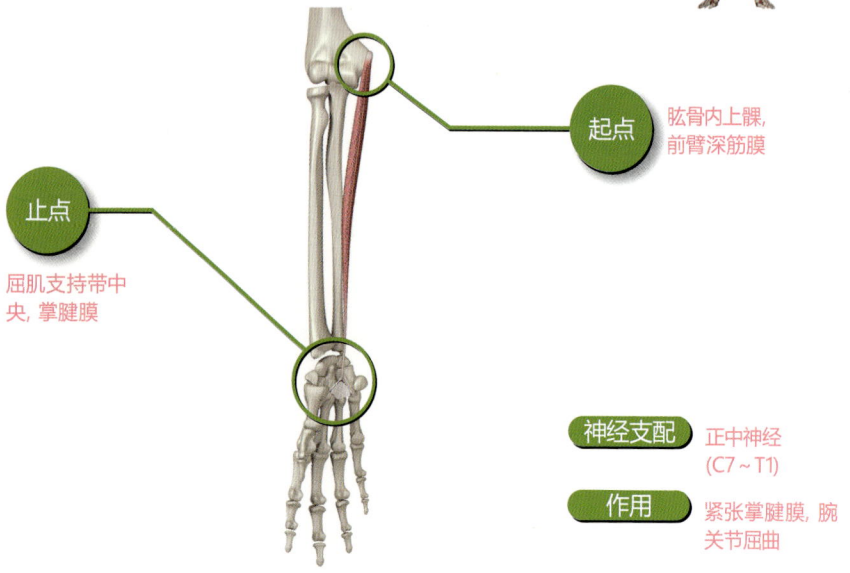

起点:肱骨内上髁,前臂深筋膜

止点:屈肌支持带中央,掌腱膜

神经支配:正中神经(C7~T1)

作用:紧张掌腱膜,腕关节屈曲

👍 触诊的顺序与重点 👍

1. 观察隆起的掌长肌腱

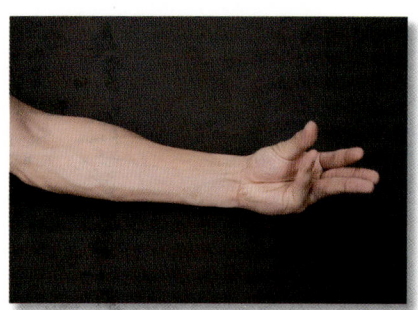

受检者腕关节掌屈,五指收拢,即可在前臂远端观察到隆起的掌长肌腱。

2. 触诊掌长肌腹收缩

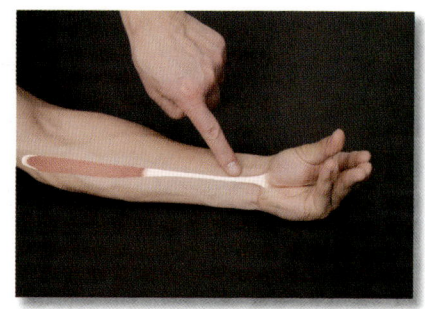

在此状态下检查者用指腹触诊其掌长肌腱,并向前臂近端滑动,即可触诊到掌长肌腹收缩。

桡侧腕屈肌

Flexor carpi radialis

是位于前臂桡侧的长的圆锥形肌肉，其尺侧有掌长肌走行，深层有指浅屈肌走行。

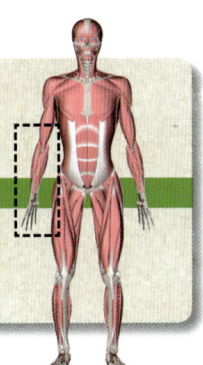

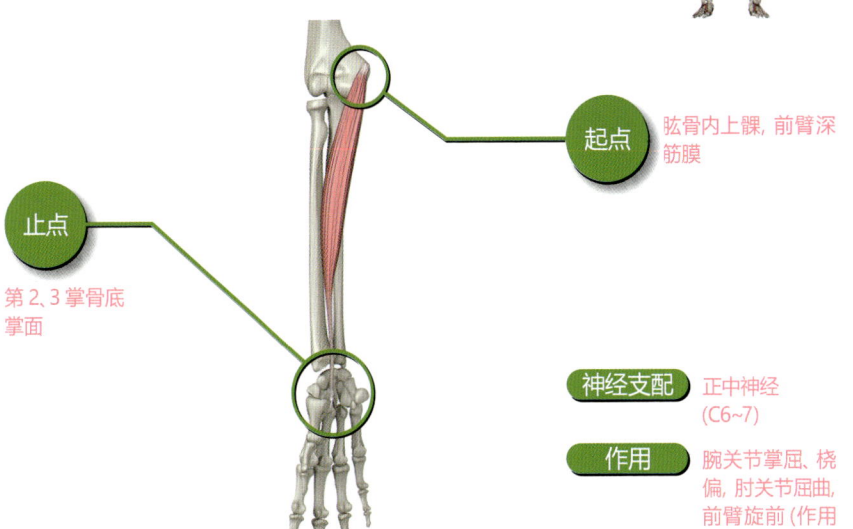

起点：肱骨内上髁，前臂深筋膜

止点：第2、3掌骨底掌面

神经支配：正中神经 (C6~7)

作用：腕关节掌屈、桡偏，肘关节屈曲，前臂旋前（作用较弱）

3 肩胛带·上肢

触诊的顺序与重点

1. 观察隆起的肌腱

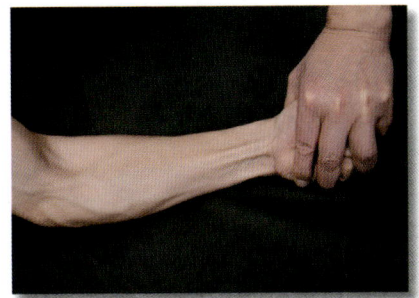

受检者用力握拳，腕关节轻轻掌屈，即可在前臂远端、掌长肌腱桡侧观察到隆起的桡侧腕屈肌腱。

2. 触诊肌腱和肌腹收缩

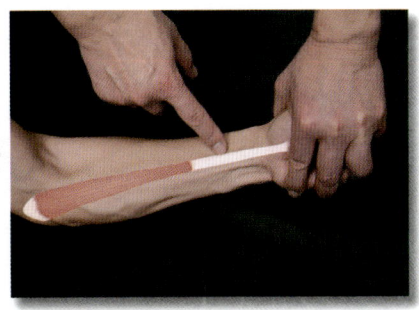

检查者用手指轻轻按压其桡侧腕屈肌腱进行触诊，然后向前臂近端、肱骨内上髁方向边轻轻按压边向上滑动，即可触诊到桡侧腕屈肌腹收缩。

指浅屈肌

Flexor digitorum superficialis

有肱尺头和桡骨头两个起点，两头合并为较宽的肌腹，从桡侧腕屈肌和掌长肌的深处下行，再分出四条肌腱。

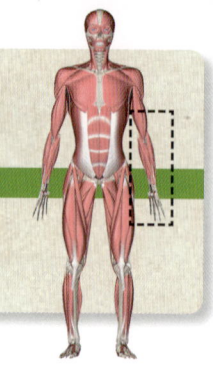

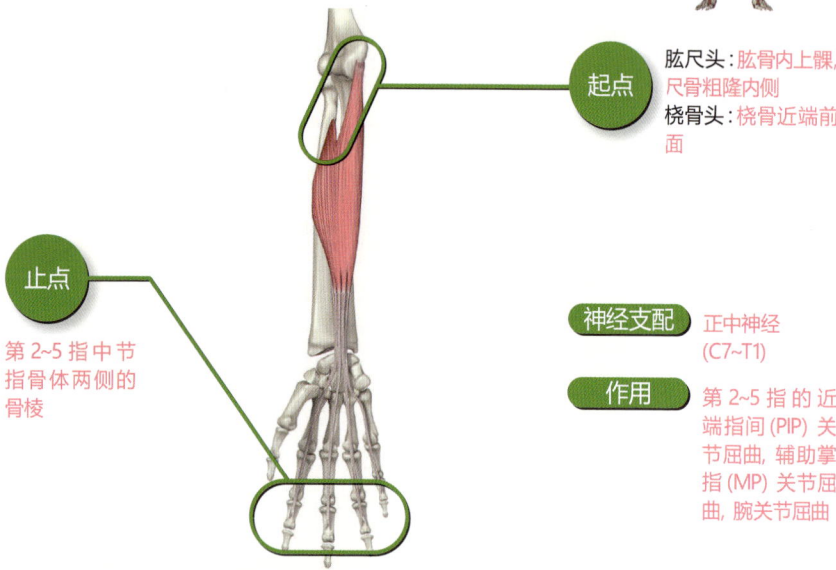

起点
肱尺头：肱骨内上髁，尺骨粗隆内侧
桡骨头：桡骨近端前面

止点
第 2~5 指中节指骨体两侧的骨棱

神经支配 正中神经 (C7~T1)

作用 第 2~5 指的近端指间 (PIP) 关节屈曲，辅助掌指 (MP) 关节屈曲，腕关节屈曲

👍 触诊的顺序与重点 👍

1. 观察隆起的肌腱

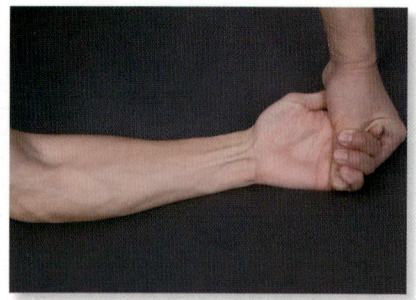

受检者 PIP 关节屈曲，检查者施力对抗，即可在其掌长肌尺侧观察到指浅屈肌腱隆起。

2. 触诊肌腱和肌腹收缩

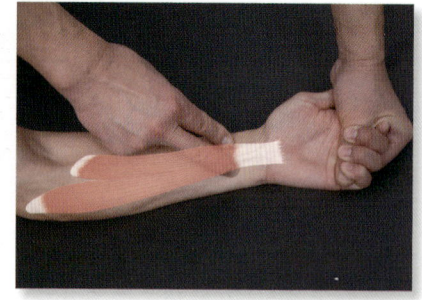

检查者另一手在其掌长肌腱尺侧用指腹轻轻按压，即可触诊到指浅屈肌腱紧张，在桡侧腕屈肌腱和桡腕掌侧韧带之间可触诊到指浅屈肌收缩。

指深屈肌

Flexor digitorum profundus

位于指浅屈肌深处，前臂骨间膜的前方。
分为四个肌腹，远端移行为肌腱。

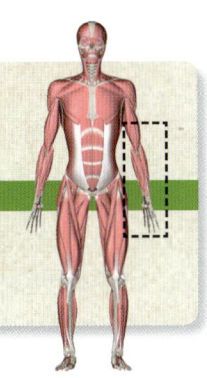

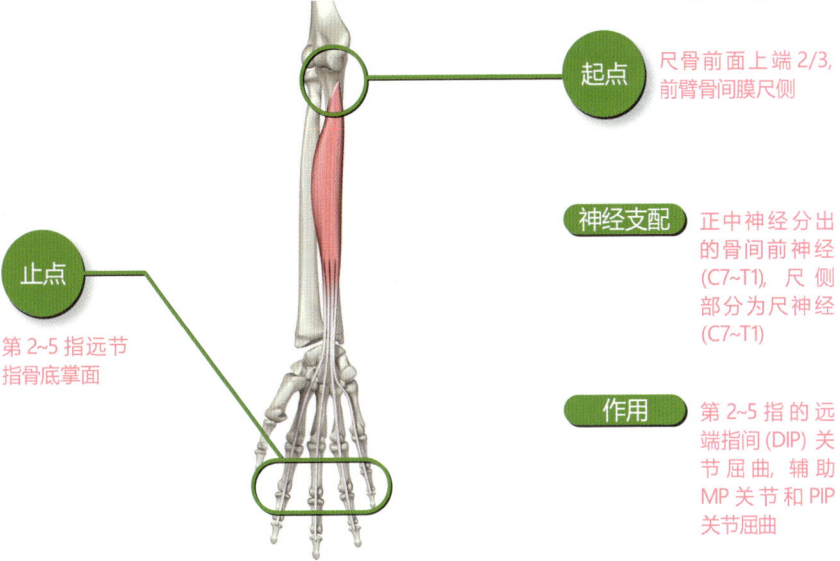

起点 尺骨前面上端 2/3，前臂骨间膜尺侧

止点 第 2~5 指远节指骨底掌面

神经支配 正中神经分出的骨间前神经 (C7~T1)，尺侧部分为尺神经 (C7~T1)

作用 第 2~5 指的远端指间 (DIP) 关节屈曲，辅助 MP 关节和 PIP 关节屈曲

3 肩胛带·上肢

👍 触诊的顺序与重点 👍

1. 触诊深处指深屈肌腱紧张

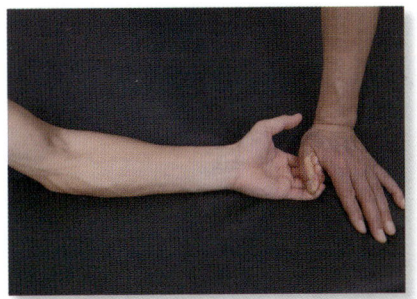

检查者一手指腹轻轻按压受检者手掌或手指掌侧面，另一手施力对抗其 DIP 关节屈曲，即可触诊到紧张的指深屈肌腱。

2. 触诊指深屈肌收缩

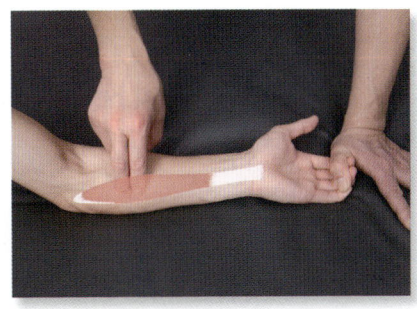

检查者一手施力对抗受检者 DIP 关节屈曲，另一手指腹放在其尺侧腕屈肌和尺骨之间，即可触诊到深处的指深屈肌收缩。

拇长屈肌
Flexor pollicis longus

位于前臂深层，上部被指浅屈肌的桡骨头覆盖，起自桡骨前面，肌腹为半羽状，肌腱沿着指深屈肌腱外侧下行。

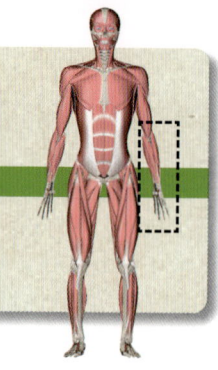

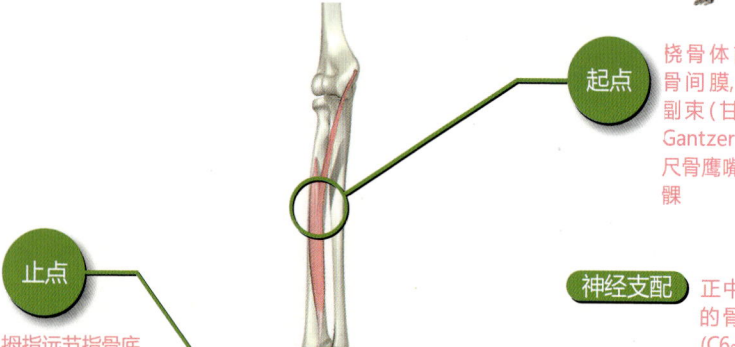

起点：桡骨体前面，前臂骨间膜，甘茨内氏副束（甘茨内氏肌，Gantzer's muscle）尺骨鹰嘴，肱骨内上髁

神经支配：正中神经分支的骨间前神经（C6~7）

作用：拇指指间(IP)关节、MP关节屈曲，腕掌(CM)关节屈曲(辅助作用)，腕关节掌屈(辅助作用)

止点：拇指远节指骨底

👍 触诊的顺序与重点 👍

1. 触诊拇长屈肌腱紧张

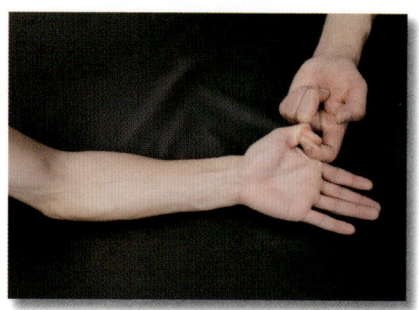

受检者拇指MP关节保持伸展，检查者一手施力对抗其拇指IP关节屈曲，另一手指腹放在其拇指近节指骨掌侧，即可触诊到拇长屈肌腱紧张。

2. 触诊拇长屈肌收缩

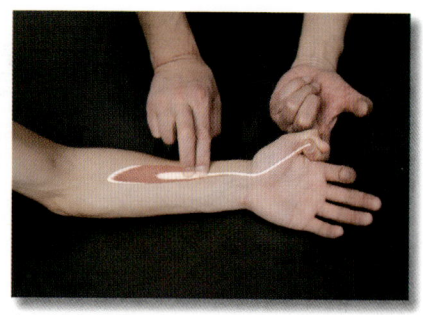

在受检者前臂远端3/4的位置，检查者一手指腹在其桡侧腕屈肌桡侧用力向桡骨方向按压，另一手施力对抗其拇指IP关节屈曲，即可触诊到拇长屈肌收缩。

尺侧腕屈肌

Flexor carpi ulnaris

是前臂屈肌中最靠近尺侧的肌肉，由肱骨头和尺骨头组成，两个头由腱弓相连，下方有尺神经通过。

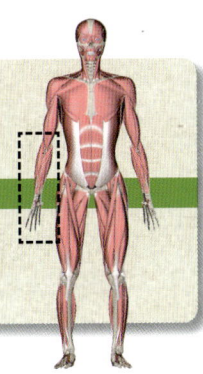

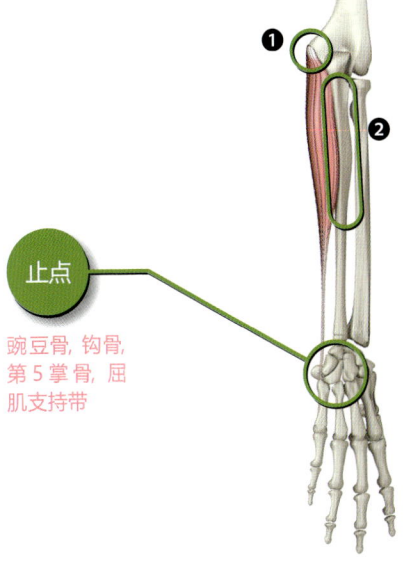

起点
肱骨头：❶ 肱骨内上髁
尺骨头：❷ 尺骨鹰嘴内侧缘，尺骨后缘上 1/3

止点
豌豆骨，钩骨，第 5 掌骨，屈肌支持带

神经支配 尺神经 (C7~T1)

作用 腕关节掌屈、尺偏，肘关节屈曲（辅助作用）

3 肩胛带·上肢

👍 触诊的顺序与重点

1. 观察隆起的肌腱

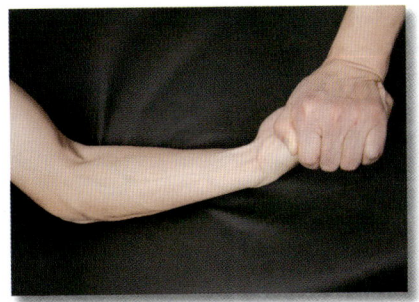

受检者手指用力屈曲，腕关节略掌屈、尺偏，即可从其前臂掌侧远端尺侧边缘处观察到尺侧腕屈肌腱隆起。

2. 触诊肌腹收缩

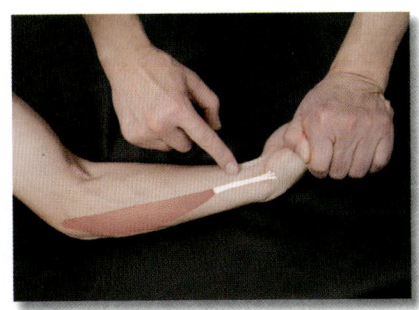

检查者用一手示指指腹按压受检者的尺侧腕屈肌腱，向前臂近端滑动，可在其尺骨远端 2/3 处至肱骨内上髁之间触诊到尺侧腕屈肌腹收缩。

肱桡肌

Brachioradialis

是走行于上臂远端外侧至前臂桡侧的肌肉，是桡侧前臂肌中肌腹最突出的肌肉。其本身为伸肌，但也有屈曲肘关节的作用。

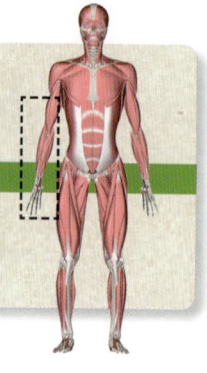

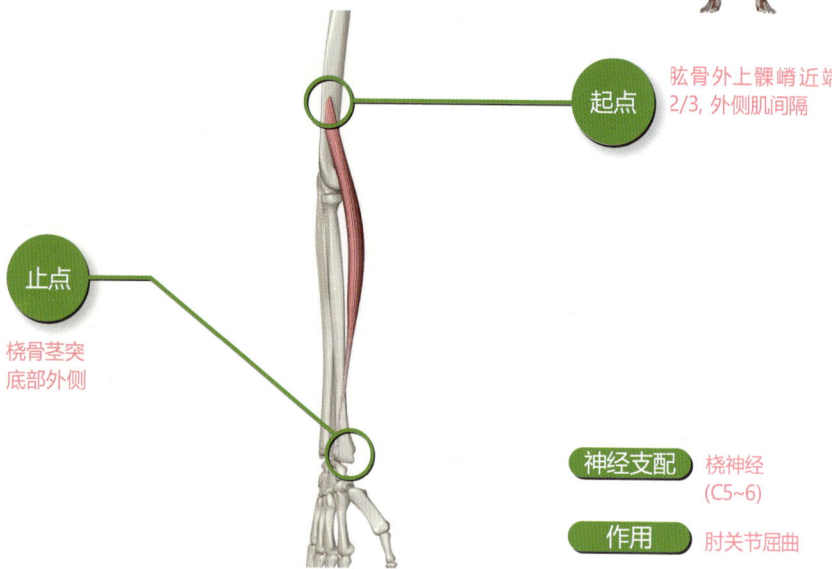

起点　肱骨外上髁嵴近端 2/3，外侧肌间隔

止点　桡骨茎突底部外侧

神经支配　桡神经 (C5~6)

作用　肘关节屈曲

触诊的顺序与重点

1. 观察隆起的肱桡肌腹

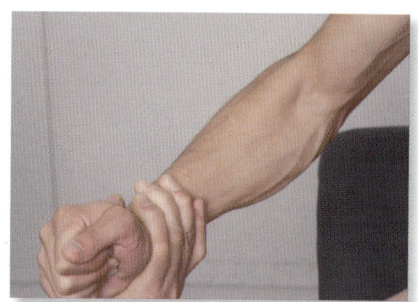

受检者前臂处于旋前、旋后中间位，屈曲肘关节，即可在前臂桡侧观察到隆起的肱桡肌腹。

2. 触诊肱桡肌收缩

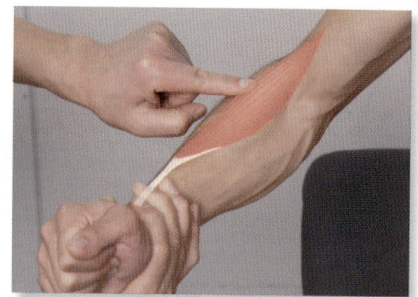

检查者可以在受检者桡骨茎突近端触诊到肱桡肌腱，在前臂近端桡侧触诊到肱桡肌收缩。

桡侧腕长伸肌

Extensor carpi radialis longus

在前臂的肱桡肌外侧向下走行，肌纤维在前臂中央转为扁平的肌腱，进一步沿桡骨外侧下行。

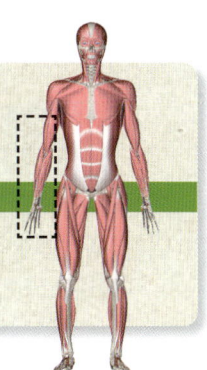

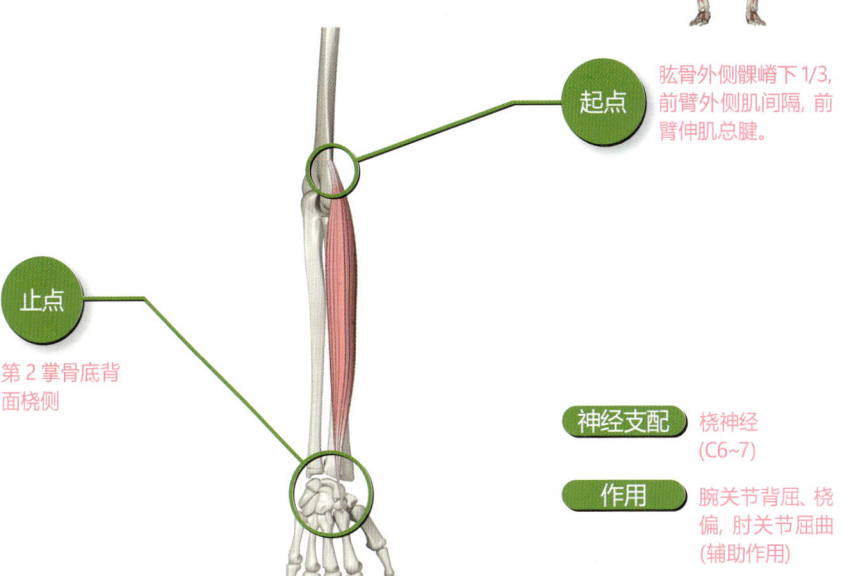

起点：肱骨外侧髁嵴下1/3，前臂外侧肌间隔，前臂伸肌总腱。

止点：第2掌骨底背面桡侧

神经支配：桡神经 (C6~7)

作用：腕关节背屈、桡偏，肘关节屈曲（辅助作用）

3 肩胛带·上肢

👍 触诊的顺序与重点 👍

1. 观察隆起的肌腹

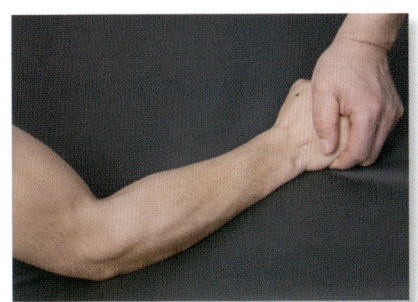

受检者手指用力屈曲，腕关节背屈、桡偏，可在前臂桡侧缘、肱桡肌外侧观察到桡侧腕长伸肌肌腹隆起。

2. 触诊桡侧腕长伸肌收缩

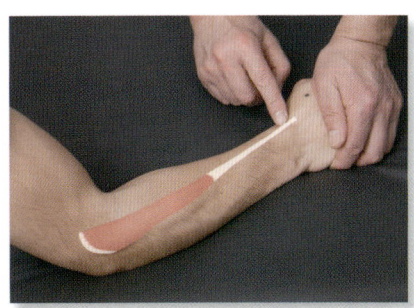

检查者一手施力对抗受检者腕关节背屈和桡偏，另一手可在上述部位很容易地触诊到桡侧腕长伸肌收缩。

桡侧腕短伸肌

Extensor carpi radialis brevis

位于前臂近端，部分走行于桡侧腕长伸肌下方，肌纤维在腕关节相当靠上的位置形成扁平的肌腱，与桡侧腕长伸肌并行向下。

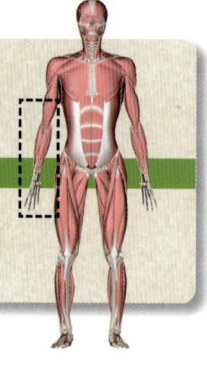

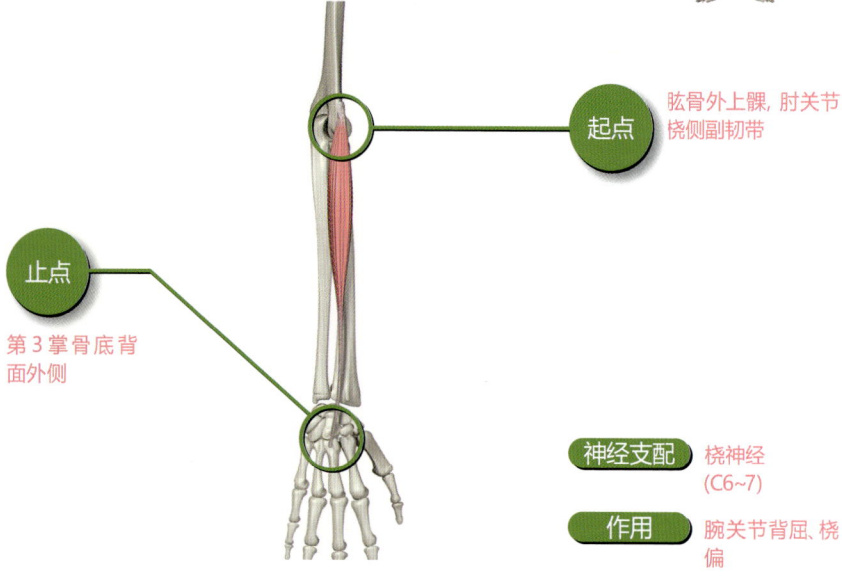

起点 肱骨外上髁，肘关节桡侧副韧带

止点 第3掌骨底背面外侧

神经支配 桡神经（C6~7）

作用 腕关节背屈、桡偏

触诊的顺序与重点

1. 观察隆起的肌腹

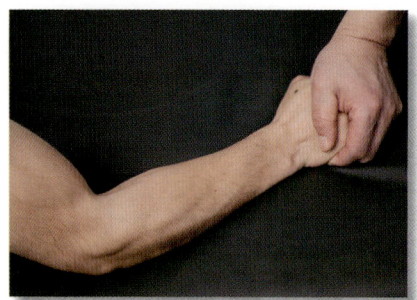

受检者手指用力屈曲，腕关节背伸、轻微尺偏，在前臂桡侧可观察到位于桡侧腕长伸肌尺侧的桡侧腕短伸肌隆起。

2. 触诊桡侧腕短伸肌收缩

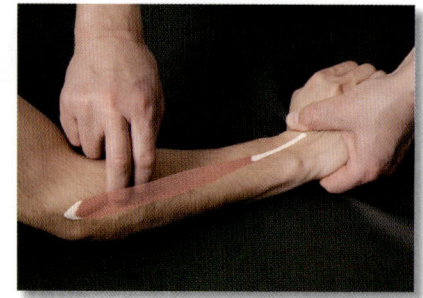

检查者一手施力对抗受检者腕关节背伸和轻微尺偏，另一手可在上述部位很容易地触诊到桡侧腕短伸肌收缩。

旋后肌

Supinator

是位于前臂背侧上方中央的扁平肌肉，起于肱骨外上髁，分成两层，两层之间有桡神经深支通过。

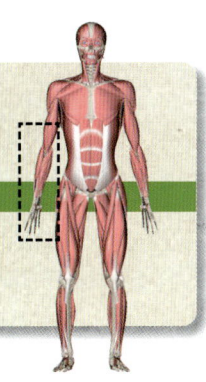

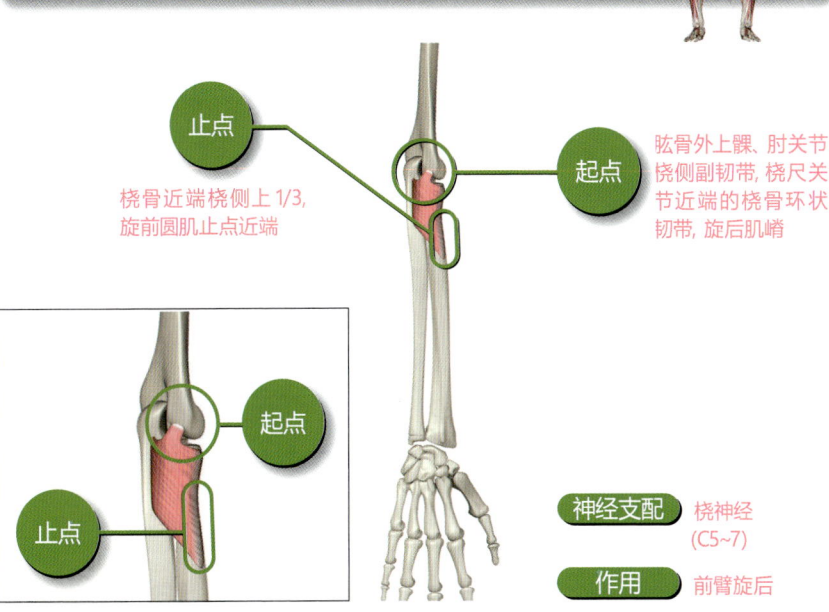

止点：桡骨近端桡侧上 1/3，旋前圆肌止点近端

起点：肱骨外上髁、肘关节桡侧副韧带，桡尺关节近端的桡骨环状韧带，旋后肌嵴

神经支配：桡神经（C5~7）

作用：前臂旋后

3 肩胛带·上肢

👍 触诊的顺序与重点 👍

1. 观察隆起的旋后肌腹

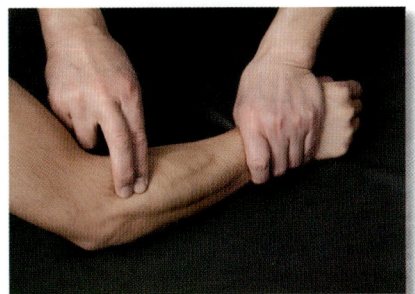

受检者手腕、手指处于中间位，放松，前臂旋后，检查者可在其桡骨头尺侧至旋后肌嵴之间观察到隆起的旋后肌腹。

2. 触诊旋后肌收缩

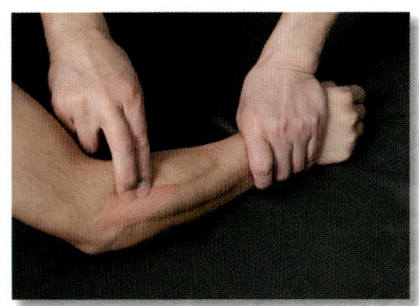

检查者一手施力对抗受检者前臂旋后，另一手可在上述部位触诊到旋后肌收缩。

指（总）伸肌
Extensor digitorum

是位于前臂后面桡侧的纺锤形肌肉，在腕关节近端分为四条肌腱，肌腱通过伸肌支持带下方，在手背处分别朝向第2~5指走行、附着其上。

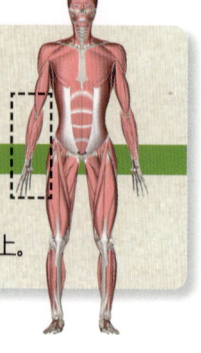

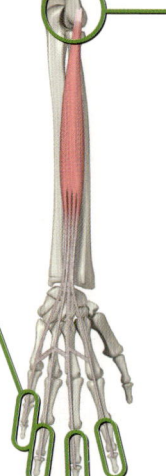

起点：肱骨外上髁，肌间隔，前臂深筋膜

止点：
中央束：第2~5指中节指骨底背面
侧束：第2~5指远节指骨底背面

神经支配：桡神经深支（C6~8）

作用：第2~5指伸展，腕关节背伸

触诊的顺序与重点

1. 观察隆起的肌腱

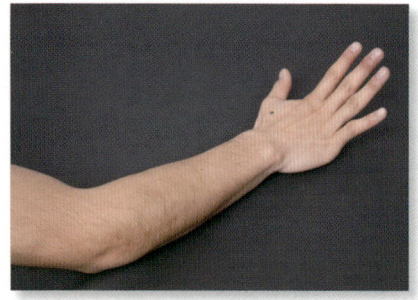

受检者手指伸展，可在手背的第2~5指中节指骨底背面观察到隆起的伸肌腱。

2. 触诊指收缩

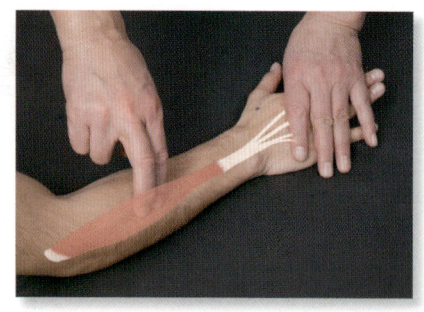

检查者一手施力对抗受检者手指伸展，另一手沿指伸肌腱走行向前臂近端进行触诊，即可在桡侧腕短屈肌尺侧触诊到指伸肌收缩。

小指伸肌
Extensor digiti minimi

走行于指伸肌尺侧。此肌肉有可能退化。此时指伸肌会额外分出一条肌腱代替其作用。

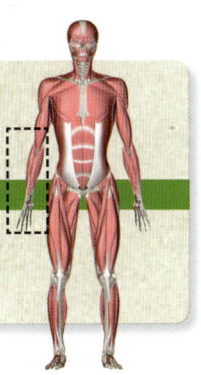

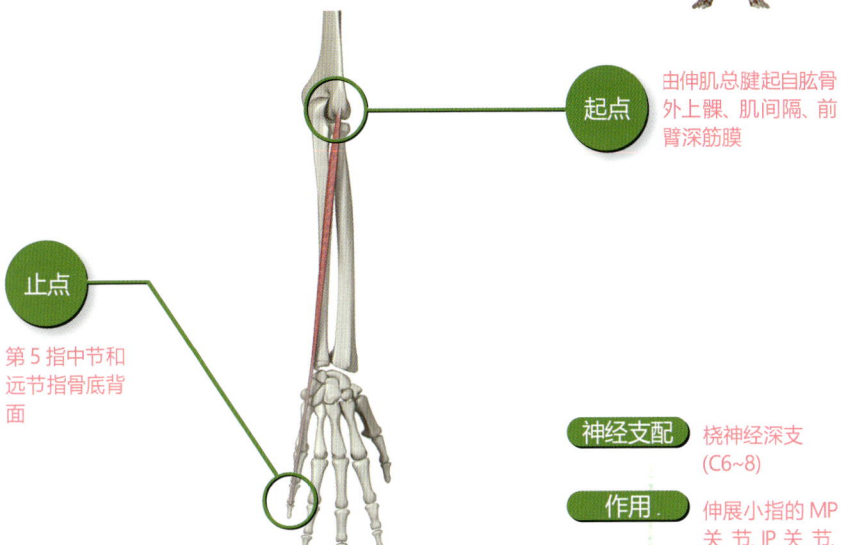

起点：由伸肌总腱起自肱骨外上髁、肌间隔、前臂深筋膜

止点：第 5 指中节和远节指骨底背面

神经支配：桡神经深支 (C6~8)

作用：伸展小指的 MP 关节、IP 关节、DIP 关节

> 3 肩胛带·上肢

触诊的顺序与重点

1. 触诊小指伸肌腱紧张

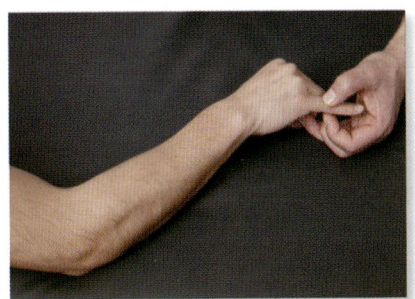

受检者手指屈曲,然后伸展小指,检查者可在其指伸肌腱尺侧触诊到小指伸肌腱紧张。

2. 触诊小指伸肌收缩

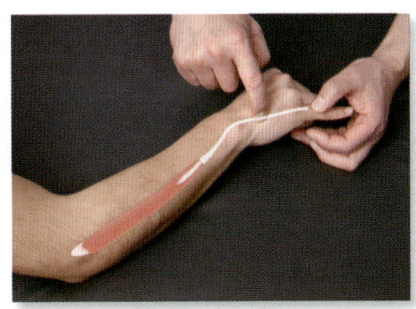

检查者一手用指腹按压小指伸肌腱,另一手向肱骨外上髁方向滑动触诊,即可触诊到指伸肌和尺侧腕伸肌之间的小指伸肌收缩。

尺侧腕伸肌
Extensor carpi ulnaris

肌腹位于前臂背侧，沿伸肌最尺侧下行。通过伸肌支持带的第 6 个管道，出手背后止于第 5 掌骨底。不仅有腕关节背伸作用，还具有较强的腕关节尺偏作用。

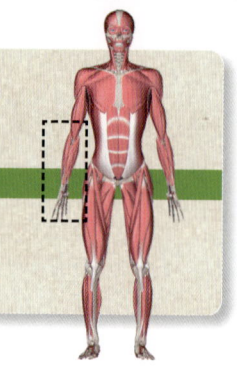

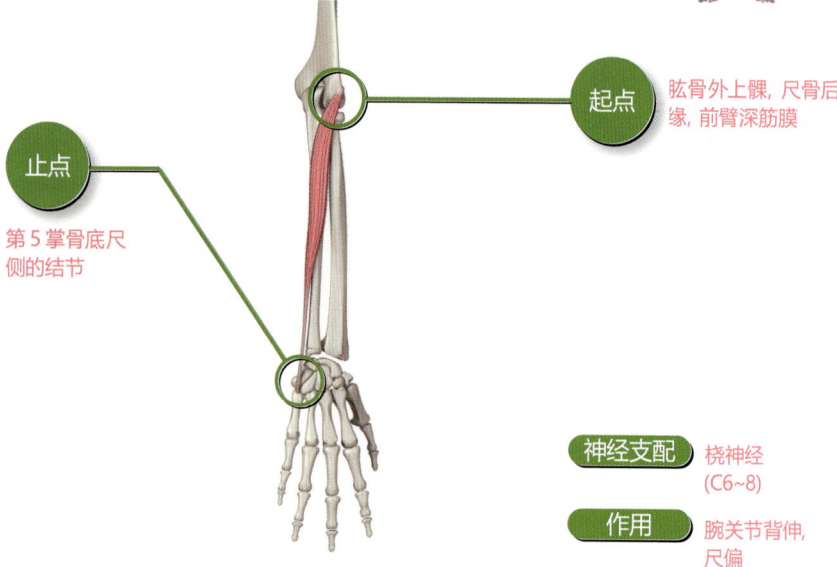

止点：第 5 掌骨底尺侧的结节

起点：肱骨外上髁，尺骨后缘，前臂深筋膜

神经支配：桡神经 (C6~8)

作用：腕关节背伸，尺偏

触诊的顺序与重点

1. 观察隆起的肌腹

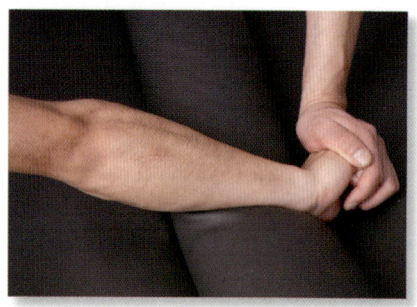

受检者屈曲手指，腕关节背伸、尺偏，即可在前臂背侧尺侧缘观察到隆起的尺侧腕伸肌腹。

2. 触诊肌肉的收缩

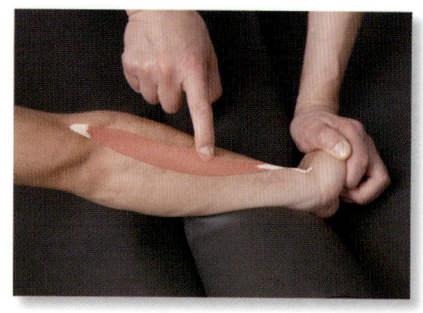

检查者可在受检者前臂背侧中部、尺骨骨干的桡侧触诊到尺侧腕伸肌收缩。

拇长展肌

Abductor pollicis longus

位于旋后肌下方，有时会与旋后肌合并，向外下方斜向走行，在腕关节处移行为肌腱。

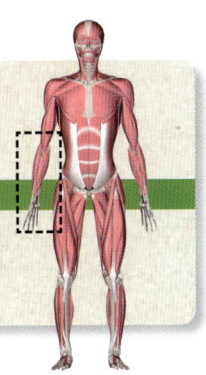

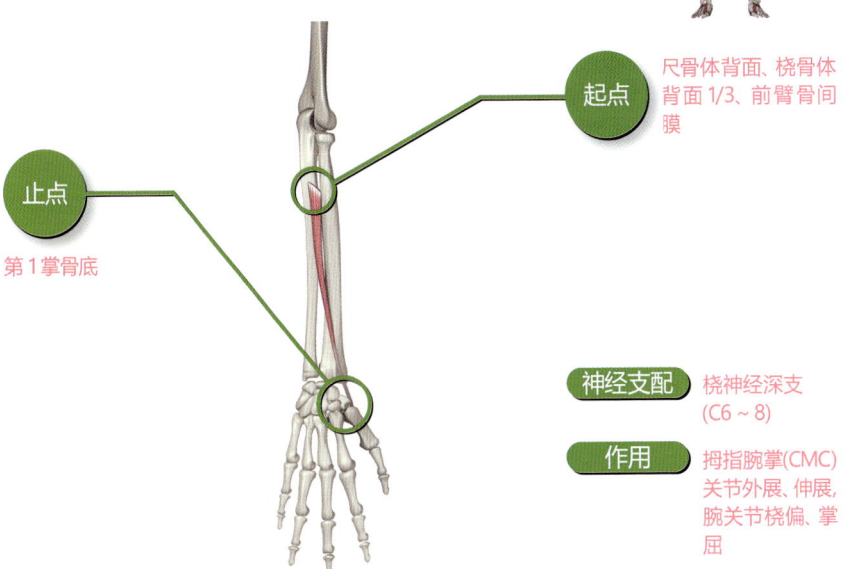

起点：尺骨体背面、桡骨体背面1/3、前臂骨间膜

止点：第1掌骨底

神经支配：桡神经深支（C6～8）

作用：拇指腕掌(CMC)关节外展、伸展，腕关节桡偏、掌屈

3 肩胛带・上肢

触诊的顺序与重点

1. 观察隆起的肌腱

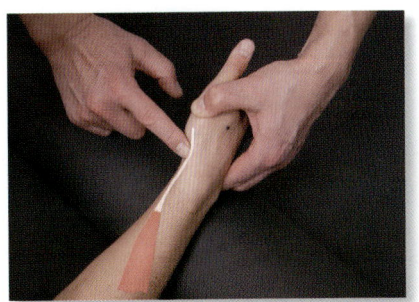

受检者将拇指伸展、外展（掌侧），可观察到腕部由肌腱组成的鼻烟窝，桡侧并行的两根肌腱中桡侧者即为拇长展肌腱。

2. 触诊拇长展肌收缩

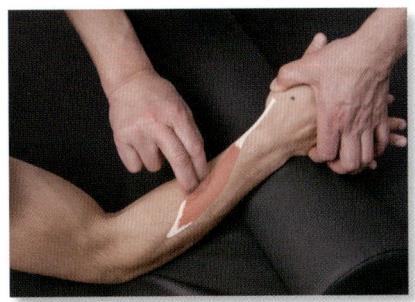

检查者用指腹按压受检者拇长展肌腱，并沿前臂近端向上滑行，可在其桡骨远端1/4至尺骨近端1/4之间触诊到拇长展肌收缩。

拇短伸肌

Extensor pollicis brevis

位于桡骨背面尺侧，起自拇长展肌的远端，斜向下走行至桡侧，在腕关节近端斜跨桡侧腕长、短伸肌的上方。

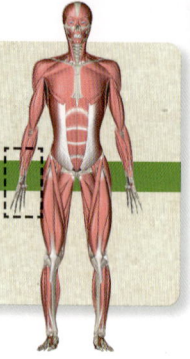

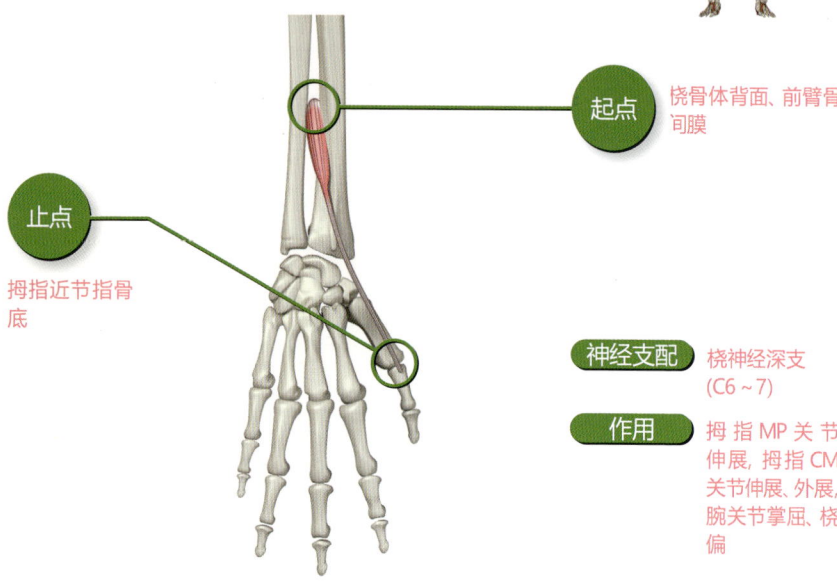

起点 桡骨体背面、前臂骨间膜

止点 拇指近节指骨底

神经支配 桡神经深支 (C6~7)

作用 拇指 MP 关节伸展，拇指 CM 关节伸展、外展，腕关节掌屈、桡偏

触诊的顺序与重点

1. 观察隆起的肌腱

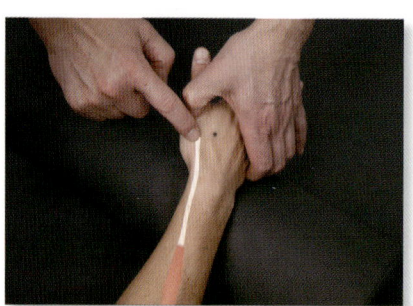

受检者拇指伸展（桡侧外展）时可观察到腕部出现由肌腱组成的鼻烟窝，桡侧并行的两根肌腱中，尺侧者即为拇短伸肌腱。

2. 触诊拇短伸肌收缩

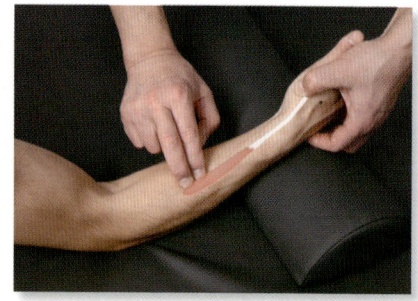

检查者用指腹按压受检者拇短伸肌腱，并向前臂近端滑行，可在桡骨远端 1/4 处触诊到拇短伸肌收缩。其近端为拇长展肌，尺侧为指伸肌，需检查各肌肉的分界线。

拇长伸肌
Extensor pollicis longus

位于前臂骨间膜背面,肌腹被指伸肌、小指伸肌和尺侧腕伸肌覆盖,走行于示指伸肌桡侧。

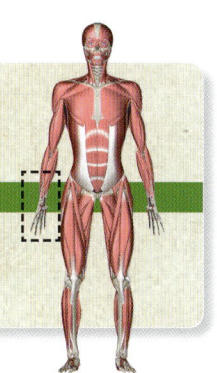

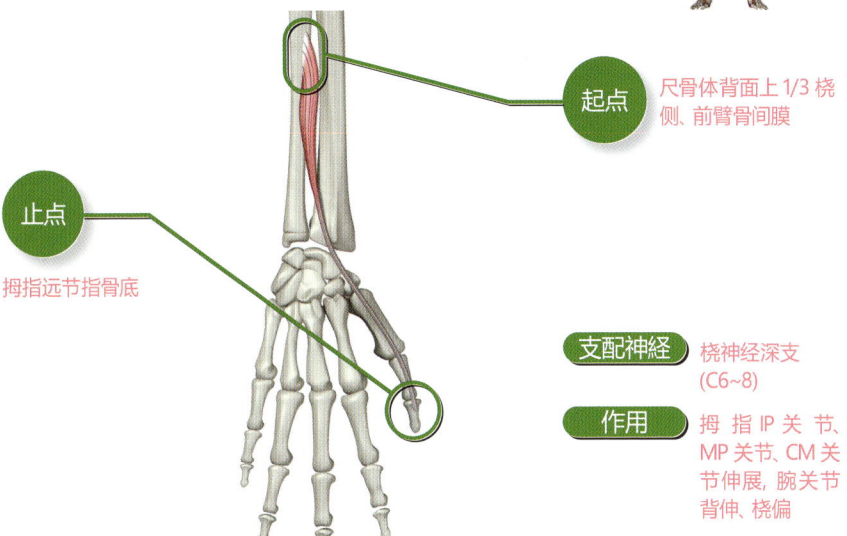

起点:尺骨体背面上 1/3 桡侧、前臂骨间膜

止点:拇指远节指骨底

支配神经:桡神经深支 (C6~8)

作用:拇指 IP 关节、MP 关节、CM 关节伸展,腕关节背伸、桡偏

3 肩胛带·上肢

👍 触诊的顺序与重点 👍

1. 观察隆起的肌腱

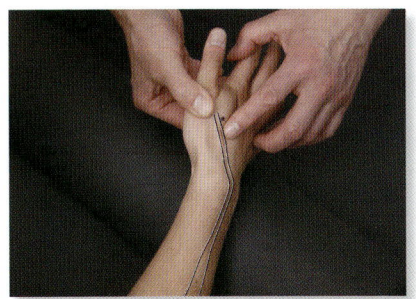

受检者拇指伸展(桡侧外展),可观察到鼻烟窝最尺侧隆起的肌腱即为拇长伸肌腱,该肌腱继续上行,在桡骨茎突背面处改变方向。

2. 触诊拇长伸肌收缩

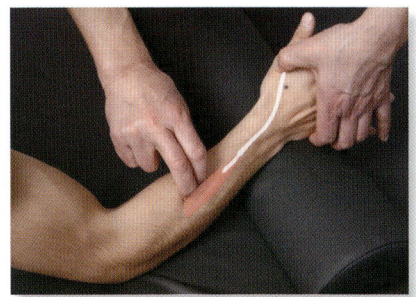

检查者用指腹按压在受检者尺骨背面桡侧上 1/3 处,受检者取腕关节中立位,拇指伸展、其余四指屈曲,检查者可感受到深处的拇长伸肌收缩。

示指伸肌

Extensor indicis

起自拇长伸肌远端,与拇长伸肌相邻,向腕关节方向走行,肌腹被指伸肌、小指伸肌和尺侧腕伸肌覆盖。

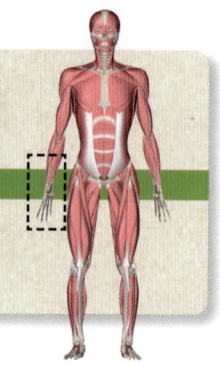

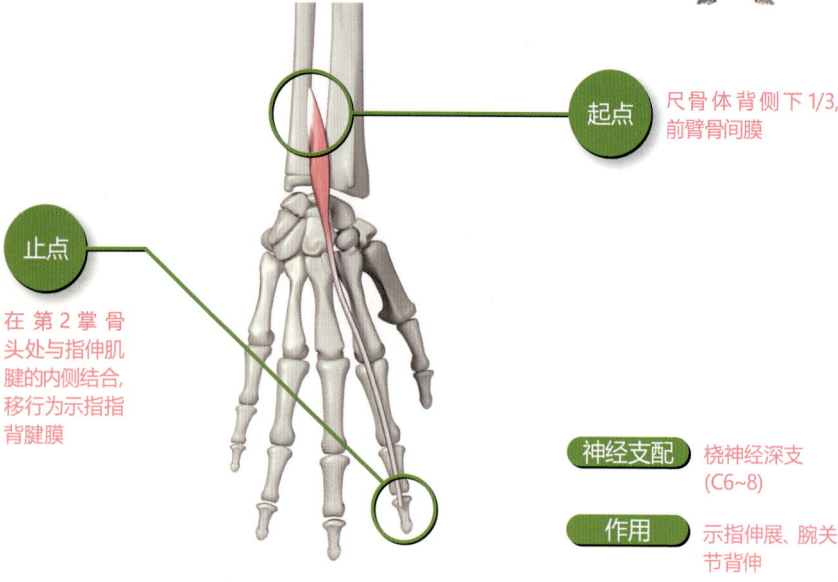

起点：尺骨体背侧下 1/3,前臂骨间膜

止点：在第 2 掌骨头处与指伸肌腱的内侧结合,移行为示指指背腱膜

神经支配：桡神经深支 (C6~8)

作用：示指伸展、腕关节背伸

触诊的顺序与重点

1. 观察肌腱的位置

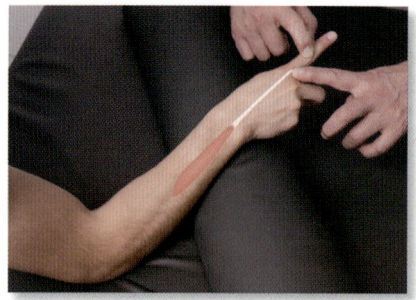

手背上止于示指的有两根肌腱,走行于尺侧者即示指伸肌腱。其他手指屈曲,仅伸展示指时示指伸肌腱紧张。

2. 触诊肌肉的收缩

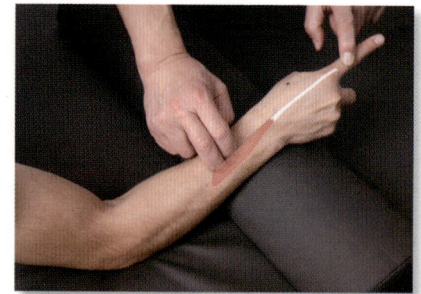

检查者用指腹沿受检者的示指伸肌腱向上滑动触诊,轻轻按压在受检者尺骨背面远端 1/4 处桡侧的骨间膜上,受检者仅伸展示指时可触诊到示指伸肌收缩。

拇短展肌

Abductor pollicis brevis

位于鱼际肌桡侧最浅层，相对手掌面，拇指直角外展（掌侧外展）时，可观察到拇短展肌腹隆起。

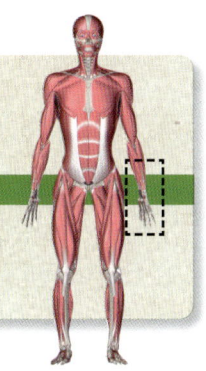

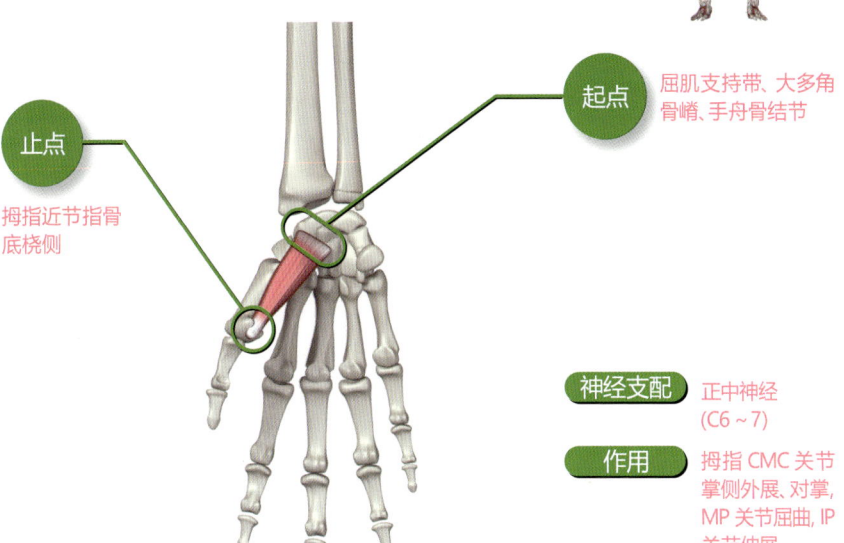

止点：拇指近节指骨底桡侧

起点：屈肌支持带、大多角骨嵴、手舟骨结节

神经支配：正中神经（C6~7）

作用：拇指 CMC 关节掌侧外展、对掌，MP 关节屈曲，IP 关节伸展

触诊的顺序与重点

1. 观察隆起的拇短展肌

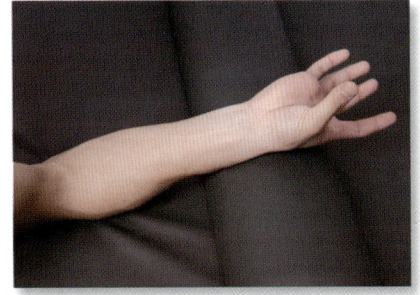

受检者拇指掌侧外展时，可在鱼际最桡侧处观察到拇短展肌隆起。

2. 触诊拇短展肌收缩

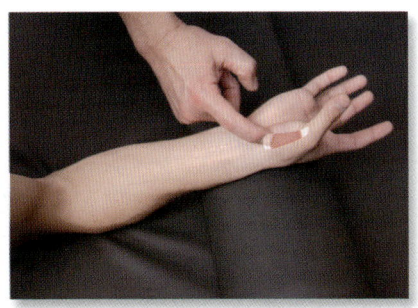

受检者拇指掌侧外展时，检查者将指腹放于其手舟骨结节远端，即可在鱼际桡侧触诊到拇短展肌收缩。

3 肩胛带·上肢

拇对掌肌

Opponens pollicis

被拇短展肌覆盖,主要在抓取物体(CMC 关节同时进行外展与内旋的对掌运动)时发挥作用。

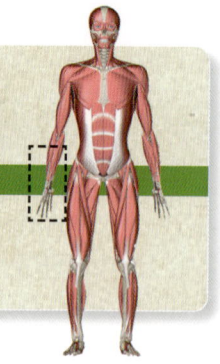

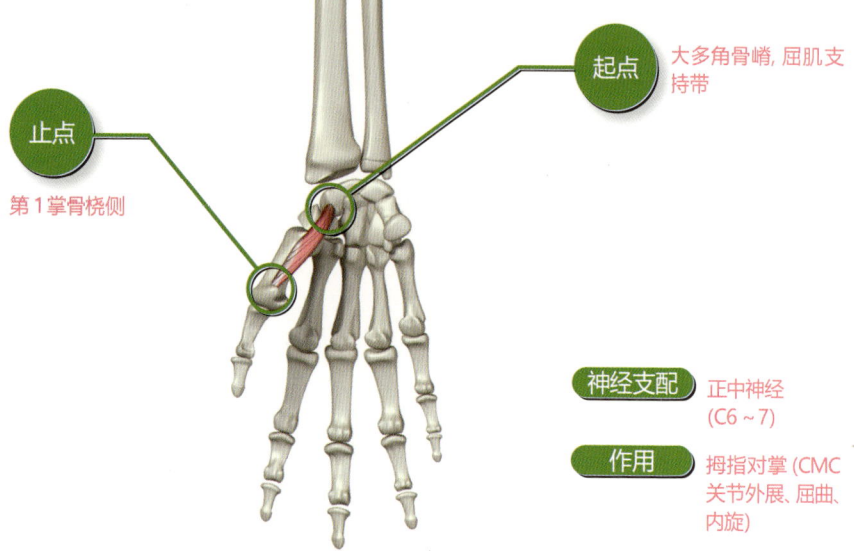

止点 第 1 掌骨桡侧

起点 大多角骨嵴,屈肌支持带

神经支配 正中神经(C6~7)

作用 拇指对掌(CMC 关节外展、屈曲、内旋)

触诊的顺序与重点

1. 观察隆起的拇对掌肌

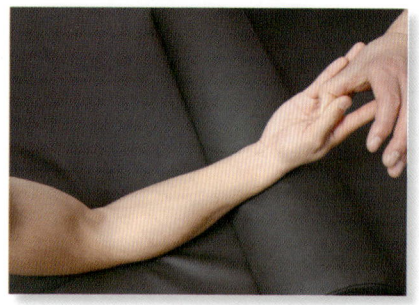

受检者拇指 MP 关节、IP 关节保持不动,拇指在对掌位进行强的等长收缩时,可在拇短展肌尺侧观察到拇对掌肌隆起。

2. 触诊拇对掌肌收缩

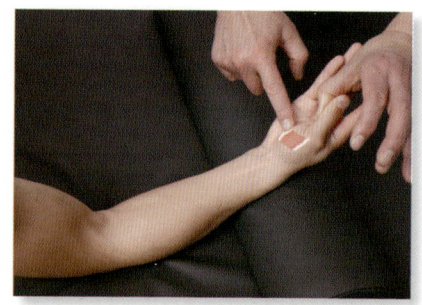

检查者将指腹放在受检者大多角骨嵴至第 1 掌骨桡侧,即可触诊到拇对掌肌收缩。

拇短屈肌
Flexor pollicis brevis

由浅头和深头组成，浅头走行于外侧，拇长屈肌腱旁边，深头走行于内侧，有时也被称为第1骨间掌侧肌。

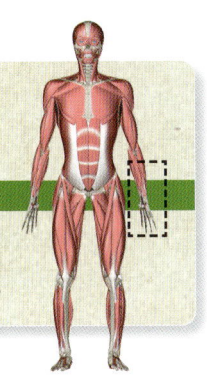

起点
- 浅头：屈肌支持带、大多角骨嵴
- 深头：第1掌骨底尺侧

止点
- 浅头：拇指近节指骨底桡侧（桡侧籽骨）
- 深头：拇指近节指骨底尺侧

神经支配
- 浅头：正中神经（C6～7）
- 深头：尺神经（C8～T1）

作用
拇指MP关节屈曲，CM关节屈曲、内收、对掌

3 肩胛带・上肢

👍 触诊的顺序与重点 👍

1. 触诊浅头收缩

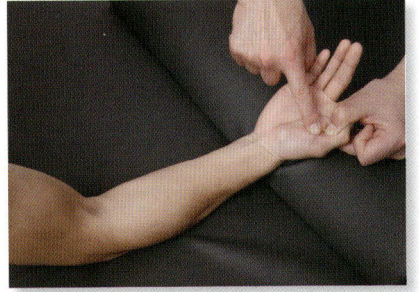

受检者拇指IP关节保持伸展，仅屈曲MP关节，检查者即可在大多角骨嵴至第1掌骨桡侧之间触诊到拇短屈肌浅头收缩。

2. 触诊深头收缩

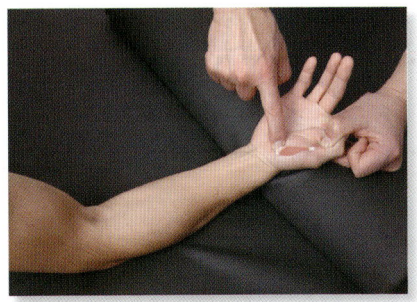

深头位于深处，因此触诊困难。检查者一手施力对抗受检者拇指MP关节屈曲，另一手即可较容易触诊到拇短屈肌深头收缩。

拇收肌

Adductor pollicis

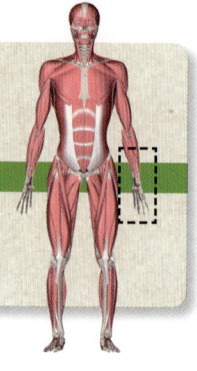

位于鱼际肌的最深处,由斜头和横头组成。正中神经麻痹时鱼际会萎缩,但拇收肌由尺神经支配,功能可以留存。

起点
横头:第3掌骨掌侧面
斜头:第2、3掌骨底掌侧面,头状骨

止点
拇指近节指骨底的尺侧及第1掌骨头尺侧的籽骨

神经支配 尺神经深支 (C8~T1)

作用 拇指 CM 关节内收、屈曲,MP 关节屈曲(辅助作用)

👍 触诊的顺序与重点 👍

1. 触诊斜头收缩

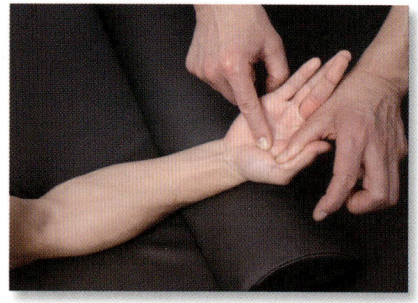

受检者拇指从掌侧外展位下内收,检查者一手施力对抗,另一手指腹放在其头状骨至第 3 掌骨底,轻轻按压即可触诊到拇收肌斜头收缩。

2. 触诊横头收缩

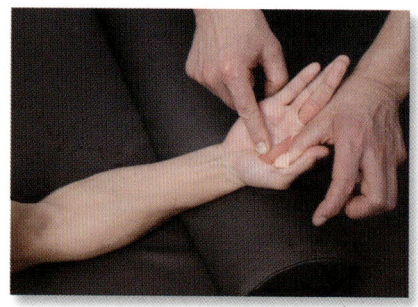

检查者将指腹放在第 3 掌骨体掌侧,轻轻按压即可触诊到拇收肌横头收缩。

骨间背侧肌

Dorsal interosseous

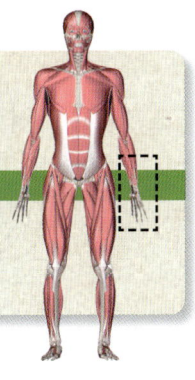

位于掌骨背侧间隙内的4束肌肉,可将示指和无名指MP关节远离中指(外展),使中指的MP关节向桡侧和尺侧运动。

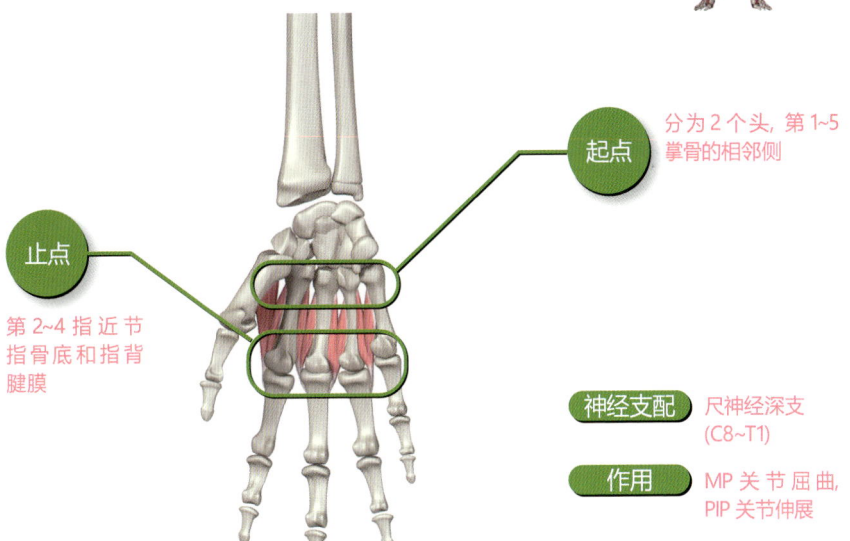

起点 分为2个头,第1~5掌骨的相邻侧

止点 第2~4指近节指骨底和指背腱膜

神经支配 尺神经深支(C8~T1)

作用 MP关节屈曲,PIP关节伸展

3 肩胛带・上肢

触诊的顺序与重点

1. 观察隆起的肌腹

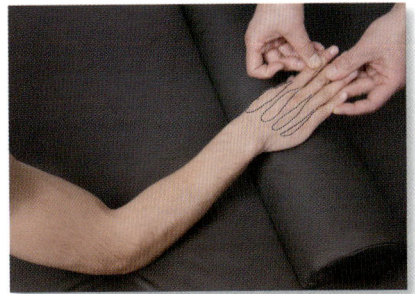

受检者手指伸展,检查者施力对抗其MP关节外展,即可在手背侧的掌骨之间观察到隆起的骨间背侧肌腹。

2. 触诊骨间背侧肌收缩

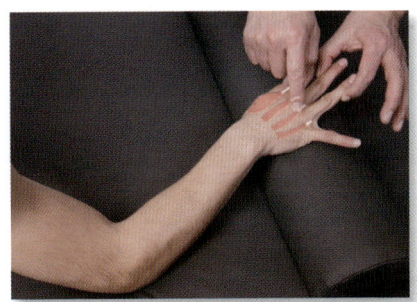

检查者一手施力对抗受检者手指外展,另一手可在第2掌骨桡侧触诊到第1束,在第3掌骨桡侧触诊到第2束,在第3掌骨尺侧触诊到第3束,在第4掌骨触诊到第4束骨间背侧肌收缩。

骨间掌侧肌

Palmar interosseous

分为3束，比骨间背侧肌小，每1束均为单头，起自掌骨的掌侧面，向手掌走行。

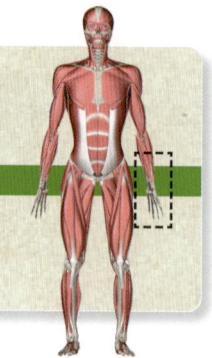

起点 掌骨掌侧面
第1束：第2掌骨体尺侧面
第2束：第4掌骨体桡侧面
第3束：第5掌骨体桡侧面

止点
第1束：第2指近节指骨尺侧
第2束：第4指近节指骨桡侧
第3束：第5指近节指骨桡侧
以上3束均有一部分止于指背腱膜

神经支配 尺神经深支 (C8~T1)

作用 以第3指为中心，第2、4、5指内收，MP关节屈曲，PIP关节和DIP关节伸展

触诊的顺序与重点

1. 触诊骨间掌侧肌收缩

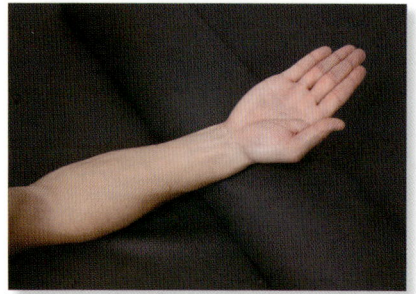

检查者可在受检者第2掌骨尺侧触诊到第1束，在第4掌骨桡侧触诊到第2束，在第5掌骨桡侧触诊到第3束。

2. 施加抵抗触诊骨间掌侧肌收缩

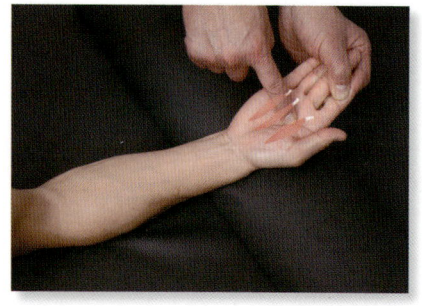

受检者手指伸展，MP关节从外展到内收，检查者一手施力对抗，另一手在其手掌按压更容易触诊到骨间掌侧肌收缩。

掌短肌
Palmaris brevis

位于小鱼际最表层皮下脂肪中,横向覆盖小鱼际,是向外侧走行的薄的肌肉。

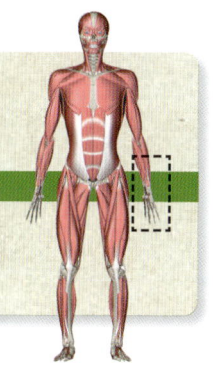

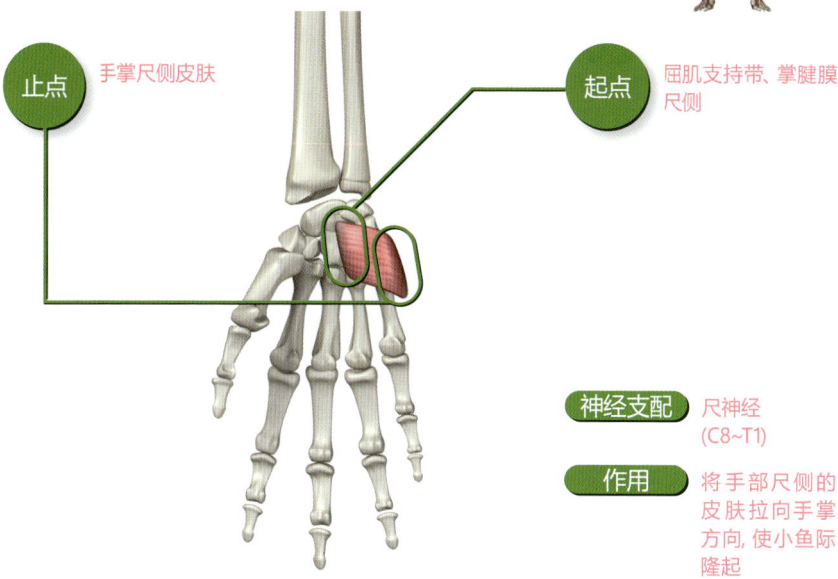

止点 手掌尺侧皮肤

起点 屈肌支持带、掌腱膜尺侧

神经支配 尺神经(C8~T1)

作用 将手部尺侧的皮肤拉向手掌方向,使小鱼际隆起

3 肩胛带·上肢

👍 触诊的顺序与重点 👍

1. 观察皮肤褶皱

2. 触诊掌短肌收缩

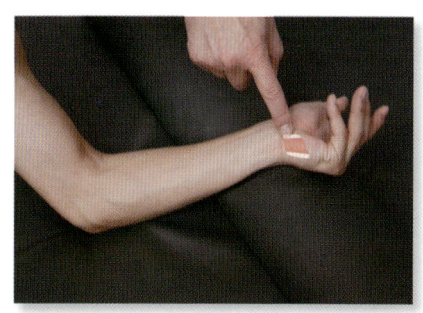

受检者小指外展,用力收紧手弓即可观察到掌短肌收缩,使小鱼际处皮肤出现褶皱。

检查者将指腹放在小鱼际近端,即可触诊到掌短肌收缩。

小指展肌
Abductor digiti minimi

位于小鱼际尺侧的浅层，有小指外展、向掌侧屈的作用。

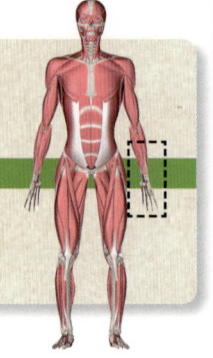

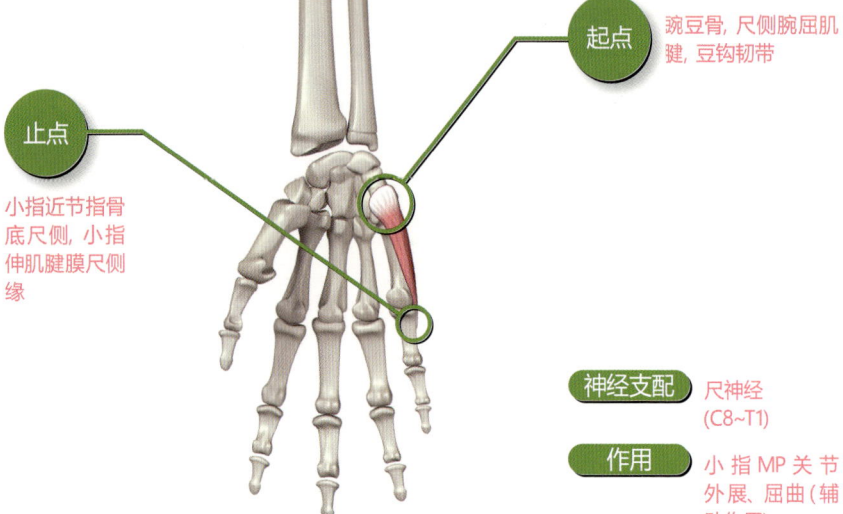

起点：豌豆骨，尺侧腕屈肌腱，豆钩韧带

止点：小指近节指骨底尺侧，小指伸肌腱膜尺侧缘

神经支配：尺神经（C8~T1）

作用：小指MP关节外展、屈曲（辅助作用）

触诊的顺序与重点

1. 观察隆起的小指展肌腹

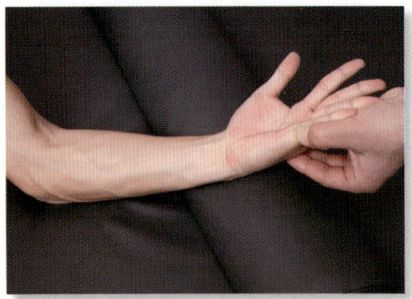

受检者小指用力外展，即可在小鱼际尺侧缘观察到小指展肌腹隆起。

2. 触诊小指展肌收缩

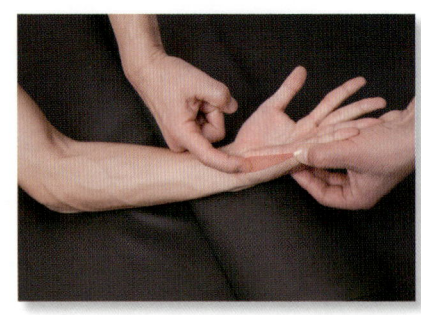

检查者一手施力对抗其小指外展，另一手即可在小鱼际尺侧缘的豌豆骨至手掌远端触诊到小指展肌收缩。

小指短屈肌

Flexor digiti minimi brevis

和小指展肌处于同一层，位于小指展肌桡侧。
起点处被尺动脉掌深支和尺神经深支与小指展肌隔开。

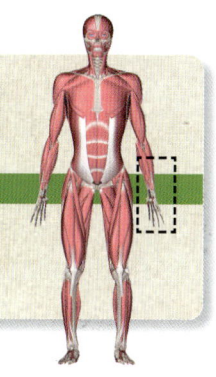

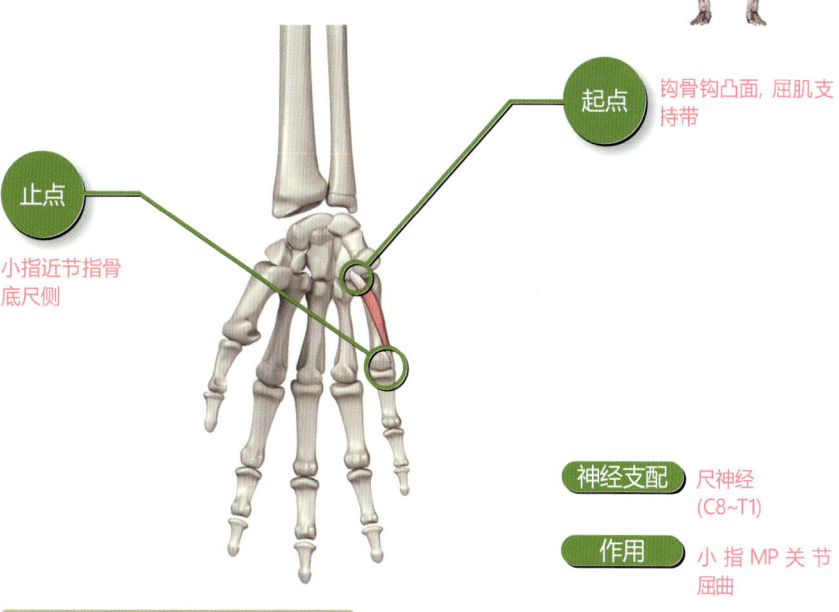

起点：钩骨钩凸面，屈肌支持带

止点：小指近节指骨底尺侧

神经支配：尺神经（C8~T1）

作用：小指MP关节屈曲

3 肩胛带·上肢

触诊的顺序与重点

1. 观察隆起的小指短屈肌

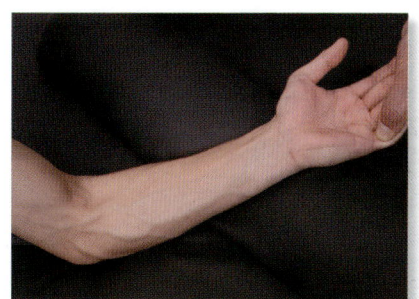

受检者小指 PIP、DIP 关节伸展，检查者施力对抗其 MP 关节屈曲，即可在小鱼际尺侧观察到小指短屈肌隆起。

2. 触诊小指短屈肌收缩

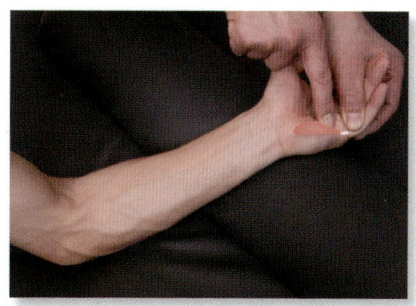

在此状态下检查者将另一手示指指腹放于受检者钩骨钩至第 5 掌骨尺侧，即可触诊到小指短屈肌收缩。

小指对掌肌

Opponens digiti minimi

位于小指展肌和小指短屈肌深处的三角形肌肉，在抓取物体时与拇对掌肌一起发挥作用。

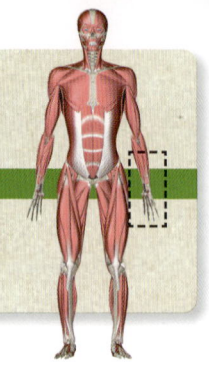

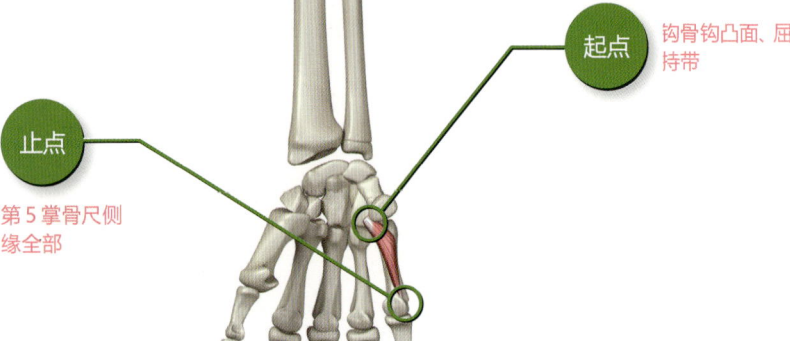

起点：钩骨钩凸面、屈肌支持带

止点：第5掌骨尺侧缘全部

神经支配：尺神经（C8~T1）

作用：相对于拇指小指对掌（外展，屈曲，外旋）

触诊的顺序与重点

1. 触诊小指对掌肌收缩

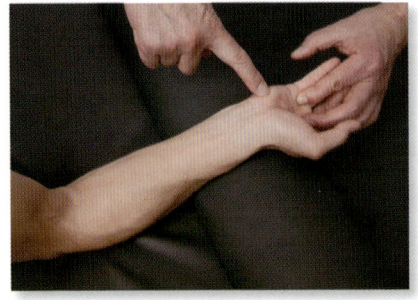

检查者用指腹深按受检者第5掌骨尺侧缘，受检者小指IP和MP关节不动，进行对掌运动，检查者即可在小鱼际深处触诊到小指对掌肌收缩。

2. 施力对抗触诊小指对掌肌收缩

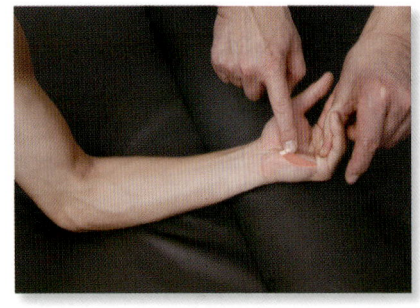

检查者另一手施力对抗受检者小指对掌，可更轻易地触诊到小指对掌肌收缩。

蚓状肌
Lumbricales

由 4 条圆柱形的小肌肉组成，起自掌骨上的指深屈肌腱，向手指远端走行，与指伸肌腱会合后移行于指背腱膜。

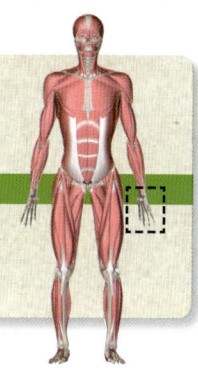

止点
第 2~5 指近节指骨底桡侧面的各指背腱膜

起点
第 1 蚓状肌：向第 2 指走行的指深屈肌腱桡侧和掌侧面
第 2 蚓状肌：向第 3 指走行的指深屈肌腱桡侧和掌侧面
第 3 蚓状肌：向第 3 指和第 4 指走行的指深屈肌腱相邻侧
第 4 蚓状肌：向第 4 指和第 5 指走行的指深屈肌腱相邻侧

神经支配
第 1、2 蚓状肌：正中神经 (C8~T1)
第 3、4 蚓状肌：尺神经 (C8~T1)

作用
第 2~5 指的 MP 关节屈曲，PIP 和 DIP 关节伸展

3 肩胛带·上肢

👍 触诊的顺序与重点 👍

1. 观察蚓状肌

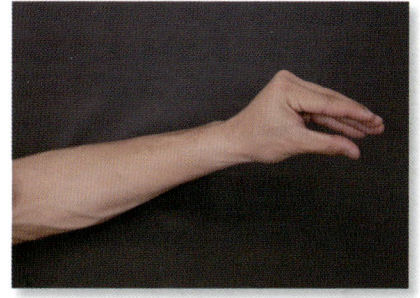

受检者保持腕关节背屈、PIP 和 DIP 关节伸展，屈曲第 2~5 指的 MP 关节。

2. 触诊第 1 蚓状肌收缩

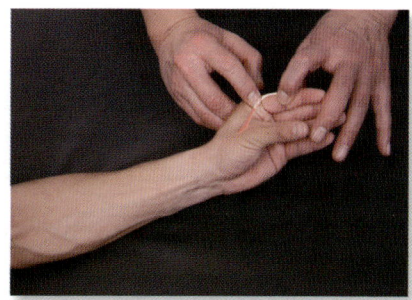

检查者可在其第 2 指近节指骨桡侧面触诊到第 1 蚓状肌收缩。

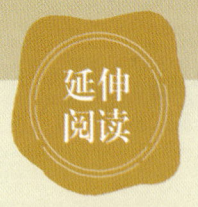

康复、护理中使用的"蚓状肌握"

蚓状肌可以屈曲第 2~5 指的 MP 关节。拇指对掌位,轻轻屈曲第 2~5 指的 PIP、DIP 关节,蚓状肌发挥作用屈曲 MP 关节进行抓握的方法被称为"蚓状肌握"。(参见 129 页左下角的照片)。

在康复和护理中,此手法可用于稳定患者的上下肢,在手法操作中可用以发力,是非常重要的握持手法。如果只用手指用力抓握会让患者感到疼痛、不适。

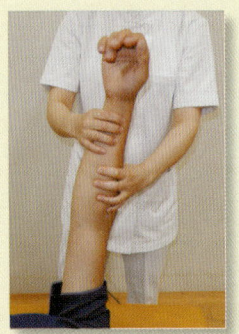

指尖用力进行手法操作

手指屈曲,指尖用力来抓住上肢。

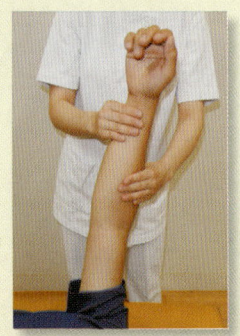

用蚓状肌握进行手法操作

蚓状肌收缩,用手掌和指腹握住上肢。

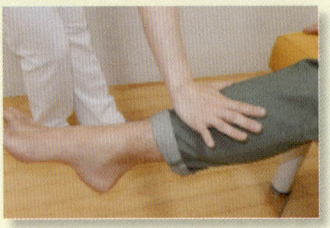

用手掌发力

手指伸展,只用手掌发力。

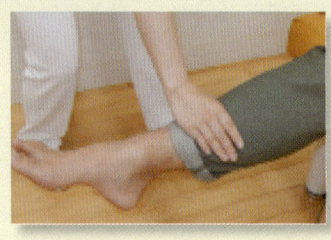

用蚓状肌握发力

用手掌和指腹整体发力。

Part 4

骨盆带、下肢的观察和触诊

可从前方（腹侧）确认的骨性标志

观察左右髂嵴、髂前上棘的高度以判断骨盆在冠状面是否倾斜，通过下肢的骨性标志以检查大腿、小腿、足部的力线及是否变形。

从骨盆带、下肢前方进行观察与触诊

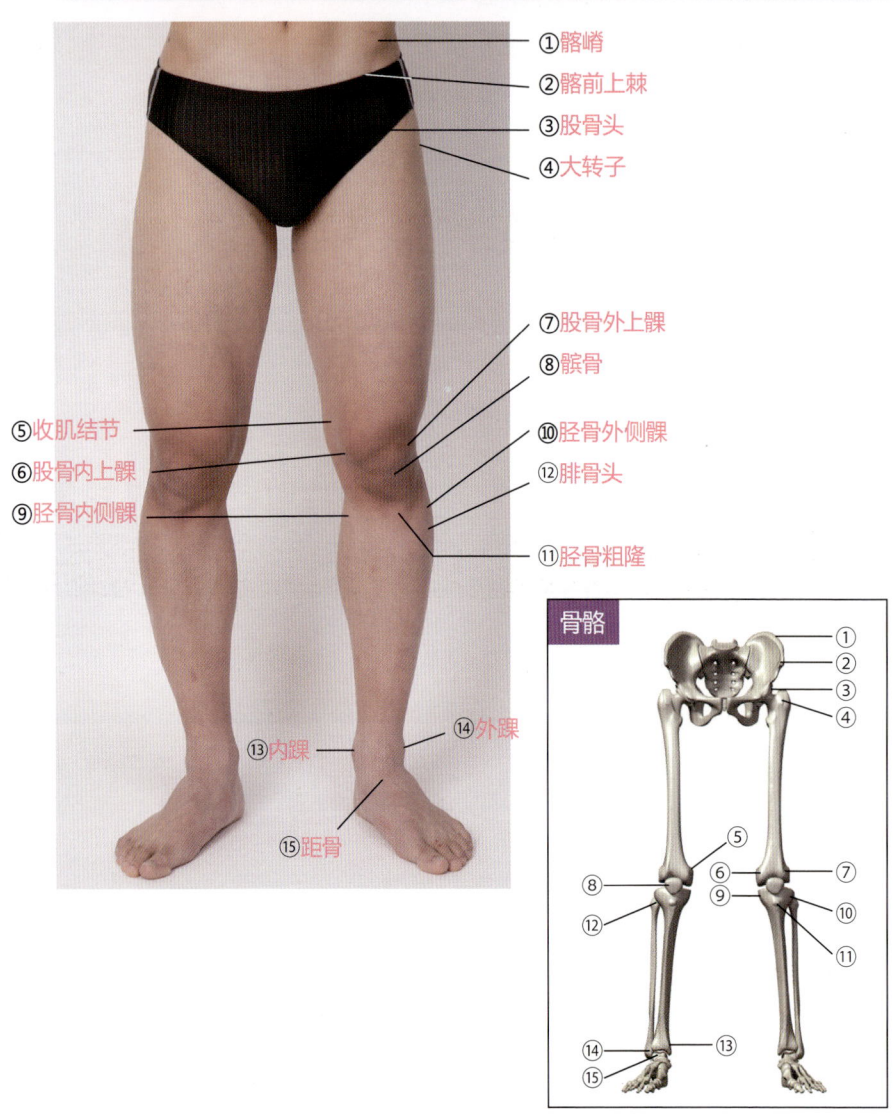

① 髂嵴
② 髂前上棘
③ 股骨头
④ 大转子
⑤ 收肌结节
⑥ 股骨内上髁
⑦ 股骨外上髁
⑧ 髌骨
⑨ 胫骨内侧髁
⑩ 胫骨外侧髁
⑪ 胫骨粗隆
⑫ 腓骨头
⑬ 内踝
⑭ 外踝
⑮ 距骨

骨骼

1. 骨盆

(1) 髂嵴
- 检查者将双手示指桡侧贴放在受检者腰部凹陷处，双手向下移动即可触诊到①髂嵴。

(2) 髂前上棘
- 检查者将示指放在①髂嵴上，拇指外展并向前移动，触诊到的突起即为②髂前上棘。其下端最为突出，因此将其作为触诊的标志。

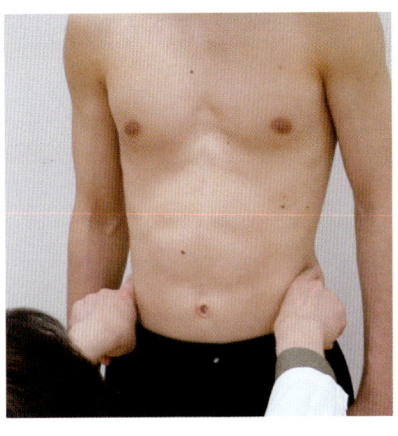
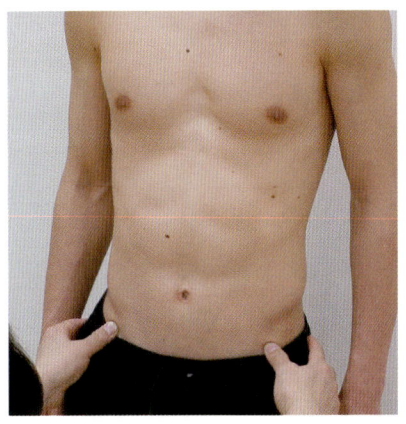

2. 下肢

- 触诊股骨和小腿的骨性标志，检查下肢的力线。
- ②髂前上棘和髌骨中点的连线与⑪胫骨粗隆和髌骨中点连线之间的夹角被称为Q角，是检查下肢力线的指标之一。Q角的正常范围：男性，10°~15°，女性，15°~20°。

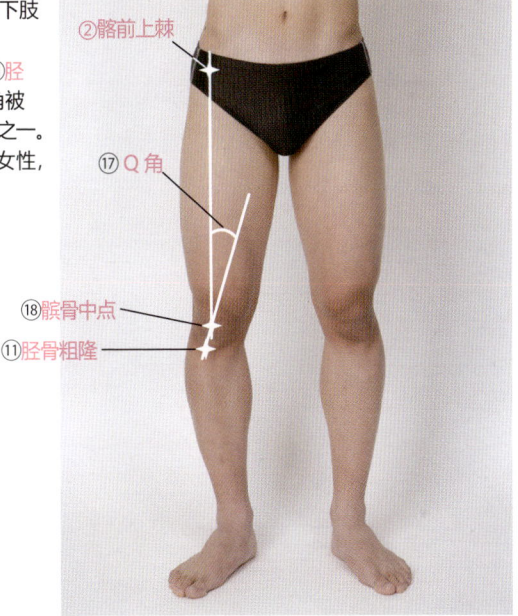

可从后方（背侧）确认的骨性标志

通过左右髂嵴和髂后上棘的高度以判断骨盆在冠状面是否倾斜；通过下肢的骨性标志检查大腿、小腿、足部的力线。

从骨盆带、下肢后方进行观察与触诊

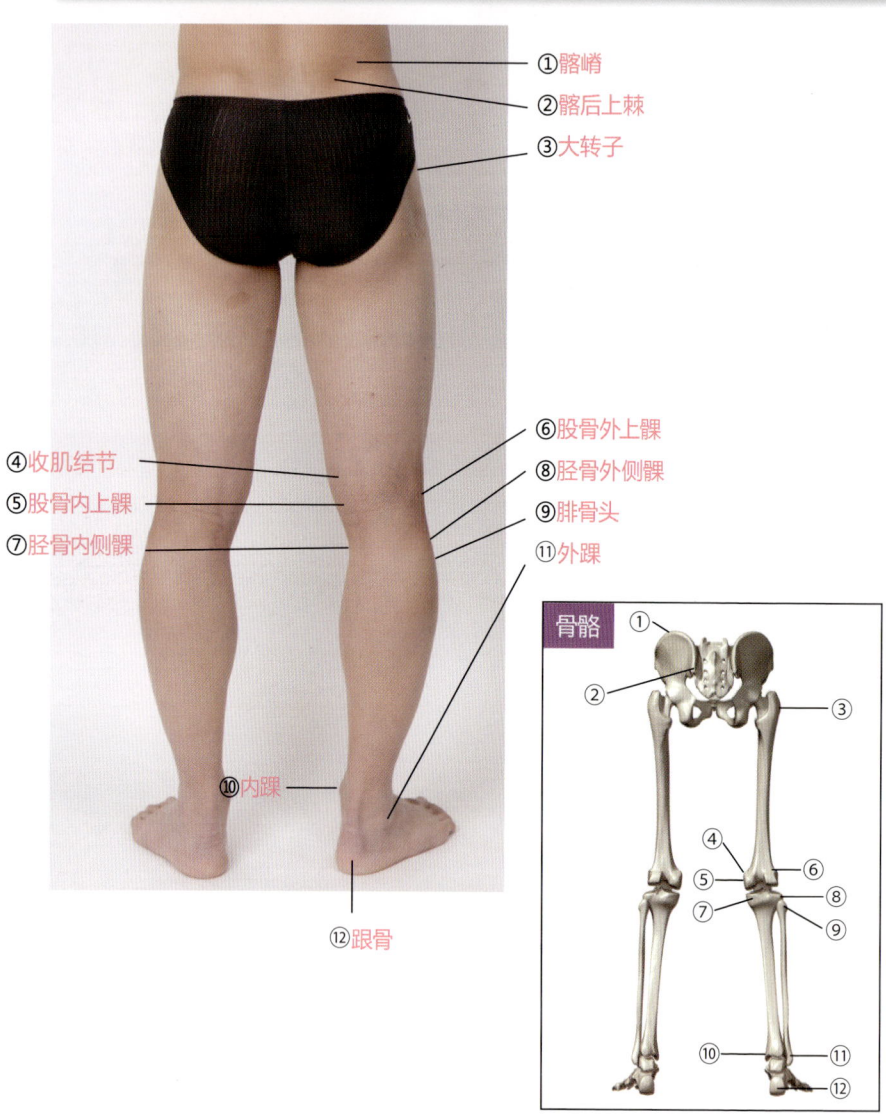

① 髂嵴
② 髂后上棘
③ 大转子
④ 收肌结节
⑤ 股骨内上髁
⑦ 胫骨内侧髁
⑥ 股骨外上髁
⑧ 胫骨外侧髁
⑨ 腓骨头
⑪ 外踝
⑩ 内踝
⑫ 跟骨

骨骼

1. 骨盆倾斜程度

- 通过触诊,比较①髂嵴和②髂后上棘的高度以确认骨盆在冠状面的侧倾程度。

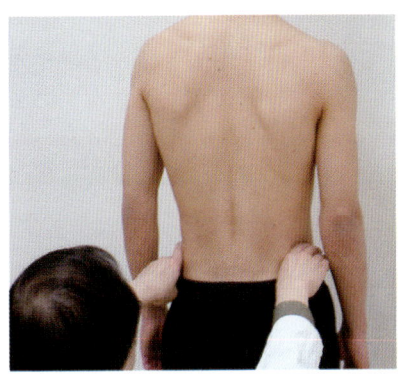 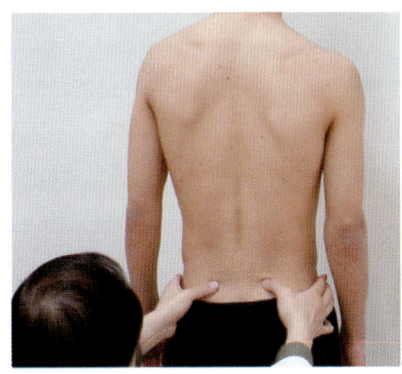

2. 下肢

- 通过比较左右③大转子、⑨腓骨头、⑩内踝、⑪外踝的高度,检查下肢长度。
- 通过⑫跟骨底部中点与跟腱止点中点的连线,腓肠肌中点与跟腱止点中点的连线,两者的夹角检查跟骨旋转程度。

(1) 大转子最上方的比较

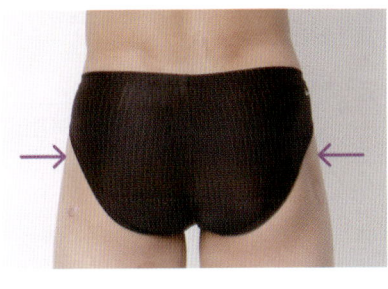

(2) 腓骨头下方腓骨颈的比较

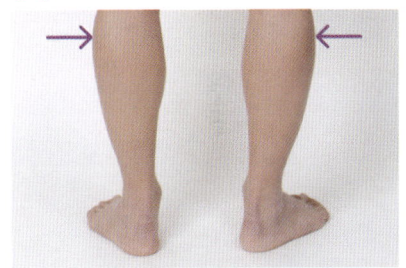

(3) 内踝下端与外踝下端的比较

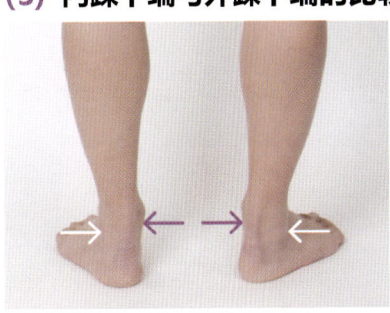

(4) 观察跟骨旋转程度

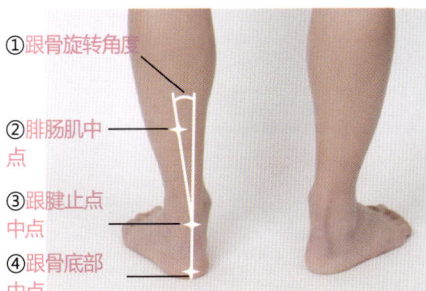

①跟骨旋转角度
②腓肠肌中点
③跟腱止点中点
④跟骨底部中点

可从侧方确认的骨性标志

通过髂前上棘和髂后上棘的高度确认骨盆在矢状面上的倾斜度,通过下肢的骨性标志检查大腿、小腿和足部的力线。

骨盆与下肢外侧、内侧的观察与触诊

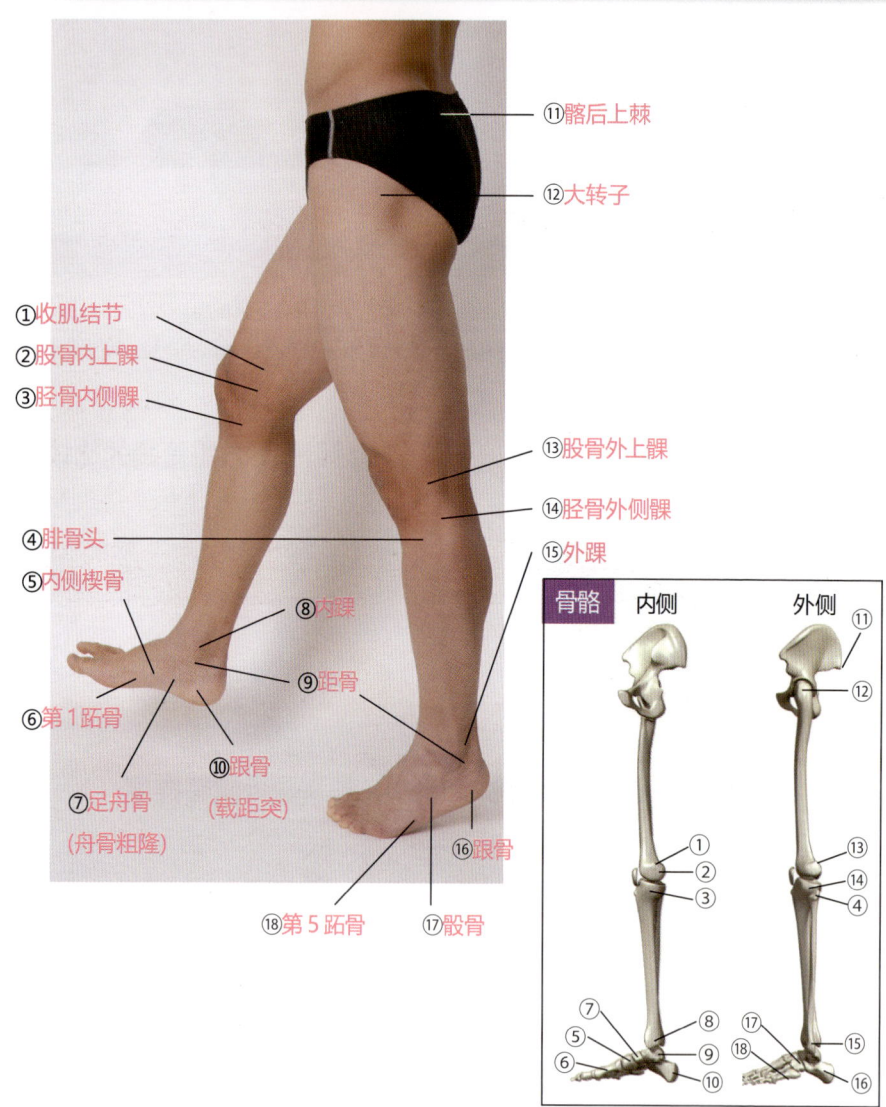

① 收肌结节
② 股骨内上髁
③ 胫骨内侧髁
④ 腓骨头
⑤ 内侧楔骨
⑥ 第1跖骨
⑦ 足舟骨（舟骨粗隆）
⑧ 内踝
⑨ 距骨
⑩ 跟骨（载距突）
⑪ 髂后上棘
⑫ 大转子
⑬ 股骨外上髁
⑭ 胫骨外侧髁
⑮ 外踝
⑯ 跟骨
⑰ 骰骨
⑱ 第5跖骨

骨骼　内侧　外侧

1. 骨盆倾斜程度

- 观察骨盆有无前倾或后倾。
- 骨盆处于中间位时，⑪髂后上棘和髂前上棘连线与水平线夹角为10°~15°。
- 骨盆向前倾斜大于此角度即为骨盆前倾，骨盆向后倾斜大于此角度即为骨盆后倾。
- 骨盆前倾会增大腰椎前弯，后倾则会减小腰椎前弯。

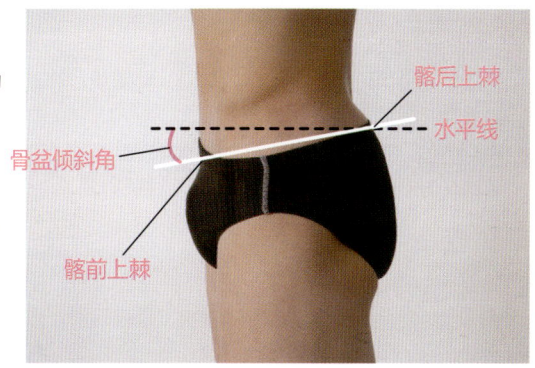

2. 髋关节

- 髋关节45°屈曲时，可在髂前上棘和坐骨结节的连线（罗-内二氏线）上触诊到大转子。

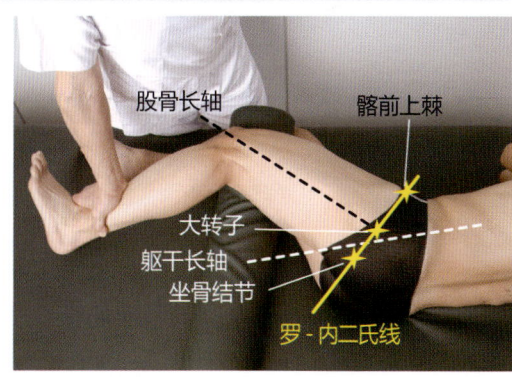

3. 足纵弓的高度

- ⑦舟骨粗隆应位于⑧内踝下端与⑥第1跖骨头的连线（费斯线，Feiss line）上。
- 若⑦舟骨粗隆低于此线则为足纵弓较低。
- 可以将⑦舟骨粗隆至足底线的垂线三等分，以评价足纵弓塌陷的程度，分为Ⅰ级、Ⅱ级和Ⅲ级。

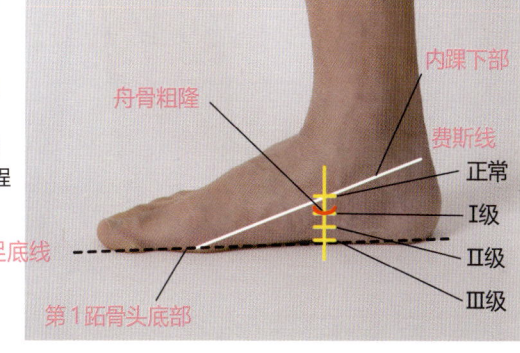

骨盆带、下肢的肌肉

下肢的肌肉可分为髋肌（盆带肌）、大腿肌、小腿肌和足肌。

骨盆带、下肢的肌肉

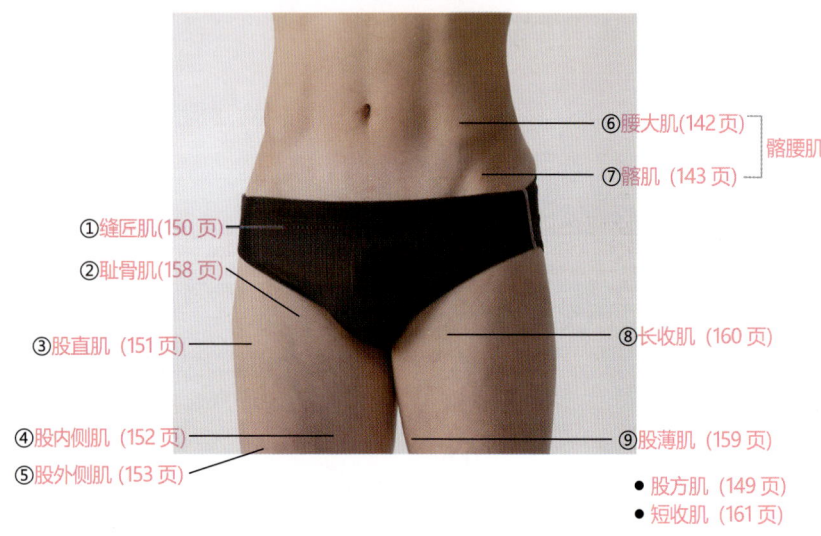

① 缝匠肌 (150 页)
② 耻骨肌 (158 页)
③ 股直肌 (151 页)
④ 股内侧肌 (152 页)
⑤ 股外侧肌 (153 页)
⑥ 腰大肌 (142 页) ┐髂腰肌
⑦ 髂肌 (143 页) ┘
⑧ 长收肌 (160 页)
⑨ 股薄肌 (159 页)
● 股方肌 (149 页)
● 短收肌 (161 页)

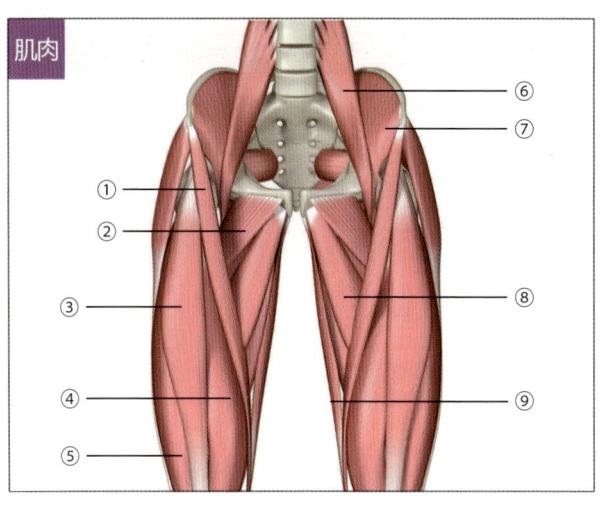

肌肉

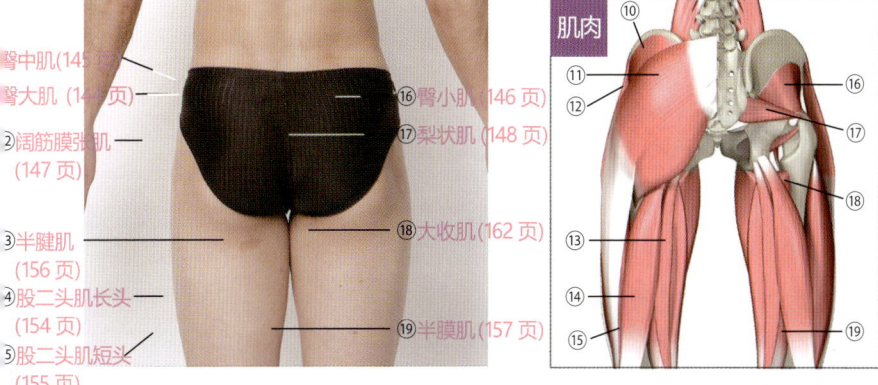

① 臀中肌(145页)
② 臀大肌(144页)
③ 阔筋膜张肌(147页)
③ 半腱肌(156页)
④ 股二头肌长头(154页)
⑤ 股二头肌短头(155页)
⑯ 臀小肌(146页)
⑰ 梨状肌(148页)
⑱ 大收肌(162页)
⑲ 半膜肌(157页)

肌肉

1. 髋肌

起自骨盆，止于股骨的肌肉，包括髋骨内的肌肉(⑥⑦髂腰肌)和髋骨外的肌肉(⑪臀大肌、⑫阔筋膜张肌、⑯臀小肌、⑰梨状肌、⑩臀中肌、闭孔内肌、上孖肌、下孖肌、股方肌、闭孔外肌)。

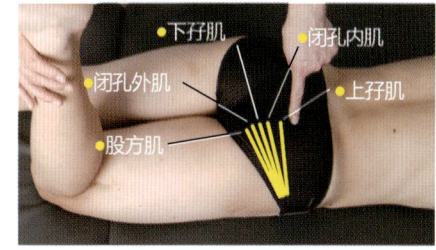

2. 大腿肌

参与膝关节运动的肌肉，分为前群 [大腿前面的肌肉：①缝匠肌、股四头肌 (股直肌、股外侧肌、股内侧肌、股中间肌)、膝关节肌]、内侧群 (大腿内侧的肌肉：②耻骨肌、⑧长收肌、⑨股薄肌、⑱大收肌、短收肌)、后群 (大腿后面的肌肉：⑬半腱肌、⑭⑮股二头肌、⑲半膜肌)。膝关节肌 (articularis genus) 是股中间肌的分支，并被其覆盖。

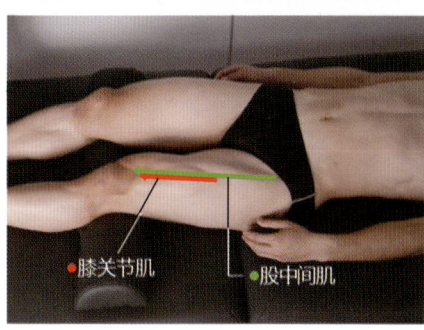

4 骨盆带·下肢

下肢、足部的肌肉

下肢的肌肉分为髋肌、大腿肌、小腿肌和足肌。

下肢、足部的肌肉

① 胫骨前肌 (163 页)
② 趾长伸肌 (165 页)
③ 姆长伸肌 (164 页)
④ 第 3 腓骨肌 (166 页)
⑤ 趾短伸肌 (177 页)
⑥ 腓骨长肌 (174 页)
⑦ 姆短伸肌 (176 页)
⑧ 姆短屈肌 (179 页)
⑨ 腓肠肌 (167 页)
⑩ 比目鱼肌 (168 页)
⑪ 趾长屈肌 (173 页)
⑫ 姆长屈肌 (172 页)
⑬ 姆展肌 (178 页)
⑭ 小趾展肌 (181 页)
• 腘肌 (169 页)
• 胫骨后肌 (170 页)
• 跖肌 (171 页)
• 腓骨短肌 (175 页)
• 趾短屈肌 (180 页)

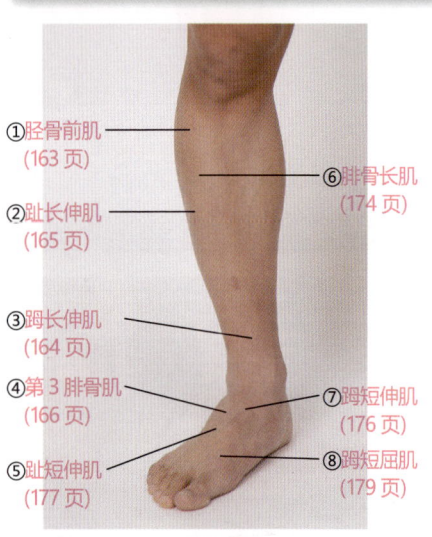
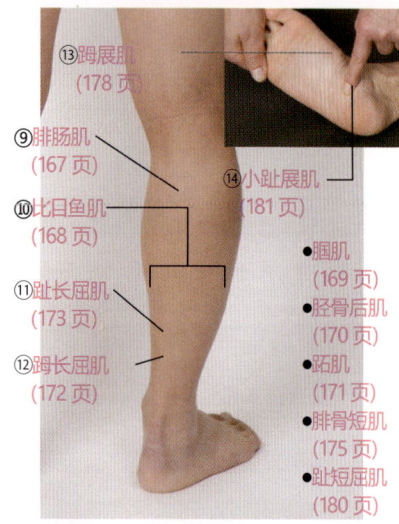
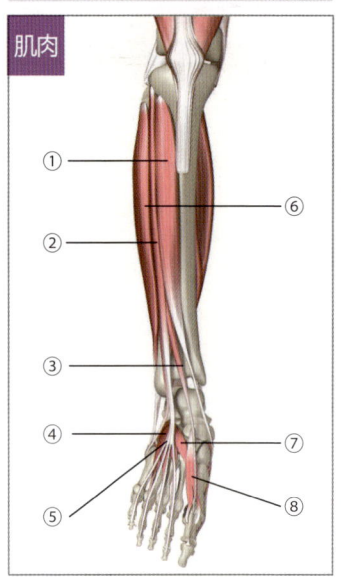
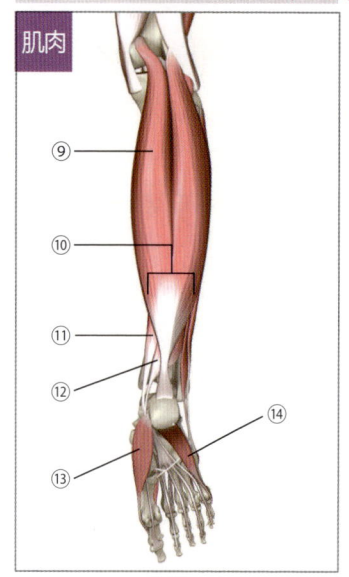

3. 小腿肌

活动踝关节和足趾的肌肉，分为前群（①胫骨前肌、②趾长伸肌、③𧿹长伸肌、④第3腓骨肌）、后群（⑨腓肠肌、⑩比目鱼肌、跖肌、腘肌、胫骨后肌、⑪趾长屈肌、⑫𧿹长屈肌）、外侧群（⑥腓骨长肌、腓骨短肌）。

4. 足肌

起自足跟、足掌，附着于足趾的肌肉，分为足背肌（⑤趾短伸肌、⑦𧿹短伸肌）和足底肌（⑧𧿹短屈肌、⑬𧿹展肌、⑭小趾展肌、𧿹收肌、小趾短屈肌、趾短屈肌、足底方肌、蚓状肌、骨间背侧肌、骨间足底肌）。

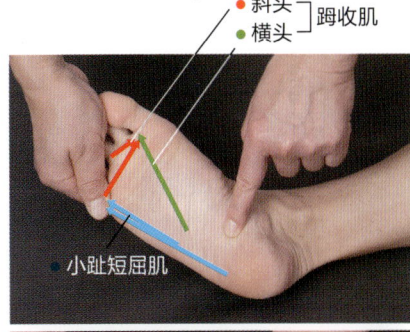

- 斜头
- 横头
𧿹收肌

小趾短屈肌

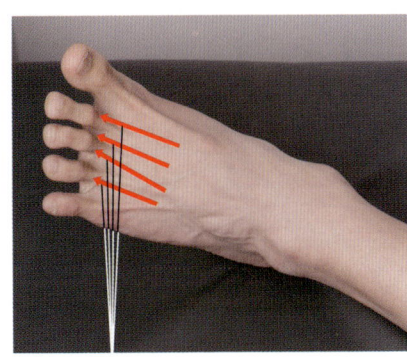

● 骨间背侧肌

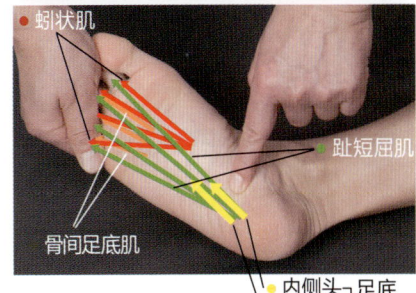

蚓状肌

趾短屈肌

骨间足底肌

内侧头 / 外侧头 — 足底方肌

腰大肌
Psoas major

是位于腰椎两侧的长肌，肌纤维向外下方走行，肌束沿骨盆边缘向下延伸且逐渐变细。

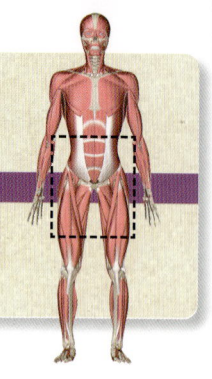

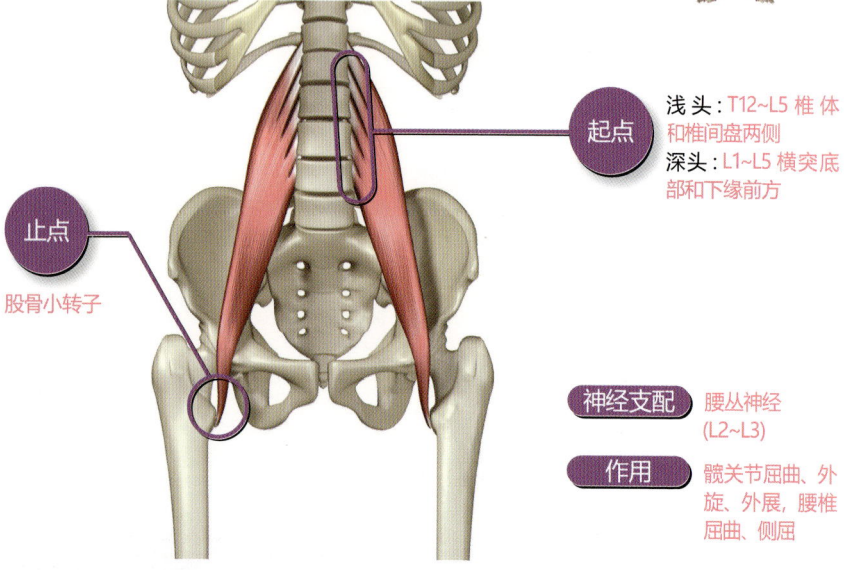

起点
浅头：T12~L5 椎体和椎间盘两侧
深头：L1~L5 横突底部和下缘前方

止点
股骨小转子

神经支配 腰丛神经（L2~L3）

作用 髋关节屈曲、外旋、外展，腰椎屈曲、侧屈

👍 触诊的顺序与重点 👍

1. 触诊腰大肌腹

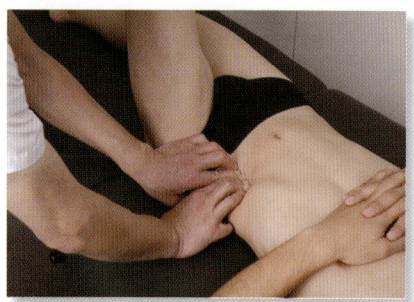

检查者在受检者髂嵴内侧，用指腹从腹直肌外侧向腰椎椎体方向按压即可触诊到腰大肌腹。

2. 触诊腰大肌收缩

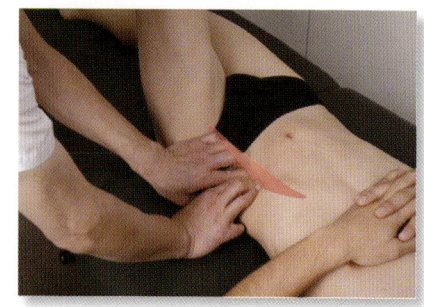

受检者屈曲髋关节，检查者即可触诊到腰大肌收缩，轻轻施力对抗其髋关节屈曲，可更容易地触诊到。

髂肌

Iliacus

是宽且扁平的肌肉,位于髂窝深处,沿着髂窝向下,在外侧与腰大肌腱合并,与腰大肌一起并称为髂腰肌。

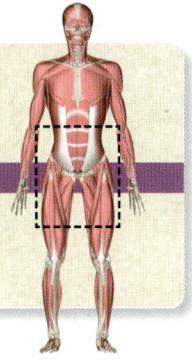

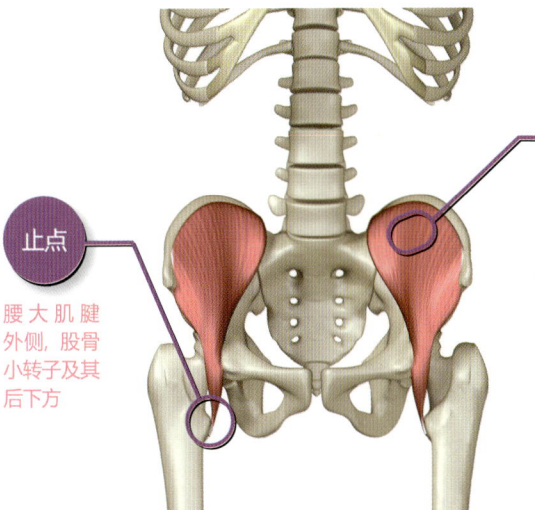

起点:髂窝上 2/3,髂骨翼内侧,其背侧有骶髂前韧带、腰骶韧带、骶骨底,腹侧有髂前上棘、髂前下棘及两者的切迹

止点:腰大肌腱外侧,股骨小转子及其后下方

神经支配:股神经(L2~L4)

作用:髋关节屈曲、外旋、外展(辅助作用),相对于股骨的骨盆前倾

👍 触诊的顺序与重点 👍

1. 在髂骨部触诊髂肌腹

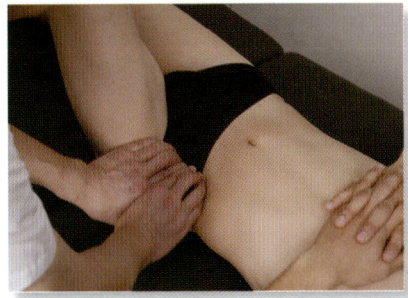

检查者在受检者髂骨部,用指腹从髂前上棘内侧分开髂骨前面的软组织,即可触诊到髂肌腹。

2. 触诊髂肌收缩

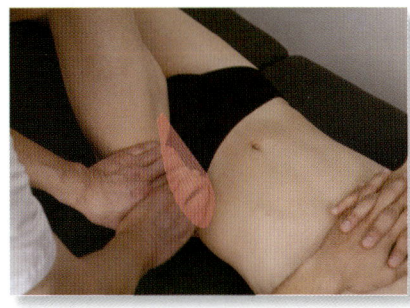

检查者轻轻施力,对抗受检者髋关节屈曲,更容易在其股骨近端的缝匠肌内侧和腹股沟韧带之间触诊到髂肌收缩。

臀大肌
Gluteus maximus muscle

臀大肌是臀部隆起的肌肉中最大的，位于臀部最表层，形状近乎四边形，大且厚。

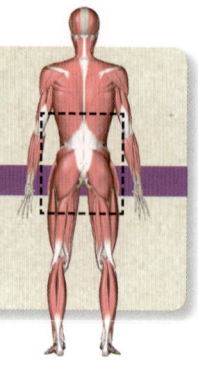

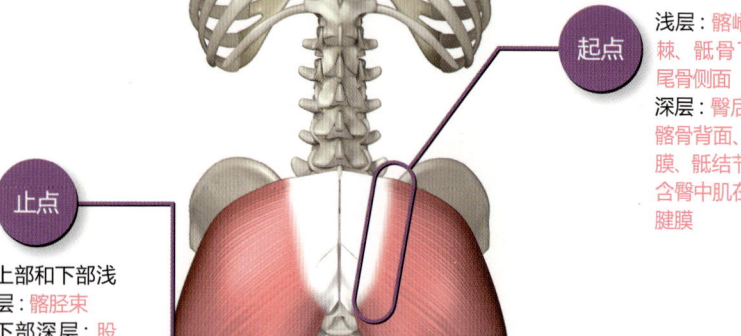

起点
浅层：髂嵴、髂后上棘、骶骨下部背面、尾骨侧面
深层：臀后线之后的髂骨背面、竖脊肌腱膜、骶结节韧带、包含臀中肌在内的臀肌腱膜

止点
上部和下部浅层：髂胫束
下部深层：股骨臀肌粗隆

神经支配 臀下神经（L5～S2）

作用 髋关节伸展、外旋、外展、内收

触诊的顺序与重点

1. 观察隆起的臀大肌

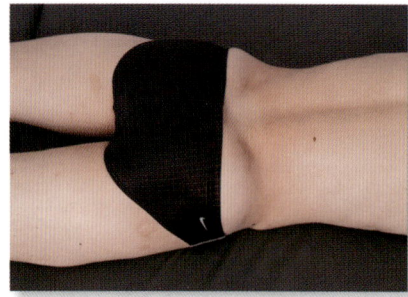

臀部隆起最明显处，臀大肌从髂骨和骶骨背面起始，斜向外下方走行，止于股骨上部（股骨臀肌粗隆）。

2. 触诊臀大肌收缩

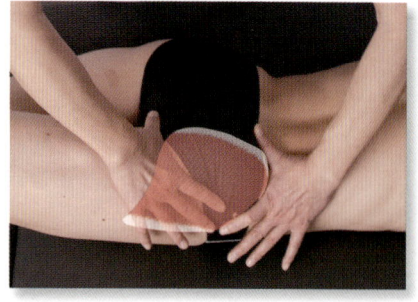

受检者膝关节屈曲，伸展髋关节，检查者可在其臀部隆起最明显处触诊到臀大肌收缩。

臀中肌

Gluteus medius muscle

是位于骨盆外侧的三角形肌肉，下方的大部分被臀大肌覆盖，前2/3被臀肌腱膜覆盖。

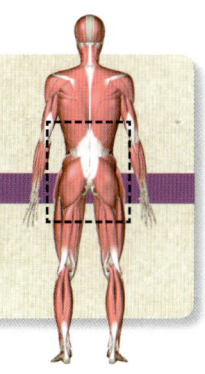

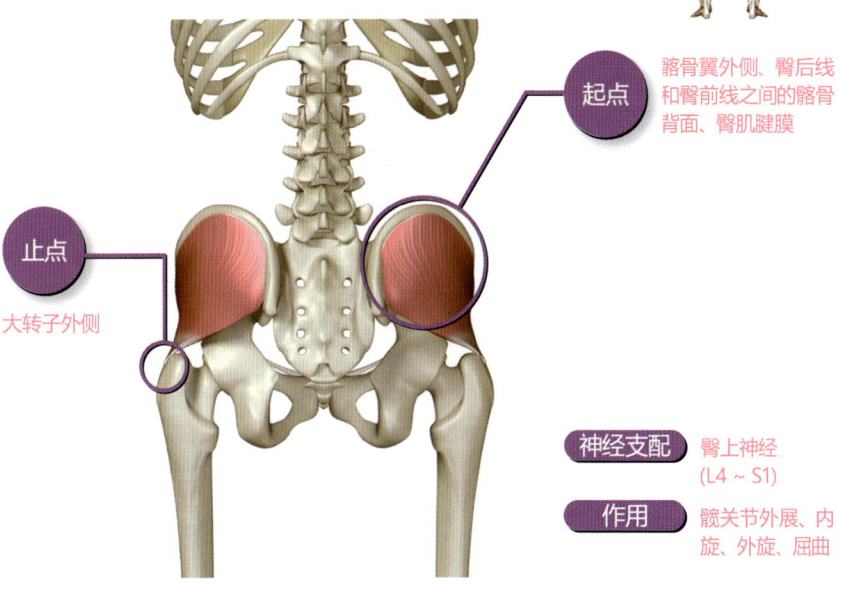

起点：髂骨翼外侧、臀后线和臀前线之间的髂骨背面、臀肌腱膜

止点：大转子外侧

神经支配：臀上神经（L4～S1）

作用：髋关节外展、内旋、外旋、屈曲

触诊的顺序与重点

1. 观察隆起的臀中肌

臀中肌位于髂骨侧方，后部被臀大肌覆盖，前部被阔筋膜张肌覆盖。受检者髋关节外展，可在大腿中部观察到臀大肌腹隆起。

2. 触诊臀中肌收缩

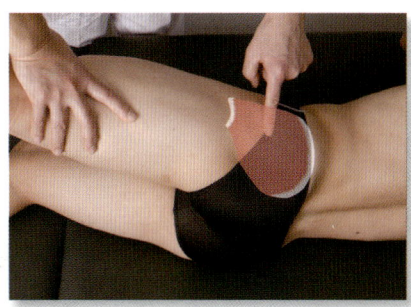

受检者髋关节外展，检查者一手在其大腿处施力对抗，另一手用指腹在其骨盆侧方触诊到臀中肌收缩。

4 骨盆带・下肢

臀小肌
Gluteus minimus muscle

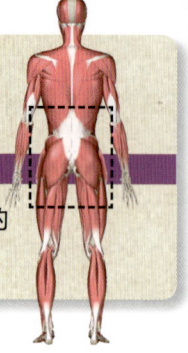

是被臀大肌、臀中肌覆盖的扁平扇形肌肉，是臀肌后群中最小的肌肉，肌纤维斜向下方走行，止于股骨大转子前缘。

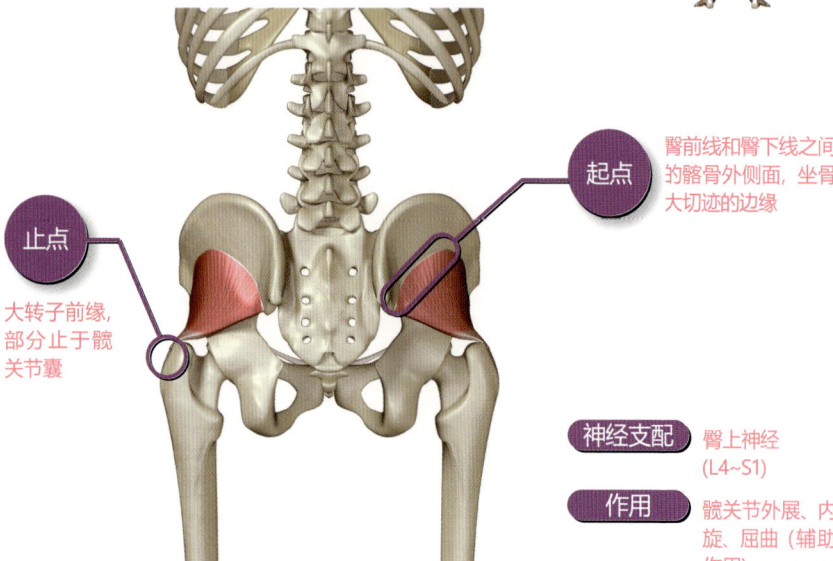

止点：大转子前缘，部分止于髋关节囊

起点：臀前线和臀下线之间的髂骨外侧面，坐骨大切迹的边缘

神经支配：臀上神经（L4~S1）

作用：髋关节外展、内旋、屈曲（辅助作用）

触诊的顺序与重点

1. 触诊臀小肌收缩

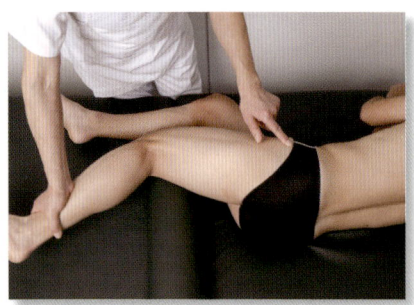

检查者一手用指腹按压受检者臀小肌止点，即大转子前缘，同时另一手施力对抗其髋关节内旋，即可触诊到深处的臀小肌收缩。

2. 与臀中肌鉴别

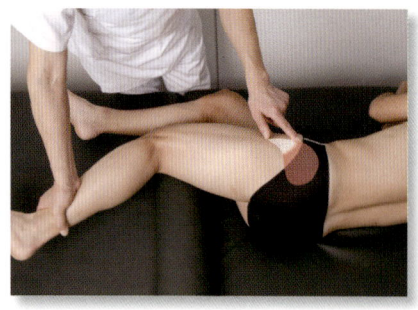

由于臀小肌位于臀中肌的深处，肌肉走行和作用与臀中肌相同，难以鉴别。

阔筋膜张肌

Tensor fasciae latae

起自髂前上棘外侧，走行于臀中肌前方，是被阔筋膜包裹的扁平肌肉，在股骨的下 2/3 形成髂胫束。

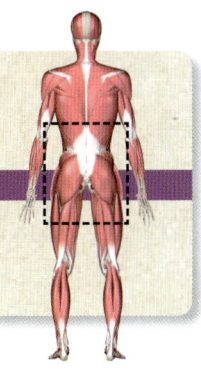

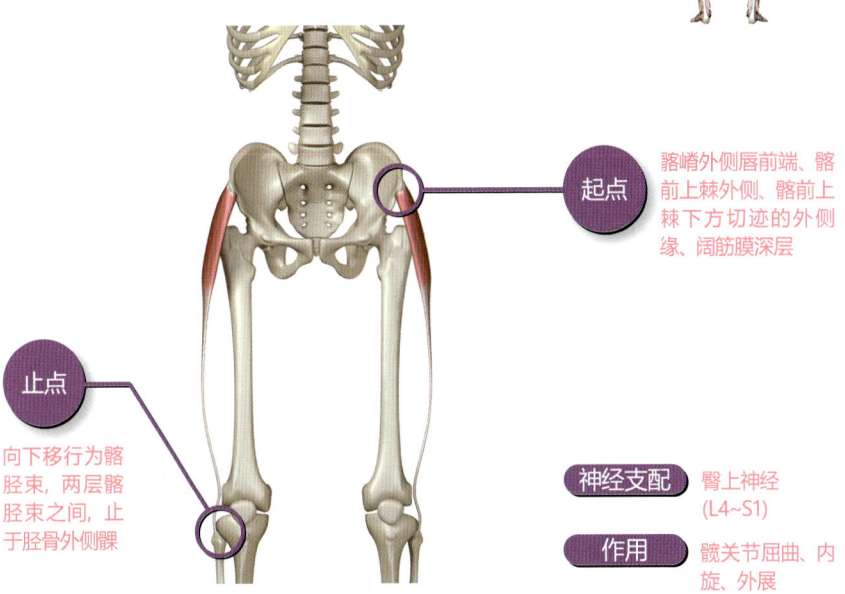

起点：髂嵴外侧唇前端、髂前上棘外侧、髂前上棘下方切迹的外侧缘、阔筋膜深层

止点：向下移行为髂胫束，两层髂胫束之间，止于胫骨外侧髁

神经支配：臀上神经（L4~S1）

作用：髋关节屈曲、内旋、外展

👍 触诊的顺序与重点 👍

1. 观察阔筋膜张肌与髂胫束紧张

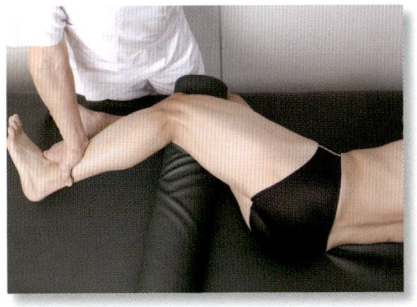

受检者髋关节屈曲、外展，即可观察到髂前上棘外侧至股骨头处的阔筋膜张肌收缩，股骨下 2/3 处可以观察到髂胫束紧张。

2. 触诊阔筋膜张肌与髂胫束

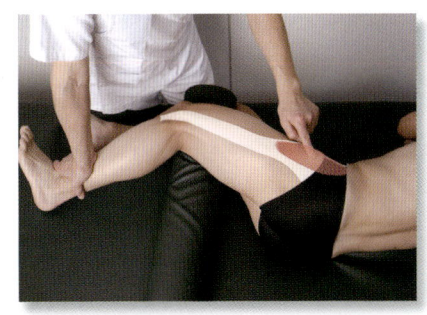

检查者可从受检者髂前上棘外侧至股骨头处触诊，远端的阔筋膜张肌止点可触诊到髂胫束。

4 骨盆带・下肢

梨状肌

Piriformis muscle

是位于臀大肌深处的肌肉,起始于骶骨前面的第1~4骶前孔外侧,向大转子上缘方向走行,在髋关节后方与臀中肌后缘平行。

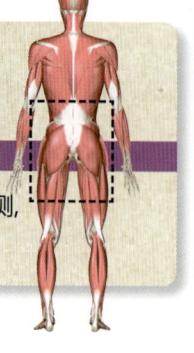

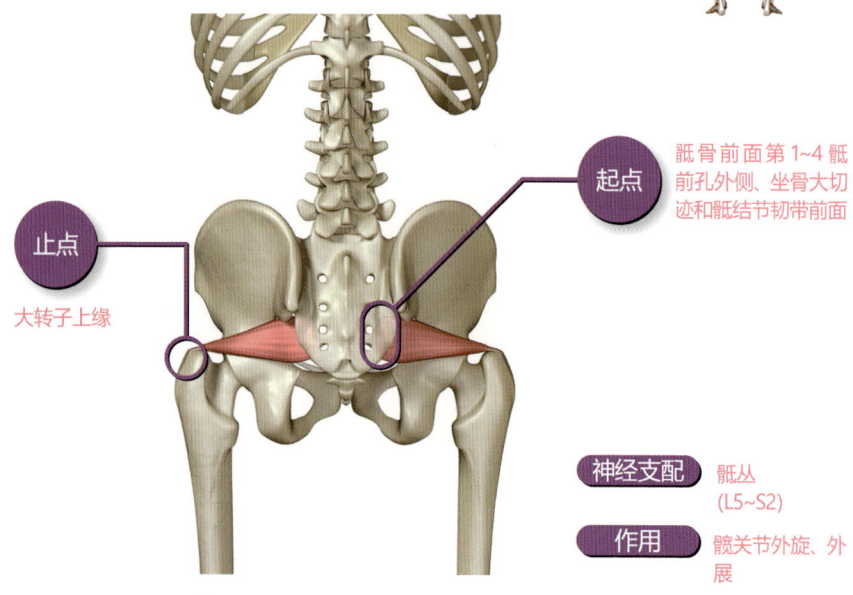

止点：大转子上缘

起点：骶骨前面第1~4骶前孔外侧、坐骨大切迹和骶结节韧带前面

神经支配：骶丛（L5~S2）

作用：髋关节外旋、外展

👍 触诊的顺序与重点 👍

1. 触诊梨状肌腹

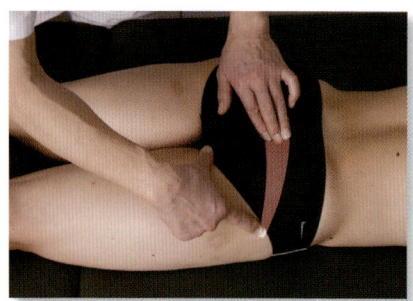

检查者一手按压受检者大转子上缘,另一手从骶骨外侧缘向大转子方向,垂直于肌肉走行按压,即可触诊到梨状肌腹。

2. 触诊梨状肌收缩

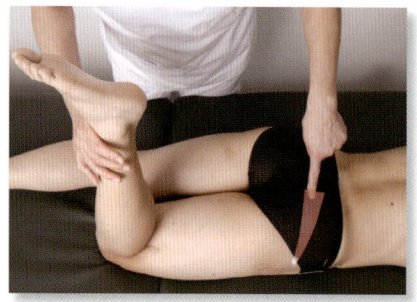

检查者触诊的同时,按压在大转子的手转而在其小腿施力对抗髋关节外旋,即可触诊到梨状肌收缩。

股方肌

Quadratus femoris

是扁平的四方形肌肉,位于下孖肌和大收肌之间,肌纤维在髋关节和股骨颈部基本沿水平方向走行。

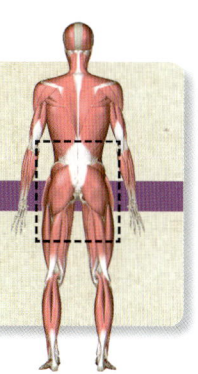

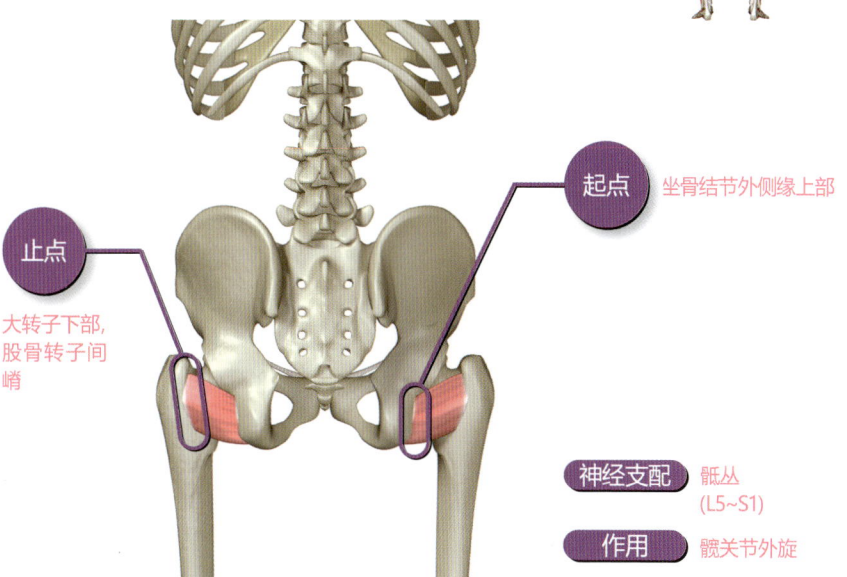

起点 坐骨结节外侧缘上部

止点 大转子下部,股骨转子间嵴

神经支配 骶丛 (L5~S1)

作用 髋关节外旋

👍 触诊的顺序与重点 👍

1. 触诊股方肌收缩

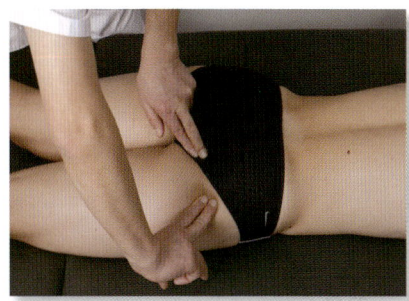

检查者将指腹放在受检者坐骨结节外侧与大转子之间,向臀大肌深处按压,受检者外旋髋关节时即可触诊到股方肌收缩。

2. 施力对抗以触诊股方肌收缩

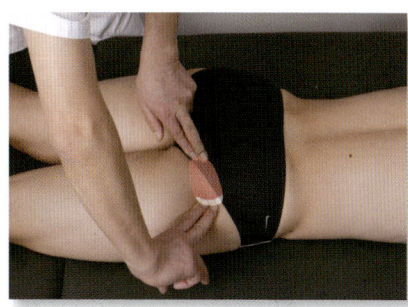

受检者膝关节屈曲 90°,检查者施力对抗其髋关节外旋,可以更容易地触诊到股方肌收缩。

4 骨盆带·下肢

缝匠肌
Sartorius

是人体最长的肌肉,从大腿外侧向内下方走行,至股骨内侧髁后方,跨越膝关节,转为宽的腱膜,止于胫骨内侧。

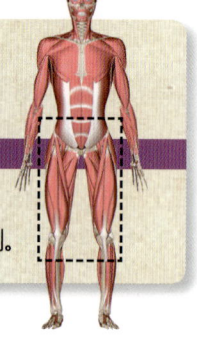

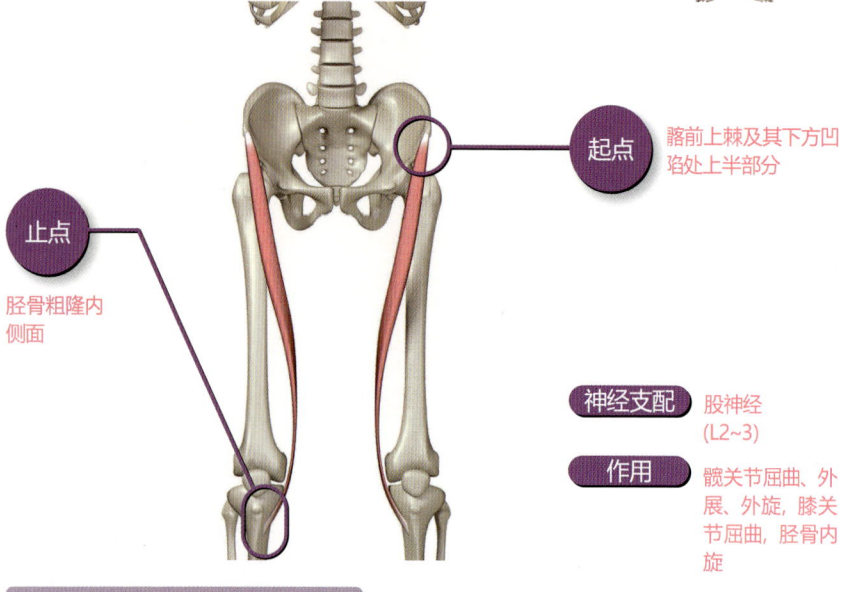

起点 髂前上棘及其下方凹陷处上半部分

止点 胫骨粗隆内侧面

神经支配 股神经 (L2~3)

作用 髋关节屈曲、外展、外旋,膝关节屈曲,胫骨内旋

触诊的顺序与重点

1. 观察缝匠肌

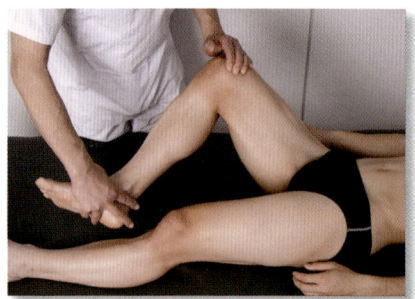

受检者屈膝,髋关节屈曲、外展、外旋,即可观察到缝匠肌收缩。

2. 触诊缝匠肌收缩

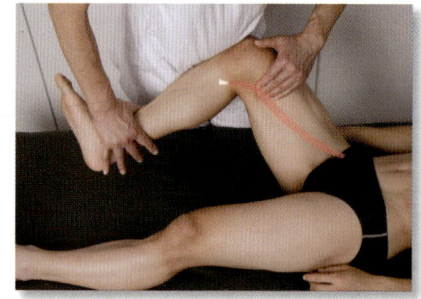

在此状态下,检查者施力对抗其髋关节屈曲、外展、外旋,可更容易地触诊到缝匠肌收缩。

股直肌
Rectus femoris muscle

是股四头肌中最前面的肌肉，起点分为两个头，分别起于髂前下棘和髋臼上方，合并后形成纺锤状肌腹，向髌骨上缘走行。

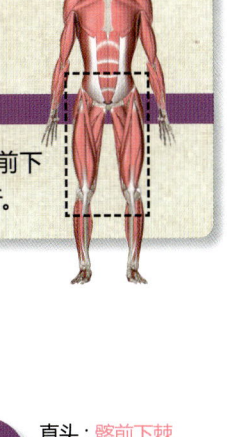

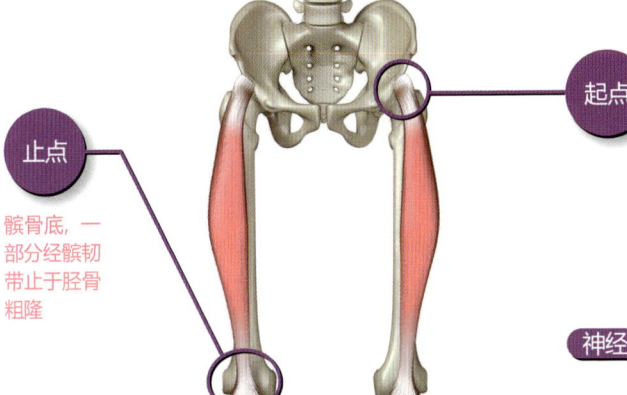

起点：
直头：髂前下棘
反折头：髋臼上方的沟

止点：
髌骨底，一部分经髌韧带止于胫骨粗隆

神经支配：股神经（L2~L4）

作用：膝关节伸展，髋关节屈曲，骨盆前倾

4 骨盆带·下肢

👍 触诊的顺序与重点 👍

1. 观察并触诊股直肌收缩

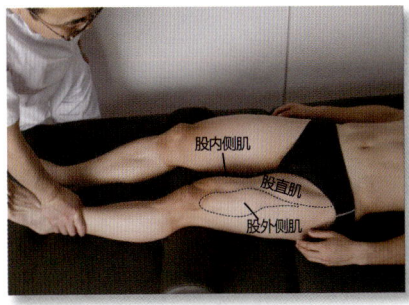
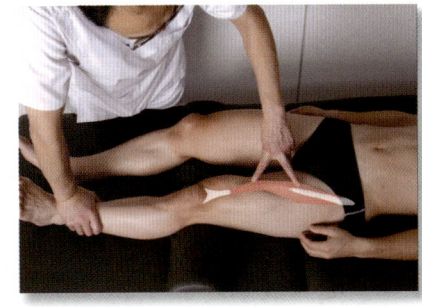

受检者膝关节略屈曲下伸展，检查者施力对抗，即可在股直肌起点至大腿中间观察、触诊到股直肌收缩，同时也可以检查股直肌和股内侧肌、股外侧肌的位置关系（左图）。

股内侧肌
Vastus medialis muscle

由近端的长头和远端的斜头组成,相对于股骨长轴,长头与其呈 15°~18°的夹角,斜头与其呈 50°~55°的夹角。

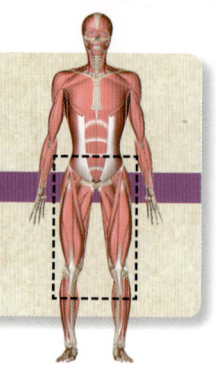

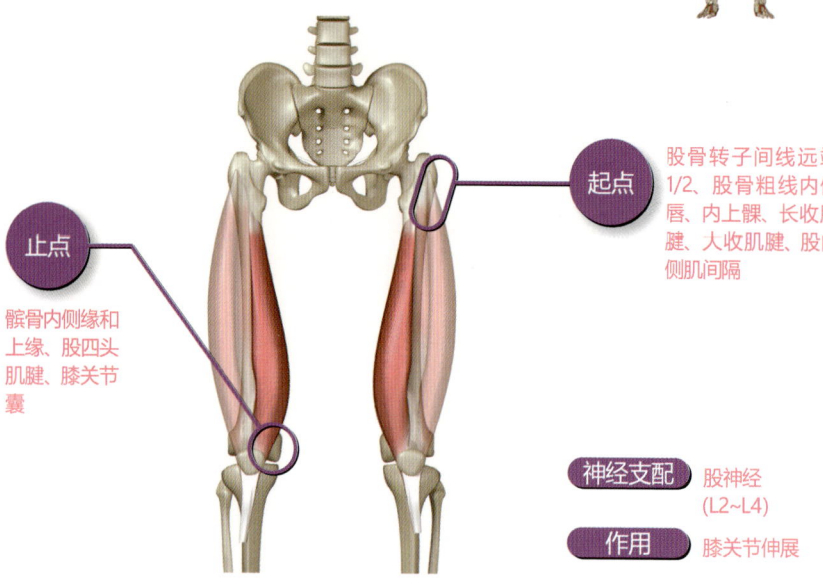

止点 髌骨内侧缘和上缘、股四头肌腱、膝关节囊

起点 股骨转子间线远端1/2、股骨粗线内侧唇、内上髁、长收肌腱、大收肌腱、股内侧肌间隔

神经支配 股神经(L2~L4)

作用 膝关节伸展

👍 触诊的顺序与重点 👍

1. 观察并触诊股内侧肌收缩

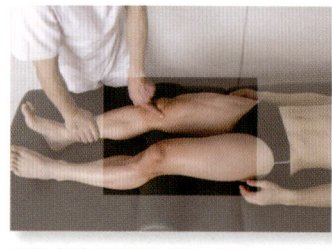

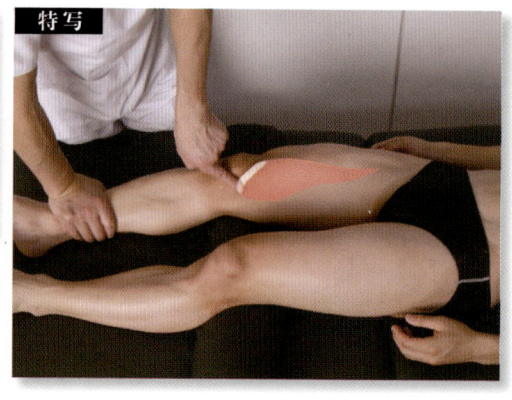

受检者膝关节略屈曲下伸展,检查者施力对抗,即可在缝匠肌和股直肌之间观察、触诊到股内侧肌收缩。

股外侧肌

Vastus lateralis muscle

是股四头肌中最大的肌肉,在大腿外侧隆起。与股骨长轴呈 17°的夹角,在髂胫束深处向下走行。

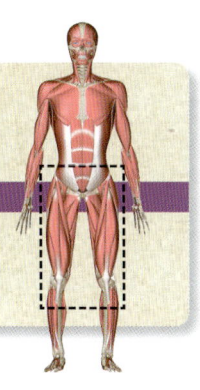

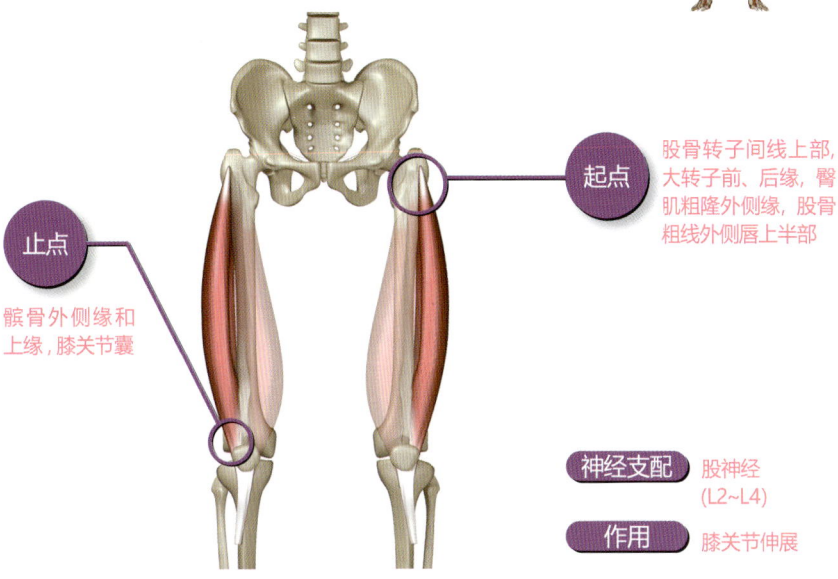

止点：髌骨外侧缘和上缘,膝关节囊

起点：股骨转子间线上部,大转子前、后缘,臀肌粗隆外侧缘,股骨粗线外侧唇上半部

神经支配：股神经(L2~L4)

作用：膝关节伸展

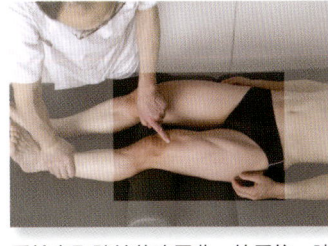

1. 观察并触诊股外侧肌收缩

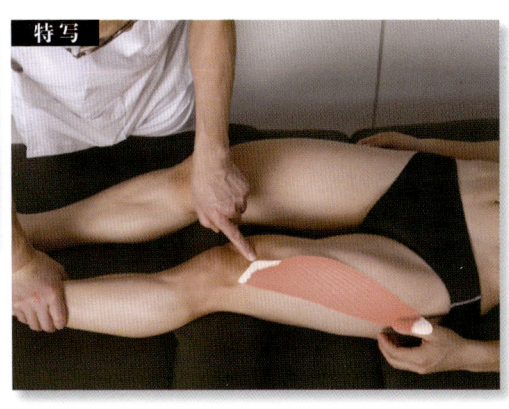

受检者取髋关节略屈曲、外展位,膝关节略屈曲位,然后膝关节伸展,检查者施力对抗,即可在其大腿外侧股外侧肌起点至止点观察、触诊到股外侧肌收缩。

4 骨盆带·下肢

股二头肌长头

Long head of biceps femoris

股二头肌是位于大腿后面外侧的双关节肌，长头起自坐骨结节，止于小腿外侧。

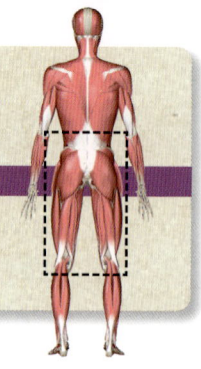

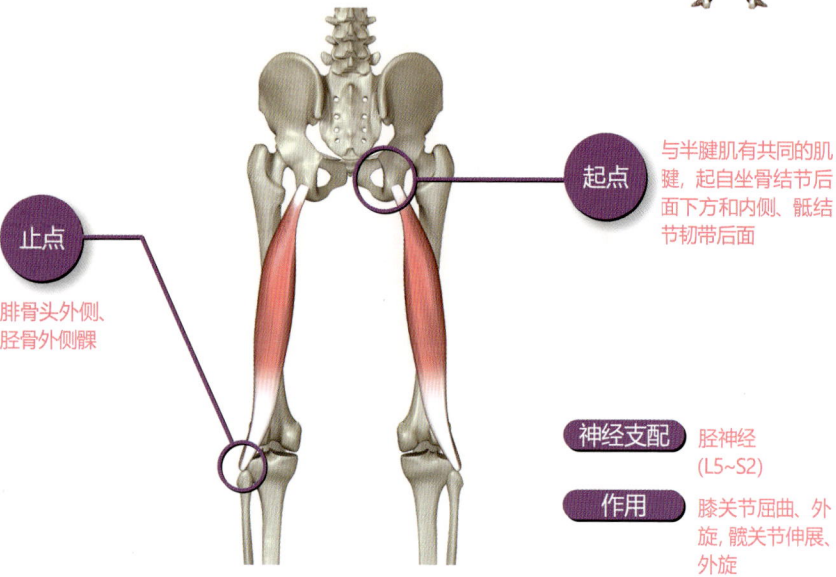

起点：与半腱肌有共同的肌腱，起自坐骨结节后面下方和内侧、骶结节韧带后面

止点：腓骨头外侧、胫骨外侧髁

神经支配：胫神经（L5~S2）

作用：膝关节屈曲、外旋，髋关节伸展、外旋

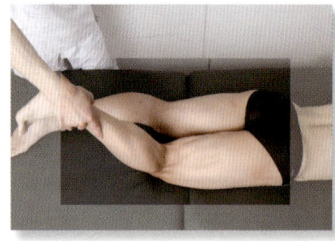

1. 观察、触诊股二头肌长头收缩

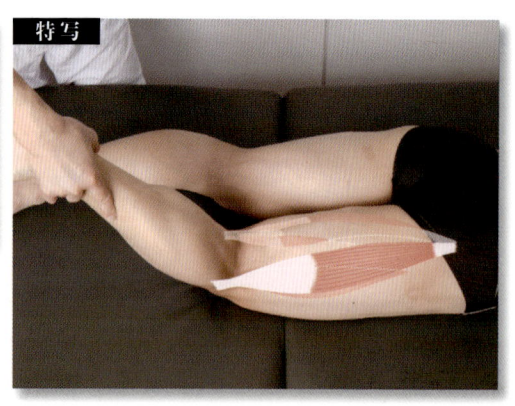

受检者取俯卧位，膝关节屈曲，检查者施力对抗，即可在其坐骨结节远端至大腿后面外侧观察、触诊到股二头肌长头收缩。

股二头肌短头

Short head of biceps femoris

是位于大腿后面外侧的股二头肌中，起自股骨粗线外侧唇下 1/2 的部分，与长头合并，有共同的肌腱，向腘窝外侧走行。

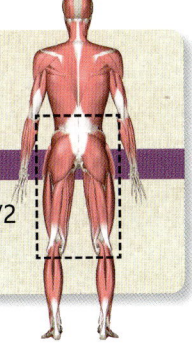

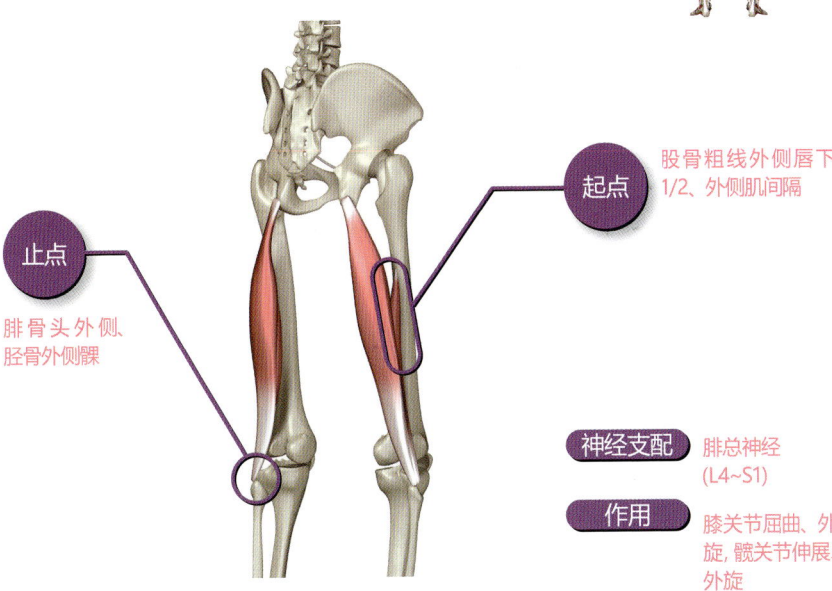

止点
腓骨头外侧、胫骨外侧髁

起点
股骨粗线外侧唇下 1/2、外侧肌间隔

神经支配 腓总神经（L4~S1）

作用 膝关节屈曲、外旋，髋关节伸展、外旋

触诊的顺序与重点

1. 观察、触诊股二头肌短头收缩

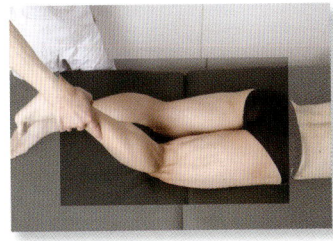

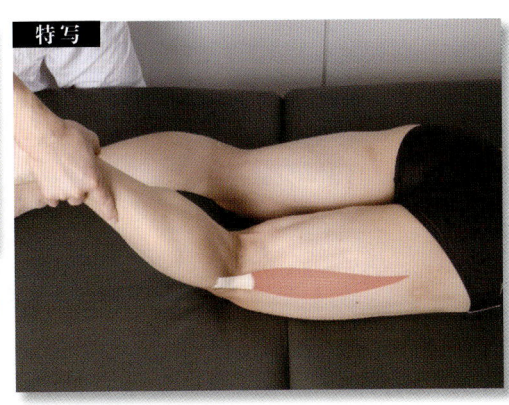

受检者取俯卧位，膝关节屈曲，检查者施力对抗，即可在其大腿后面外侧至腓骨头观察、触诊到股二头肌短头收缩。

4 骨盆带·下肢

半腱肌
Semitendinosus

是起自坐骨结节、股二头肌长头内侧的细长肌肉,下半部分为细的肌腱,向腘窝内侧走行,与缝匠肌、股薄肌的肌腱一起组成鹅足。

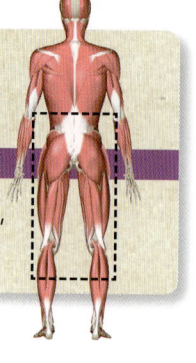

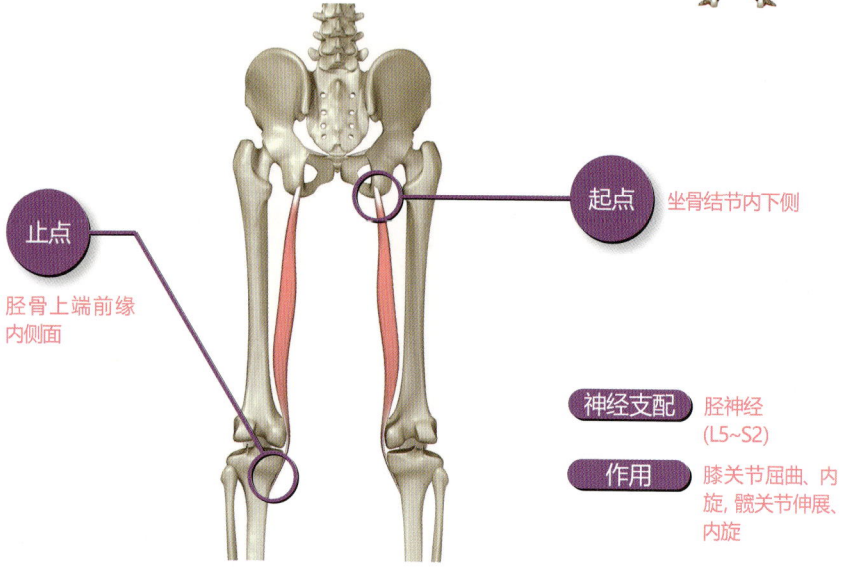

止点 胫骨上端前缘内侧面

起点 坐骨结节内下侧

神经支配 胫神经(L5~S2)

作用 膝关节屈曲、内旋,髋关节伸展、内旋

👍 触诊的顺序与重点 👍

1. 观察隆起的肌腹与肌腱

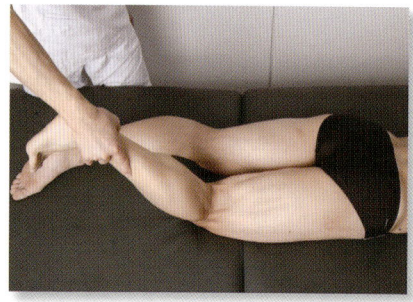

受检者取俯卧位,膝关节屈曲,检查者施力对抗,即可观察到其腘窝内侧隆起的半腱肌腱与大腿内侧隆起的半腱肌腹。

2. 触诊半腱肌收缩

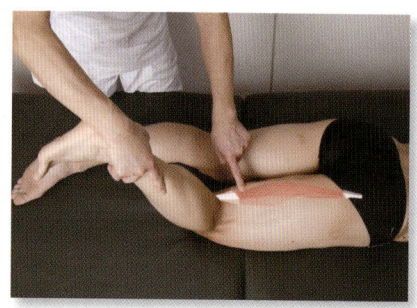

检查者可在受检者大腿远端下1/3~1/2处触诊到半腱肌收缩。

156

半膜肌

Semimembranosus

被半腱肌覆盖，上半部分为扁宽的腱膜，中间部分为肌腹，向下方走行，止点也被半腱肌覆盖，止于鹅足深处。

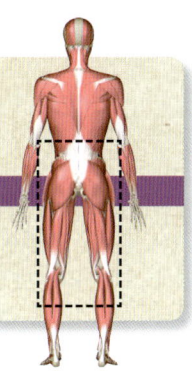

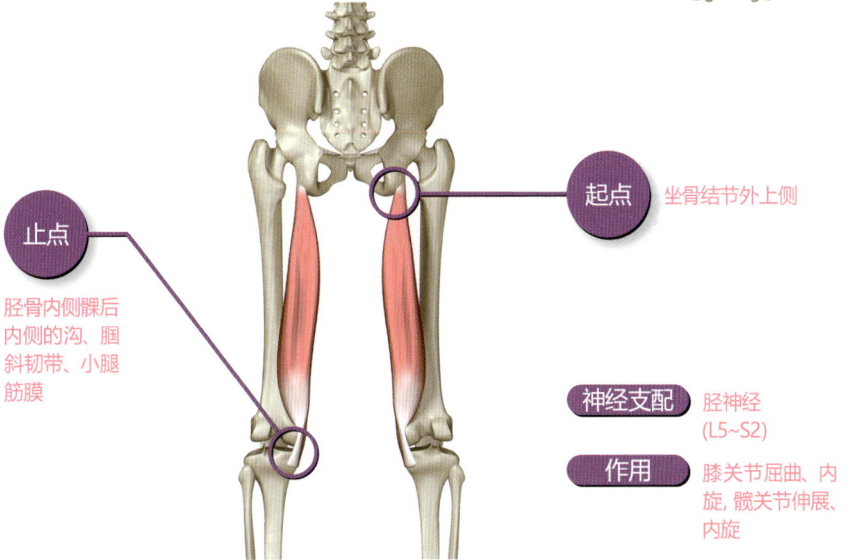

起点：坐骨结节外上侧

止点：胫骨内侧髁后内侧的沟、腘斜韧带、小腿筋膜

神经支配：胫神经（L5~S2）

作用：膝关节屈曲、内旋，髋关节伸展、内旋

4 骨盆带·下肢

👍 触诊的顺序与重点 👍

1. 观察、触诊半膜肌收缩

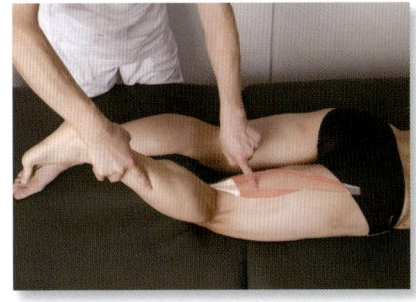
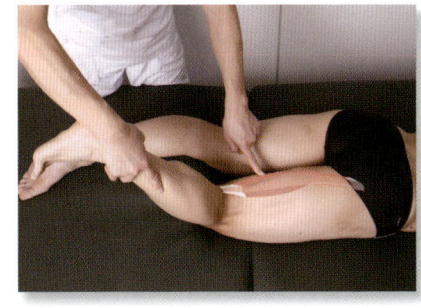

受检者取俯卧位，膝关节屈曲，检查者施力对抗，即可在其半腱肌两侧一横指宽（左图：外侧，右图：内侧）处观察、触诊到半膜肌收缩。

耻骨肌
Pectineus

起自耻骨上支，向后外侧走行，止于股骨干近端后面，虽为内收肌，但也有辅助髋关节旋外的作用。

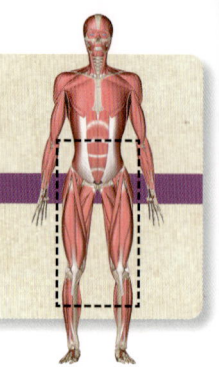

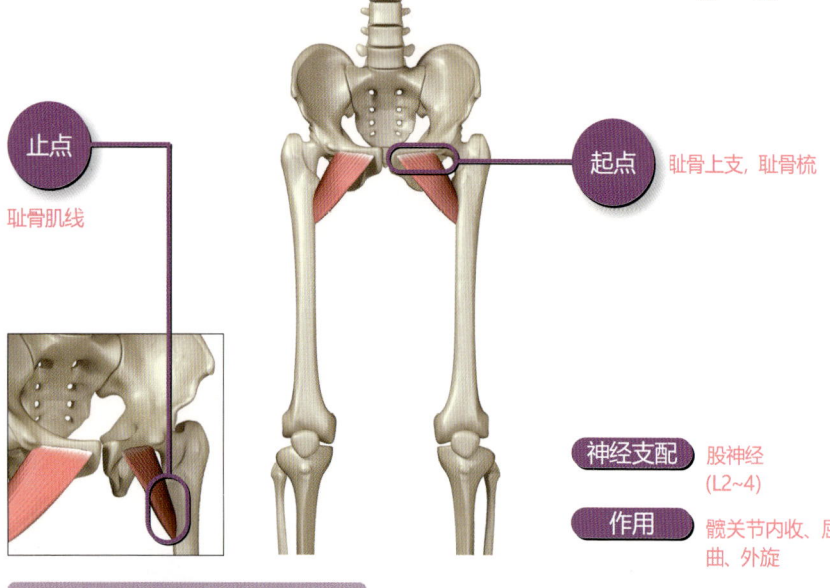

止点　耻骨肌线

起点　耻骨上支，耻骨梳

神经支配　股神经（L2~4）

作用　髋关节内收、屈曲、外旋

触诊的顺序与重点

1. 触诊耻骨肌腹

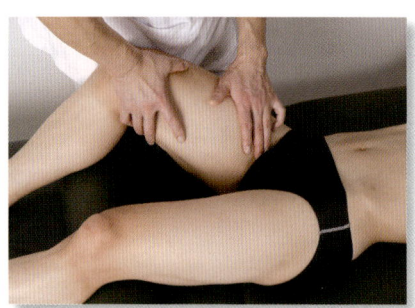

检查者可在受检者腹股沟韧带、长收肌和缝匠肌组成的股三角区，股动脉搏动处的内侧触诊到耻骨肌腹。

2. 触诊耻骨肌收缩

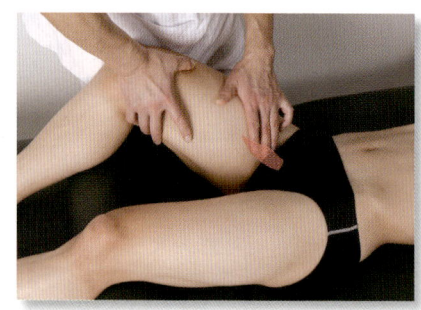

受检者髋关节略屈曲下，髋关节内收、外旋，检查者施力对抗，即可触诊到耻骨肌收缩。

股薄肌

Gracilis

是走行于大腿内侧的细长肌肉,穿过股骨内侧髁后方,绕过胫骨内侧髁,肌腱与缝匠肌、半腱肌合并形成鹅足。

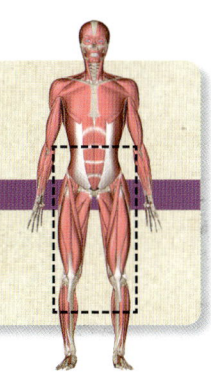

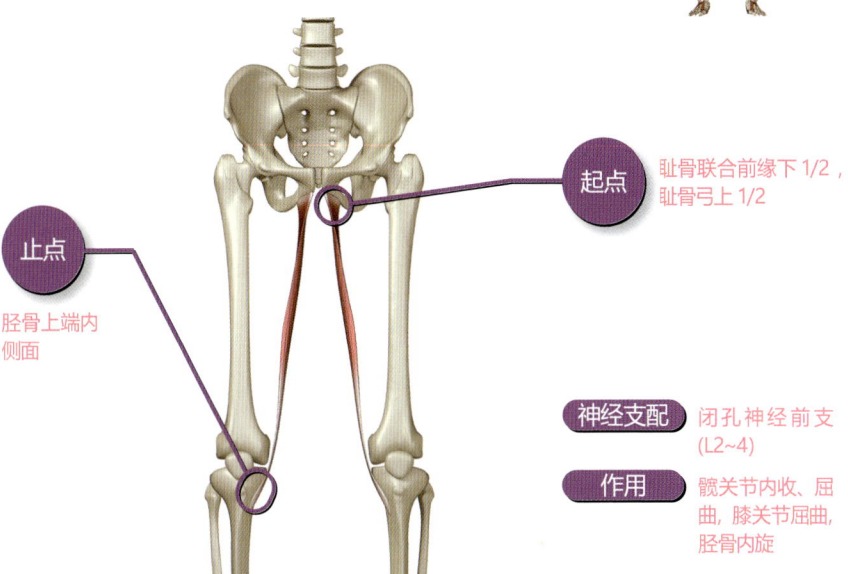

起点:耻骨联合前缘下 1/2,耻骨弓上 1/2

止点:胫骨上端内侧面

神经支配:闭孔神经前支(L2~4)

作用:髋关节内收、屈曲,膝关节屈曲,胫骨内旋

👍 触诊的顺序与重点 👍

1. 观察隆起的股薄肌腹

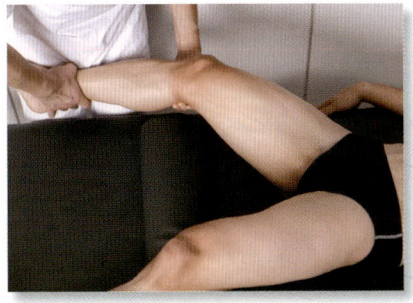

受检者取髋关节略内旋、膝关节伸展位,髋关节内收,检查者施力对抗,即可在其大腿内侧观察到隆起的股薄肌腹。

2. 触诊股薄肌收缩

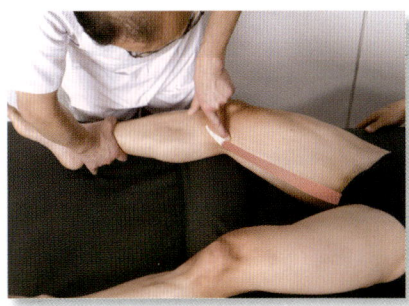

同样的状态下,检查者可在其股骨内侧髁至大腿近端内侧之间触诊到股薄肌收缩。

长收肌

Adductor longus

是内侧群中最靠前的肌肉,始于细的肌腱,长的三角形的肌腹逐渐向下展开变宽,向后外侧下行,附着于股骨上。

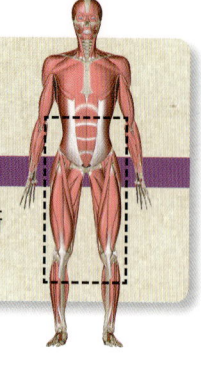

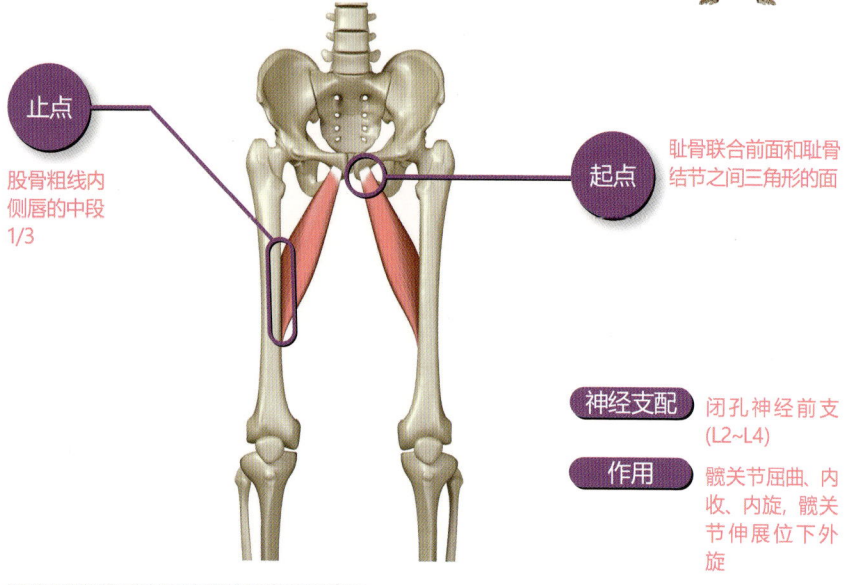

止点：股骨粗线内侧唇的中段1/3

起点：耻骨联合前面和耻骨结节之间三角形的面

神经支配：闭孔神经前支(L2~L4)

作用：髋关节屈曲、内收、内旋,髋关节伸展位下外旋

触诊的顺序与重点

1. 观察隆起的长收肌

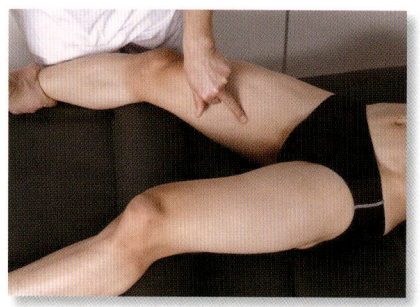

受检者髋关节伸展、外旋,检查者可在其外阴部内侧至大腿中央内侧清晰地观察到长收肌隆起。

2. 触诊长收肌收缩

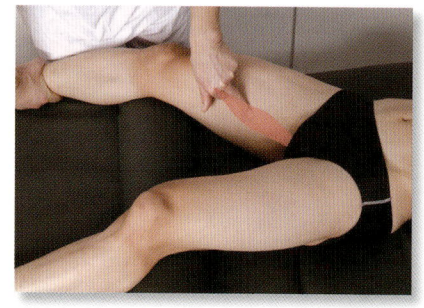

受检者髋关节进一步内收时,长收肌腹隆起更加明显,检查者可在长收肌起点附近至大腿中央触诊到长收肌收缩。

短收肌

Adductor brevis

被耻骨肌和长收肌覆盖，肌纤维向后外侧走行，呈扁平的三角形。

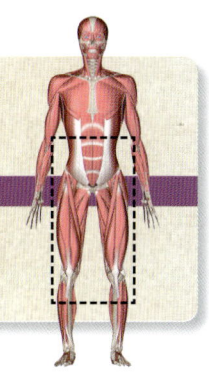

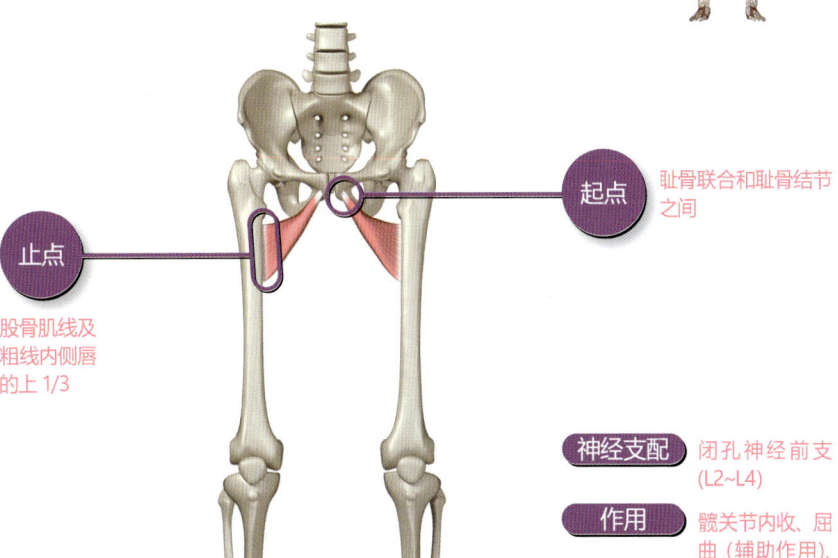

止点：股骨肌线及粗线内侧唇的上 1/3

起点：耻骨联合和耻骨结节之间

神经支配：闭孔神经前支 (L2~L4)

作用：髋关节内收、屈曲（辅助作用）、外旋

触诊的顺序与重点

1. 触诊短收肌收缩

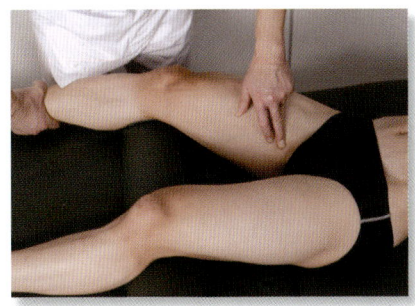

受检者髋关节伸展、外旋，检查者将指腹放在其长收肌外侧深处，此时受检者内收髋关节，检查者即可触诊到短收肌收缩。

2. 施力对抗触诊短收肌收缩

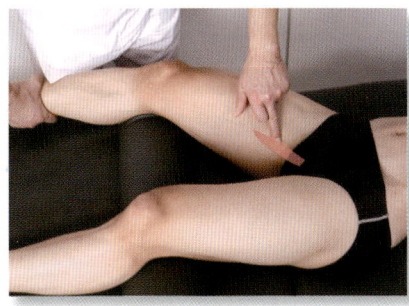

检查者另一手施力对抗受检者髋关节内收，可更清晰地触诊到短收肌收缩。

4 骨盆带·下肢

大收肌

Adductor magnus

是内侧群中最大的肌肉，位于大腿内侧，由三个肌束组成，向外下方走行，呈扇形展开。

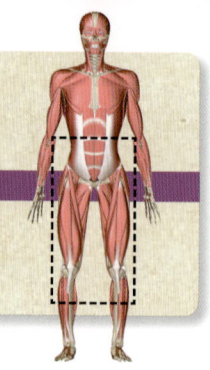

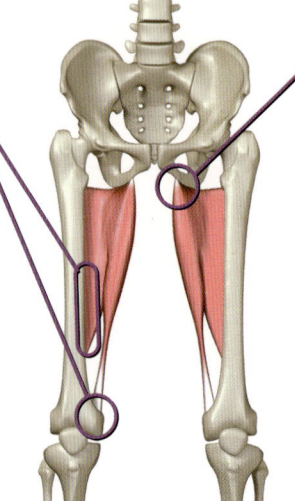

止点

起自耻骨的肌束：大转子至粗线的一条线上
起自坐骨下支的肌束：粗线内外唇
起自坐骨结节的肌束：收肌结节

起点

耻骨下支，坐骨支，坐骨结节外侧缘下部

神经支配

止于粗线的肌部：闭孔神经后支（L3~L5）
止于收肌结节的腱部：胫神经（L3~L5）

作用

整体为髋关节内收，后部纤维为髋关节后伸，前部纤维为髋关节外旋

👍 触诊的顺序与重点 👍

1. 观察隆起的大收肌

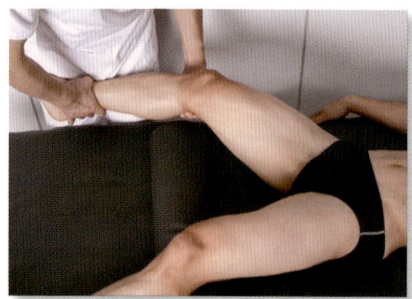

受检者髋关节伸展、外旋，膝关节略屈曲下，髋关节内收，检查者施力对抗，即可观察到隆起的大收肌。

2. 触诊大收肌收缩

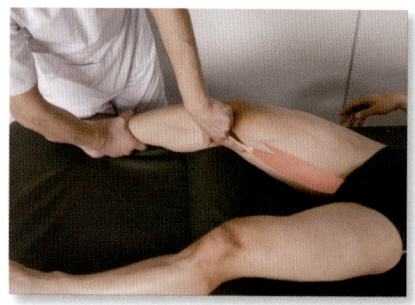

检查者将另一手指腹放在受检者长收肌和股薄肌之间，可触诊到大收肌收缩，然后向大腿远端滑动触诊，直到收肌结节。

胫骨前肌
Tibialis anterior

位于胫骨外侧面，近端为肌腹，较厚，远端为肌腱，肌纤维垂直向下走行，于小腿远端前面呈隆起的肌腱。

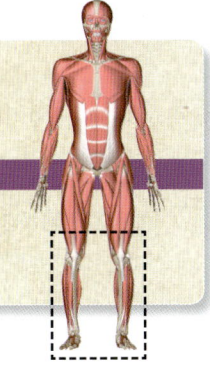

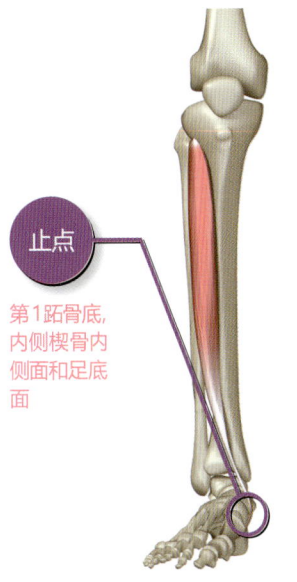

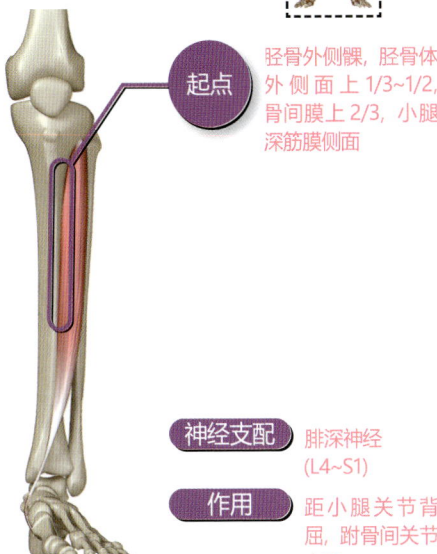

起点：胫骨外侧髁，胫骨体外侧面上 1/3~1/2，骨间膜上 2/3，小腿深筋膜侧面

止点：第1跖骨底，内侧楔骨内侧面和足底面

神经支配：腓深神经 (L4~S1)

作用：距小腿关节背屈，跗骨间关节内翻

👍 触诊的顺序与重点 👍

1. 观察并触诊股骨前肌

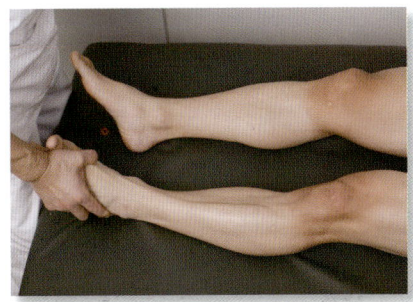
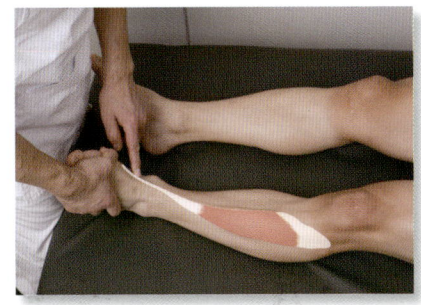

受检者足内翻，同时踝关节背屈，检查者即可在其胫骨前缘外侧观察到胫骨前肌腱隆起，并触诊到胫骨前肌收缩。

4 骨盆带·下肢

姆长伸肌

Extensor hallucis longus

被胫骨前肌和趾长伸肌覆盖,在小腿骨间膜的前方从外向内下行,肌腱在小腿远端 1/3 处开始显现于表层。

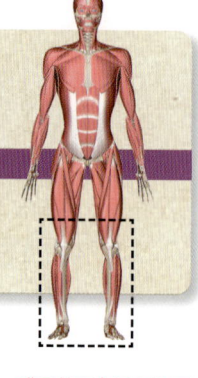

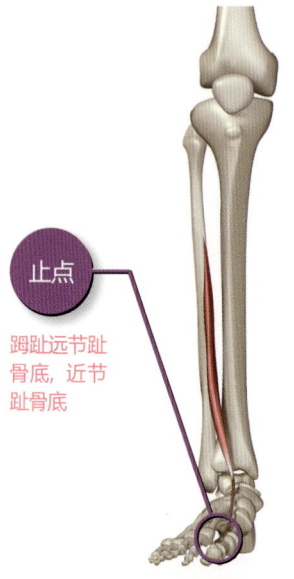

止点：姆趾远节趾骨底,近节趾骨底

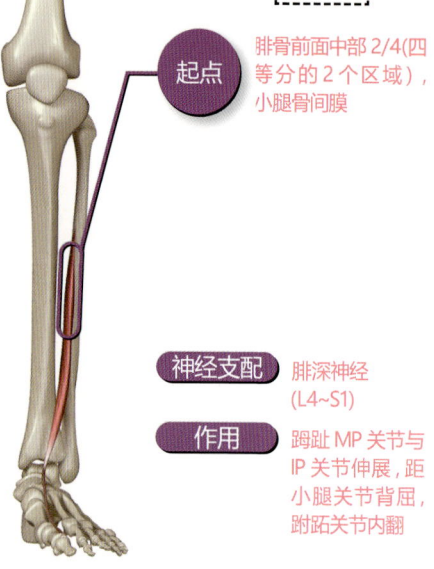

起点：腓骨前面中部 2/4(四等分的 2 个区域),小腿骨间膜

神经支配：腓深神经 (L4~S1)

作用：姆趾 MP 关节与 IP 关节伸展,距小腿关节背屈,跗跖关节内翻

👍 触诊的顺序与重点 👍

1. 观察隆起的姆长伸肌腱

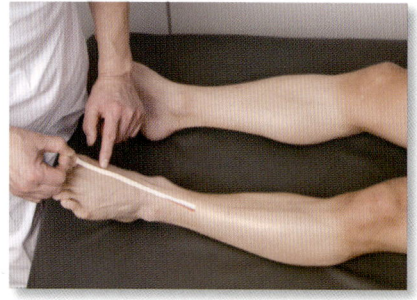

受检者伸展姆趾,检查者即可从其姆趾至第 1 跖骨背面观察到隆起的姆长伸肌腱。

2. 触诊姆长伸肌收缩

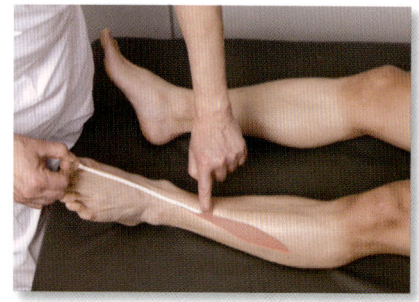

受检者第 2~5 趾保持屈曲,姆趾伸展,检查者即可从其腓骨前面中部 2/4 触诊到姆长伸肌收缩。

趾长伸肌

Extensor digitorum longus

位于小腿前面外侧,沿着胫骨前肌外侧向下走行,远端分为四根肌腱,附着于第 2~5 趾的趾背腱膜。

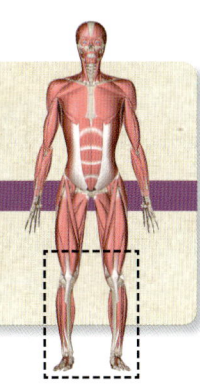

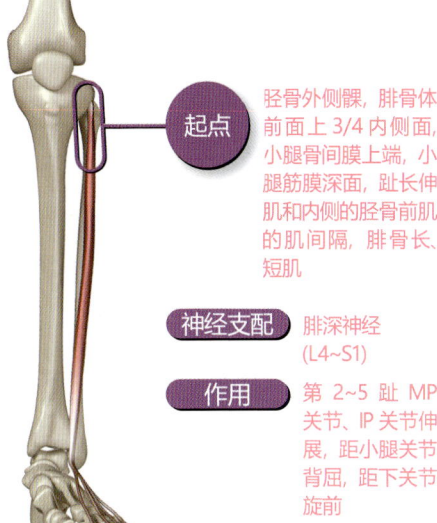

起点:胫骨外侧髁,腓骨体前面上 3/4 内侧面,小腿骨间膜上端,小腿筋膜深面,趾长伸肌和内侧的胫骨前肌的肌间隔,腓骨长、短肌

止点:第 2~5 趾中节、远节趾骨

神经支配:腓深神经(L4~S1)

作用:第 2~5 趾 MP 关节、IP 关节伸展,距小腿关节背屈,距下关节旋前

触诊的顺序与重点

1. 观察隆起的趾长伸肌

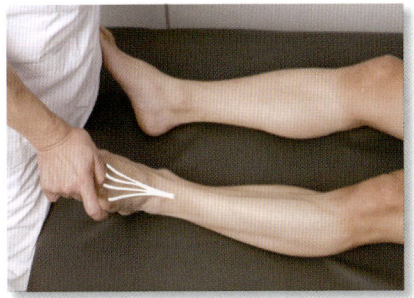

受检者伸展足趾,即可在其足背观察到附着于第 2~5 趾的趾长伸肌腱隆起。

2. 触诊趾长伸肌收缩

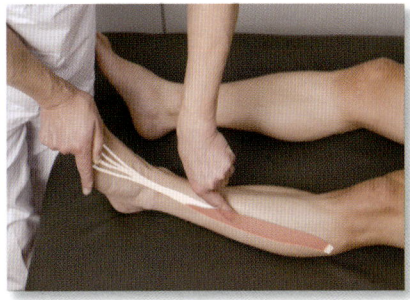

检查者用一手指指腹按压趾长伸肌腱近端,施力对抗受检者第 2~5 趾伸展,另一手即可在其胫骨外侧髁、腓骨体前面上 3/4 处至胫骨前肌外侧之间触诊到趾长伸肌收缩。

第 3 腓骨肌

Fibularis tertius

是由趾长伸肌分出的独立小肌肉，位于趾长伸肌外侧，从小腿外侧下行，在伸肌上支持带的下方与趾长伸肌分离。

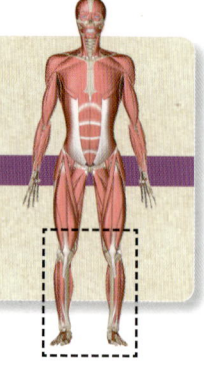

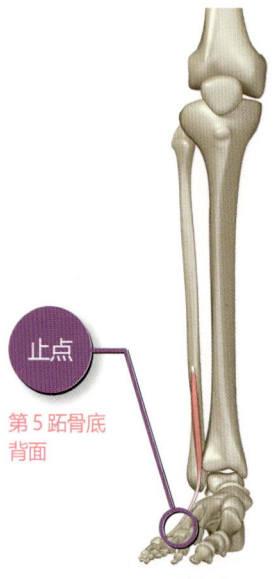

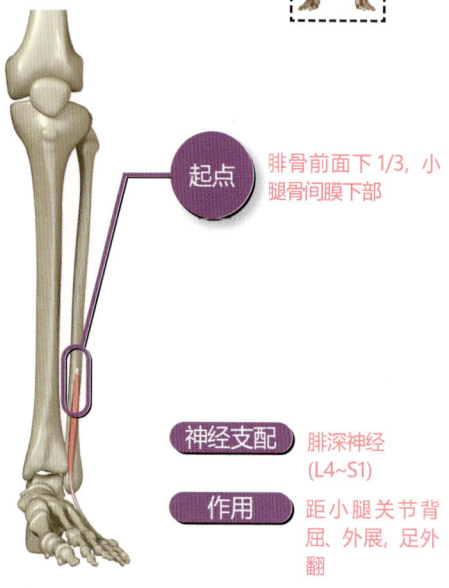

起点：腓骨前面下 1/3，小腿骨间膜下部

止点：第 5 跖骨底背面

神经支配：腓深神经（L4~S1）

作用：距小腿关节背屈、外展、足外翻

👍 触诊的顺序与重点 👍

1. 观察隆起的第 3 腓骨肌腱

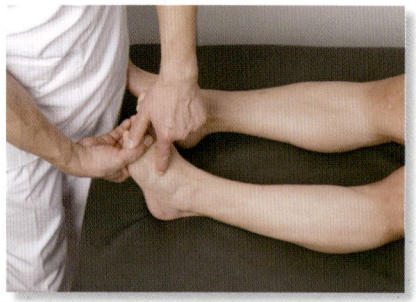

第 3 腓骨肌腱为趾长伸肌的第 5 根肌腱，止于第 5 跖骨。受检者足外翻，伸展第 5 趾，即可观察到第 3 腓骨肌腱隆起。

2. 触诊第 3 腓骨肌腱收缩

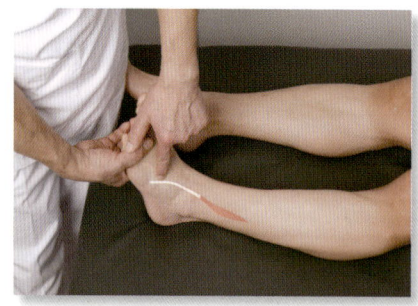

检查者施力对抗受检者上述动作，即可明确地触诊到第 3 腓骨肌腱。

腓肠肌
Gastrocnemius

位于小腿后侧,是小腿三头肌中位于浅层者,有两个头,内侧头向外下方,外侧头向内下方走行,合并为宽大且厚的肌腱。

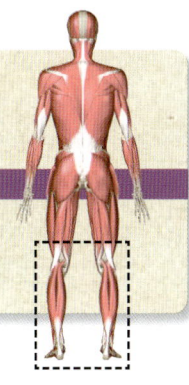

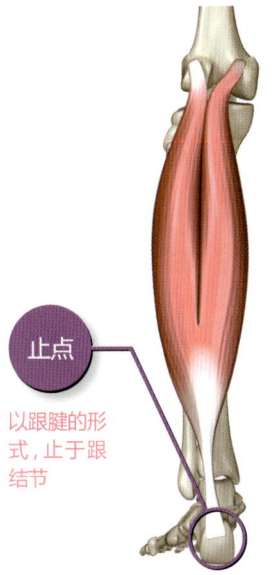
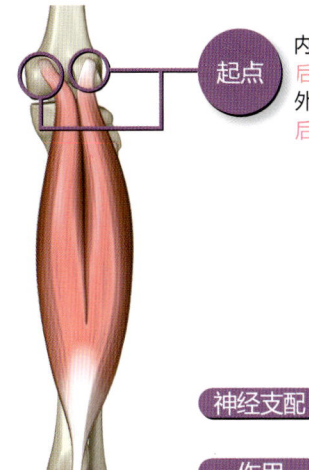

起点
内侧头:股骨内侧髁后方凹陷,膝关节囊
外侧头:股骨外侧髁后方,膝关节囊

止点
以跟腱的形式,止于跟结节

神经支配 胫神经(S1~S2)

作用 距小腿关节跖屈,足外翻,膝关节屈曲

👍 触诊的顺序与重点 👍

1. 观察隆起的腓肠肌腹

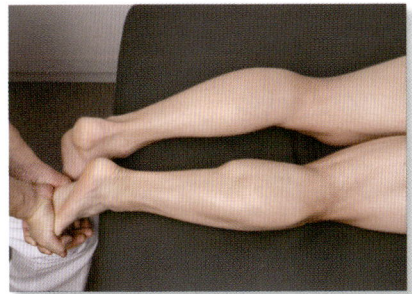

受检者踝关节跖屈,检查者施力对抗,可观察到腓肠肌外侧头和内侧头隆起。

2. 触诊腓肠肌收缩

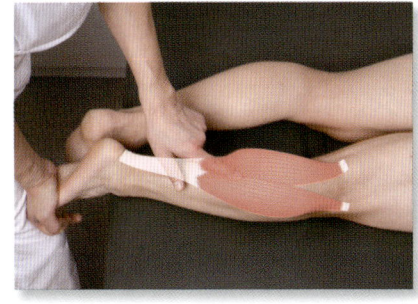

受检者踝关节跖屈,检查者使其足内翻可更清晰地观察、触诊到腓肠肌内侧头,使其足外翻可更清晰地观察、触诊到腓肠肌外侧头。

4 骨盆带·下肢

比目鱼肌
Soleus

位于小腿后方深处,为单关节肌,是小腿三头肌中最大的肌肉,与浅层的腓肠肌一起形成跟腱,附着于跟结节。

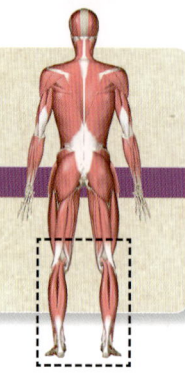

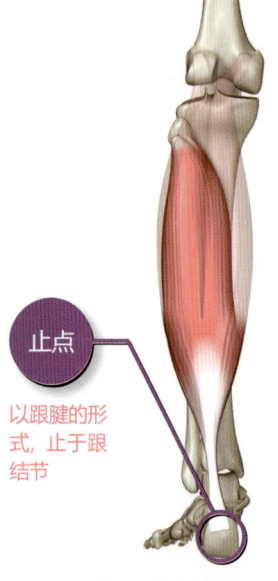

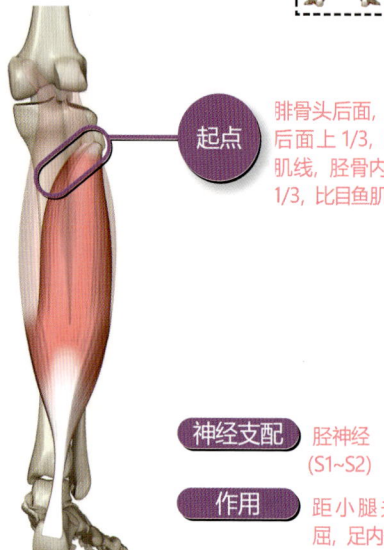

起点 腓骨头后面,胫骨体后面上 1/3,比目鱼肌线,胫骨内侧缘中 1/3,比目鱼肌腱弓

止点 以跟腱的形式,止于跟结节

神经支配 胫神经 (S1~S2)

作用 距小腿关节跖屈,足内翻

👍 触诊的顺序与重点 👍

1. 观察并触诊比目鱼肌收缩

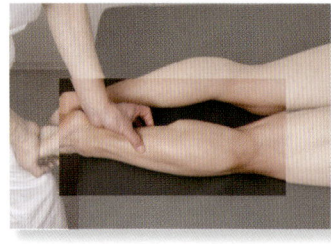
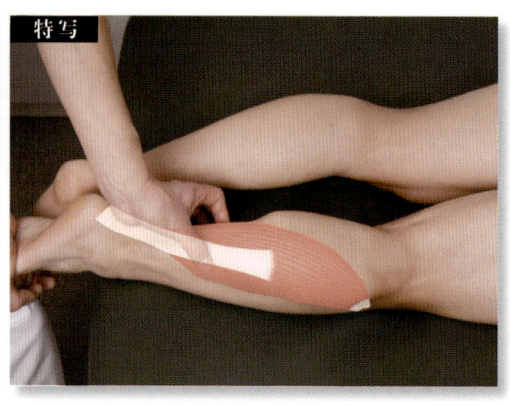

受检者踝关节跖屈,检查者施力对抗,可在其腓肠肌下方观察、触诊到比目鱼肌收缩。受检者取膝关节 90°屈曲位,可更清晰地观察到比目鱼肌隆起。

腘肌

Popliteus

是位于比目鱼肌起点深处的扁平三角形或四边形的肌肉,从外侧上方向内侧下方斜向走行。

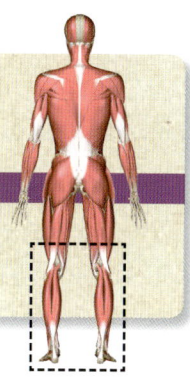

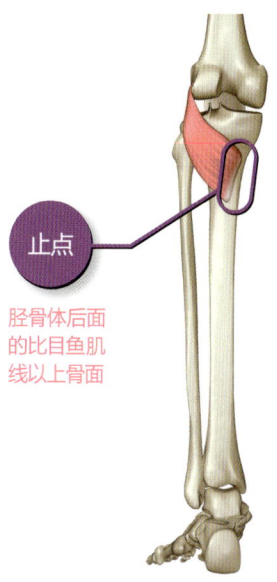
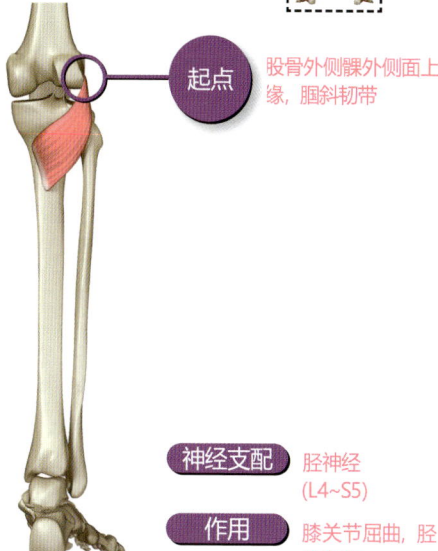

起点:股骨外侧髁外侧面上缘,腘斜韧带

止点:胫骨体后面的比目鱼肌线以上骨面

神经支配:胫神经(L4~S5)

作用:膝关节屈曲,胫骨内旋

👍 触诊的顺序与重点 👍

1. 触诊腘肌收缩

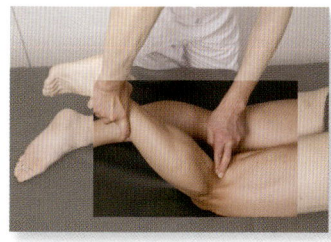
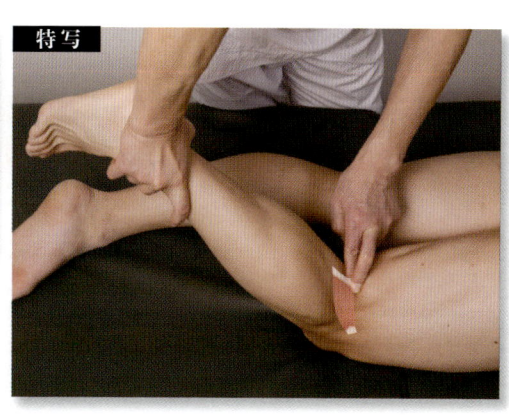

特写

受检者取俯卧位,膝关节略屈曲、内旋,检查者一手握住其踝部,施力对抗,另一手指腹放在其小腿上端后外侧、腓骨头内侧,可触诊到腓肠肌深处的腘肌收缩。

4 骨盆带·下肢

胫骨后肌
Tibialis posterior muscle

是位于小腿骨间膜后方的羽毛状肌肉，位于后群的最深处，在小腿后上部与𧿹长屈肌、趾长伸肌重合。

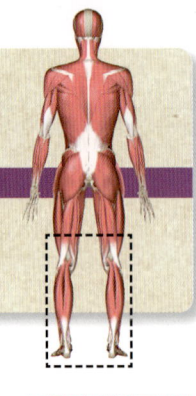

止点
足舟骨粗隆、内侧楔骨，骰骨，第2~4跖骨底

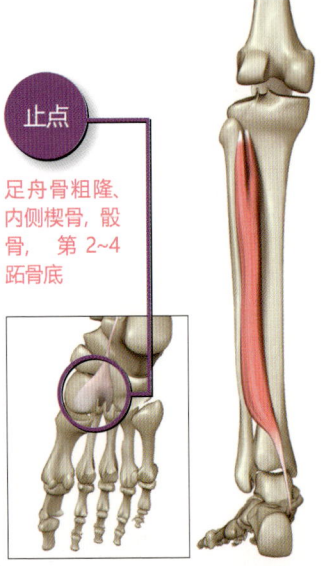

起点
小腿骨间膜除下端的后面，胫骨体后外侧上端2/3，腓骨内侧面上端2/3，小腿筋膜、肌间隔。

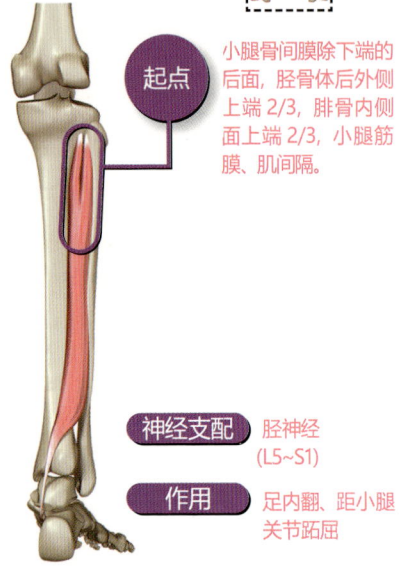

神经支配 胫神经 (L5~S1)

作用 足内翻、距小腿关节跖屈

触诊的顺序与重点

1. 触诊胫骨后肌腱和肌腹收缩

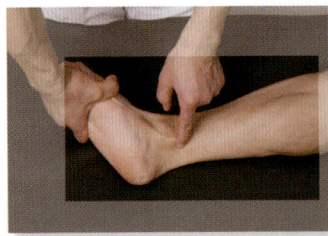
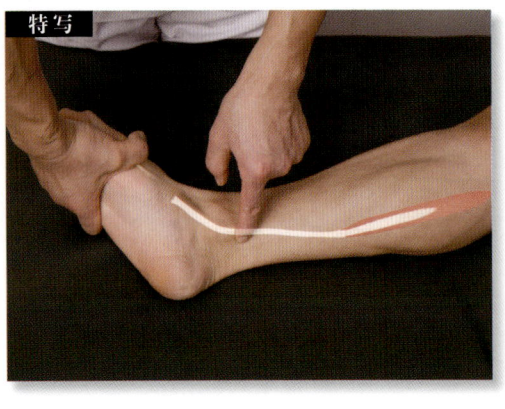

受检者踝关节跖屈，足内翻，即可在内踝后方至足舟骨粗隆观察到胫骨后肌腱隆起，检查者一手握其足前部施力对抗，另一手指腹沿胫骨后肌腱向上触诊，可在趾长屈肌外侧触诊到胫骨后肌腹。

跖肌

Plantaris

位于腓肠肌和比目鱼肌之间，是小的纺锤形肌肉，有些人这块肌肉缺失，肌腹较短，以细长的肌腱附着在跟腱内侧缘。

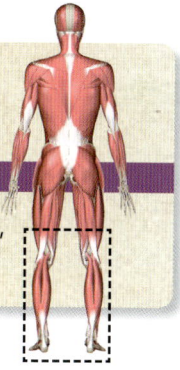

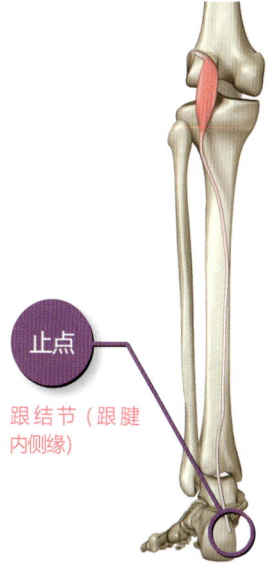

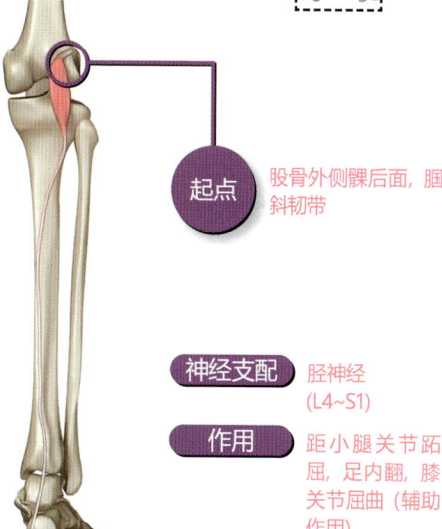

起点 股骨外侧髁后面，腘斜韧带

止点 跟结节（跟腱内侧缘）

神经支配 胫神经（L4~S1）

作用 距小腿关节跖屈，足内翻，膝关节屈曲（辅助作用）

👍 触诊的顺序与重点 👍

1. 观察隆起的跖肌腹

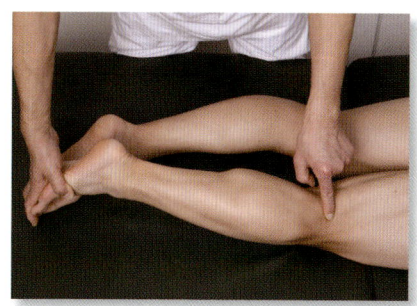

受检者膝关节略屈曲，踝关节跖屈，可在膝关节后面的腓肠肌外侧头内侧观察到跖肌腹隆起。

2. 触诊跖肌收缩

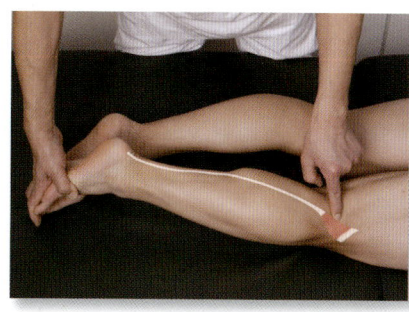

检查者一手握受检者足前部施力对抗其踝关节跖屈，另一手指腹触诊其跖肌腹。

4 骨盆带·下肢

姆长屈肌

Flexor hallucis longus

位于小腿外侧深处，肌纤维向斜下方走行，转为长的肌腱。肌腱跨过胫骨下端、距骨、跟骨下方，由足底向姆趾走行。

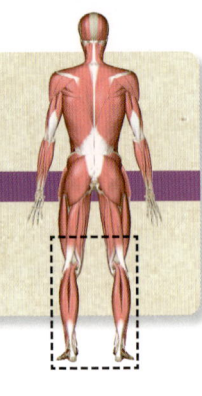

起点：腓骨体后面下 2/3、小腿骨间膜下方、姆长屈肌和腓骨肌之间的肌间隔、覆盖胫骨后肌的筋膜。

止点：姆趾远节趾骨底

神经支配：胫神经（L5~S2）

作用：姆趾 IP 关节、MP 关节屈曲，距小腿关节跖屈，足内翻

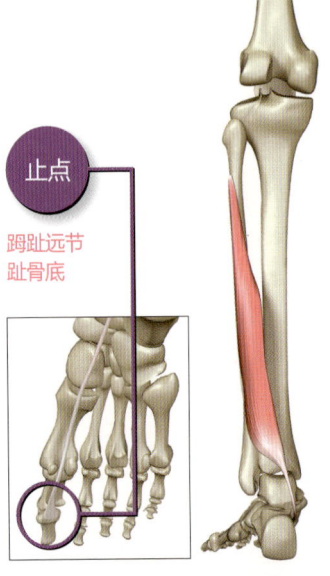
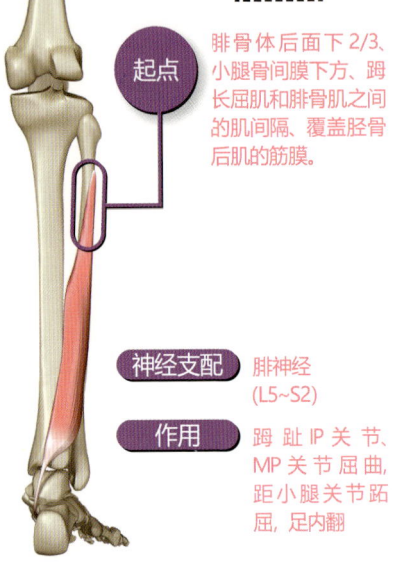

触诊的顺序与重点

1. 观察隆起的姆长屈肌

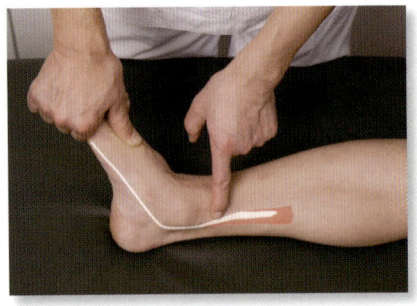

受检者踝关节保持中间位，第 2~5 趾伸展，姆趾屈曲，即可在其内踝后方观察到姆长屈肌隆起。

2. 触诊姆长屈肌收缩

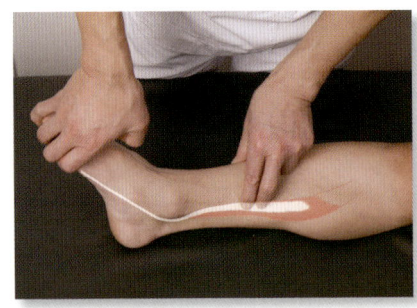

检查者一手施力对抗受检者姆趾屈曲，另一手可在其内踝和跟腱之间、趾长屈肌腱后方触诊到姆长屈肌收缩。

趾长屈肌

Flexor digitorum longus

位于小腿后面内侧深处,比目鱼肌下方,跨长屈肌内侧。肌束向下走行,移行为长的肌腱且逐渐增大。

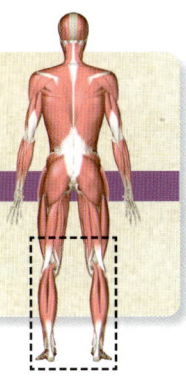

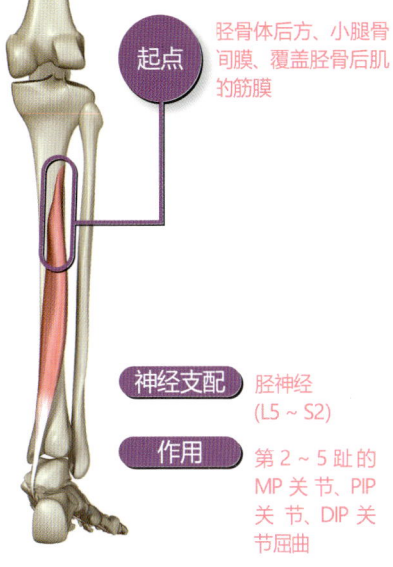

起点:胫骨体后方、小腿骨间膜、覆盖胫骨后肌的筋膜

止点:第 2~5 趾远节趾骨底

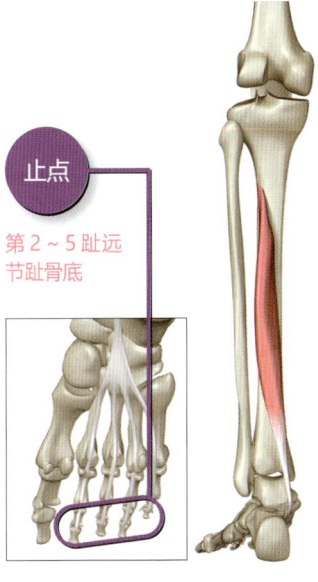

神经支配:胫神经(L5~S2)

作用:第 2~5 趾的 MP 关节、PIP 关节、DIP 关节屈曲

4 骨盆带·下肢

👍 触诊的顺序与重点 👍

1. 观察隆起的趾长屈肌腱

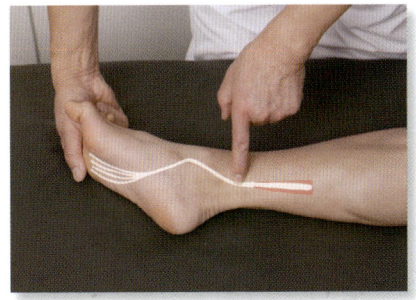

受检者伸展跨趾,第 2~5 趾屈曲,可在其内踝后方的胫骨后肌腱后方、跨长屈肌腱前方观察到趾长屈肌腱隆起。

2. 触诊趾长屈肌收缩

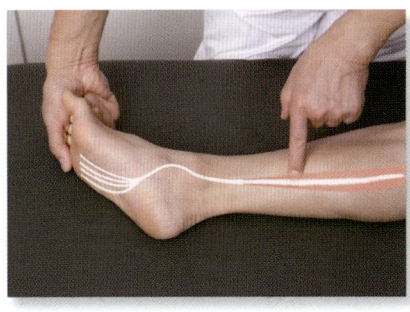

检查者一手放于受检者第 2~5 趾,施力对抗其屈曲,另一手指腹放于趾长屈肌腱,沿肌腱向上触诊。

腓骨长肌

Fibularis longus

位于小腿腓骨外侧,腓骨短肌外侧,肌腹向下移行为长的肌腱,经外踝后方转向前,行至足底内侧。

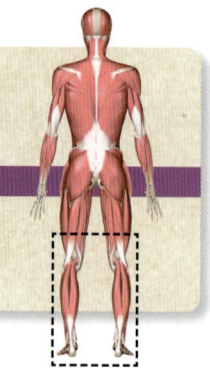

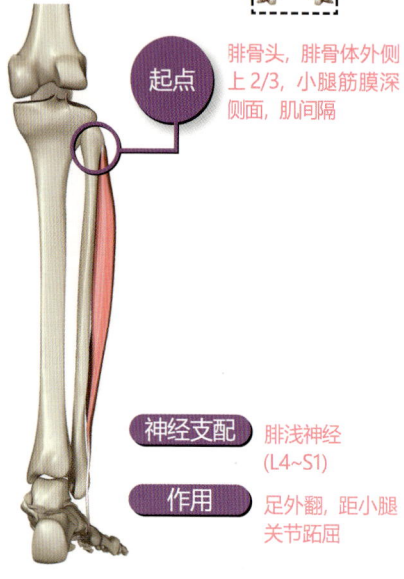

起点:腓骨头,腓骨体外侧上 2/3,小腿筋膜深侧面,肌间隔

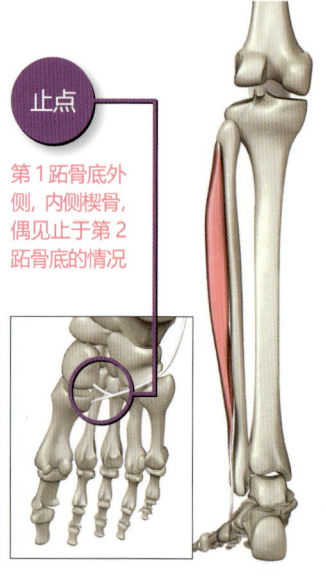

止点:第 1 跖骨底外侧,内侧楔骨,偶见止于第 2 跖骨底的情况

神经支配:腓浅神经(L4~S1)

作用:足外翻,距小腿关节跖屈

👍 触诊的顺序与重点 👍

1. 观察隆起的肌腹和肌腱

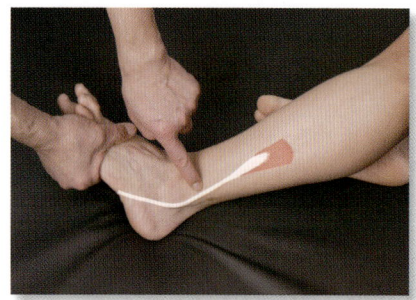

受检者踝关节略跖屈,足外翻、旋前,即可在其小腿下方、腓骨外侧面下 2/3 观察到隆起的腓骨长肌腹,在小腿远端外侧至外踝后方观察到隆起的腓骨长肌腱。

2. 触诊肌腹和肌腱收缩

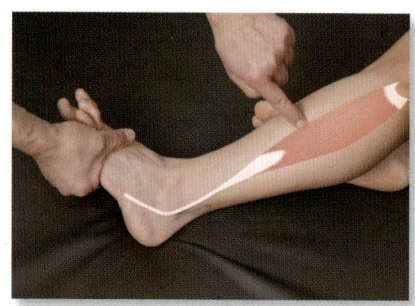

检查者一手握住受检者足前部,施力对抗其足旋前,另一手依次触诊其腓骨长肌腱和肌腹。

腓骨短肌

Fibularis brevis

位于腓骨长肌深处,趾长伸肌后方,肌腹垂直向下移行为肌腱,经外踝后方转向前,通过跟骨外侧面,止于第5跖骨。

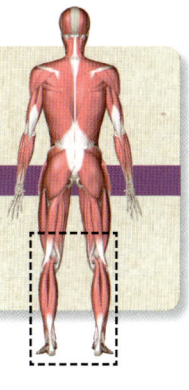

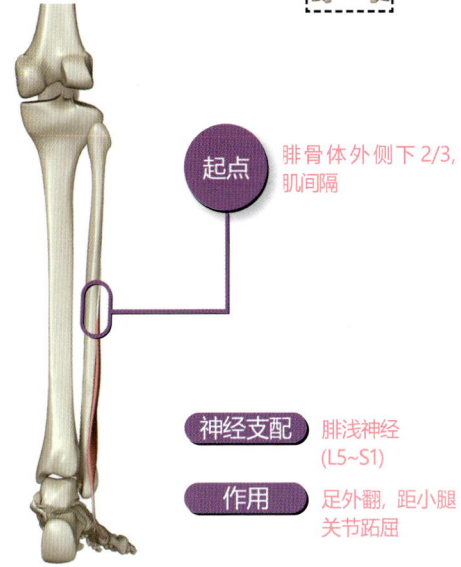

起点：腓骨体外侧下2/3,肌间隔

止点：第5跖骨粗隆

神经支配：腓浅神经(L5~S1)

作用：足外翻,距小腿关节跖屈

触诊的顺序与重点

1. 观察腓骨短肌

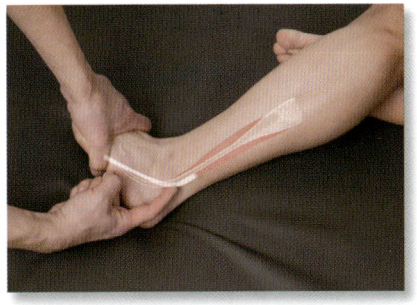

受检者踝关节略跖屈,足外翻、旋前(强调外展的外翻),即可在小腿远端、腓骨体外侧面下2/3,腓骨长肌后方观察到腓骨短肌收缩。

2. 触诊腓骨短肌收缩

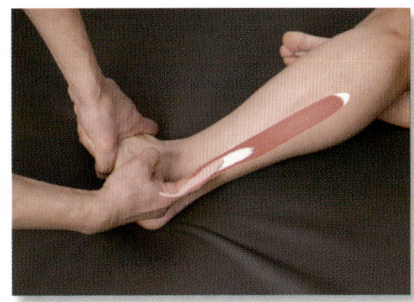

检查者将指腹放在上述部位,即可触诊到腓骨短肌收缩；在外踝下方、腓骨长肌前方可触诊到紧张的腓骨短肌腱。

踇短伸肌

Extensor hallucis brevis

是起自跟骨外侧的稍粗的纺锤形肌肉，肌腱斜向前内侧方走行，止于踇趾近节趾骨底。

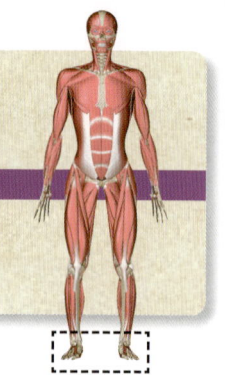

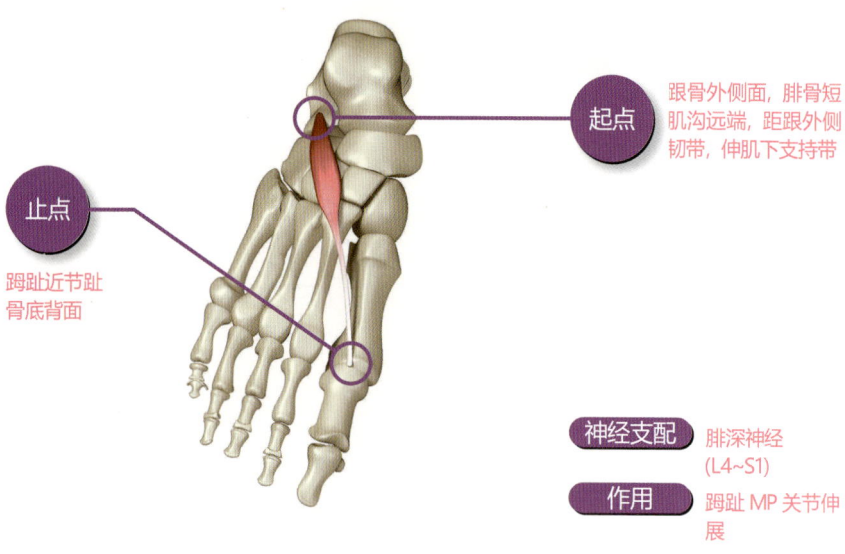

起点：跟骨外侧面，腓骨短肌沟远端，距跟外侧韧带，伸肌下支持带

止点：踇趾近节趾骨底背面

神经支配：腓深神经（L4~S1）

作用：踇趾 MP 关节伸展

触诊的顺序与重点

1. 观察隆起的肌腹

2. 触诊肌腹和肌腱收缩

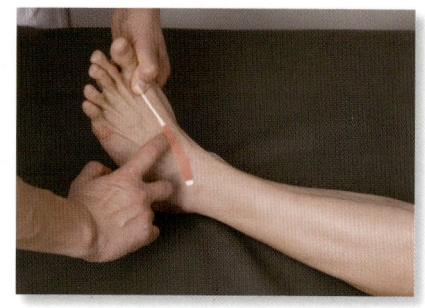

受检者踝关节略跖屈，第 2~5 趾屈曲，踇趾伸展，检查者用指腹按压其拇趾近节趾骨底，可观察到踇短伸肌腹隆起。

检查者一手按压受检者的踇趾近节趾骨底，另一手在其踇长伸肌腱和趾长伸肌腱之间触诊踇短伸肌，其肌腱附着于踇趾。

趾短伸肌

Extensor digitorum brevis

位于足背，走行于𧿹短伸肌外侧，通常分出三根肌腱，向前内侧走行，止于第 2~4 趾。

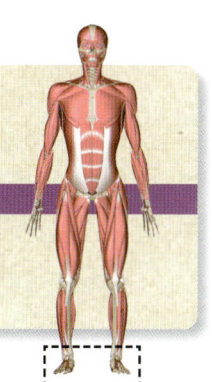

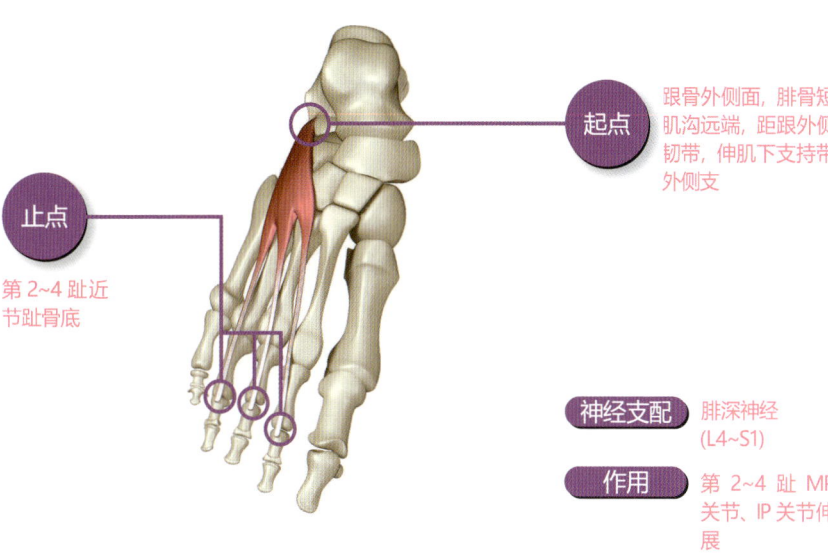

起点：跟骨外侧面，腓骨短肌沟远端，距跟外侧韧带，伸肌下支持带外侧支

止点：第 2~4 趾近节趾骨底

神经支配：腓深神经（L4~S1）

作用：第 2~4 趾 MP 关节、IP 关节伸展

👍 触诊的顺序与重点 👍

1. 观察隆起的肌腹

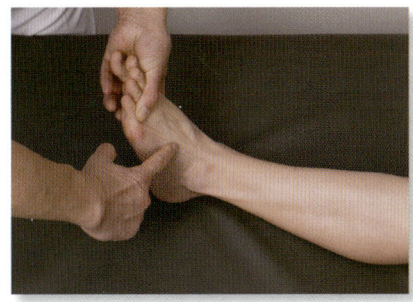

受检者踝关节略跖屈，第 2~4 趾伸展，检查者一手按压其第 2~4 趾近节趾骨底，即可在其外踝前下方、趾长伸肌腱和第 5 跖骨之间观察到趾短伸肌腹隆起。

2. 触诊肌腹和肌腱收缩

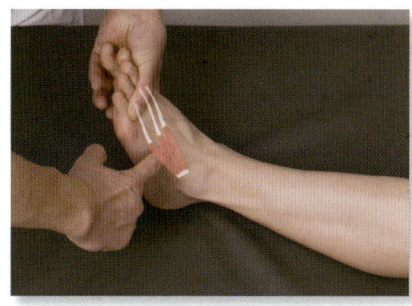

同时，检查者用另一手指腹，沿趾短伸肌走行触诊，第 2~4 趾近节趾骨底处为趾短伸肌腱。

踇展肌

Abductor hallucis

起自跟骨下方,沿足底内侧走行,肌腱在远端与踇短屈肌的内侧肌腱合并,止于踇趾近节趾骨底。

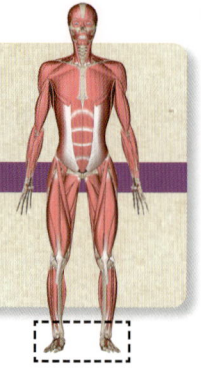

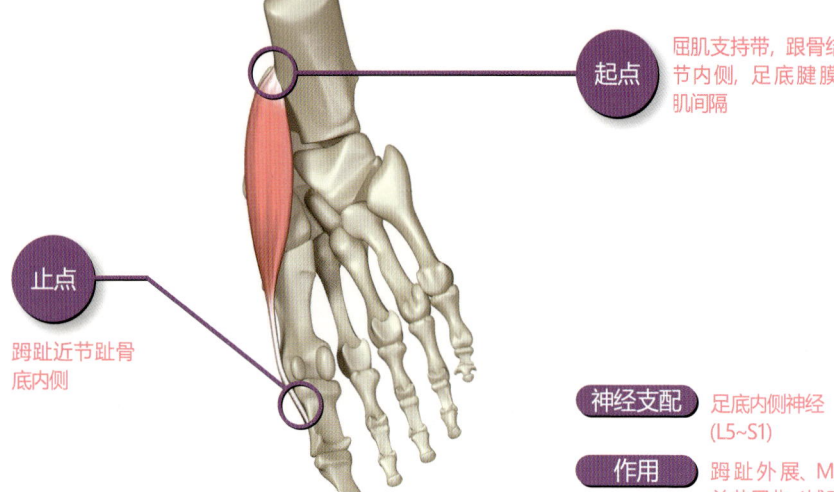

起点:屈肌支持带,跟骨结节内侧,足底腱膜,肌间隔

止点:踇趾近节趾骨底内侧

神经支配:足底内侧神经(L5~S1)

作用:踇趾外展、MP关节屈曲(辅助作用)

👍 触诊的顺序与重点 👍

1. 触诊踇展肌收缩

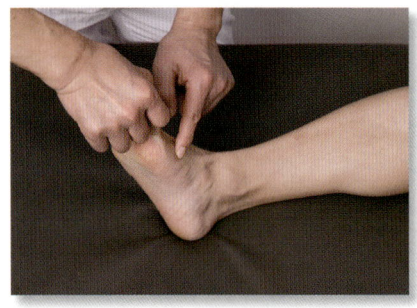

受检者踇趾外展(无法外展时屈曲第1跖趾关节),检查者将一手指腹放在其足底内侧的内侧楔骨和足舟骨上,即可触诊到踇展肌收缩。

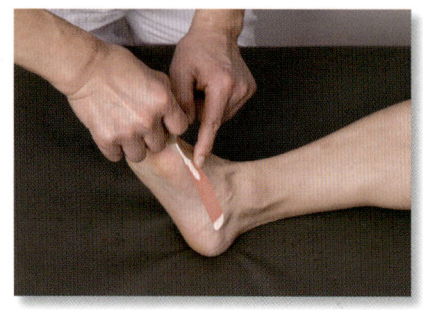

检查者另一手施力对抗受检者踇趾外展,可更容易触诊到踇展肌。

姆短屈肌

Flexor hallucis brevis

内侧头与姆展肌一起附着于姆趾近节趾骨底内侧，外侧头与姆收肌一起止于姆趾近节趾骨底外侧。

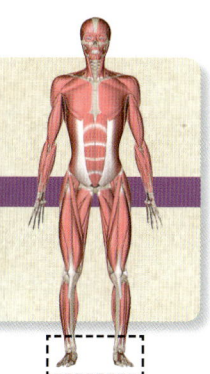

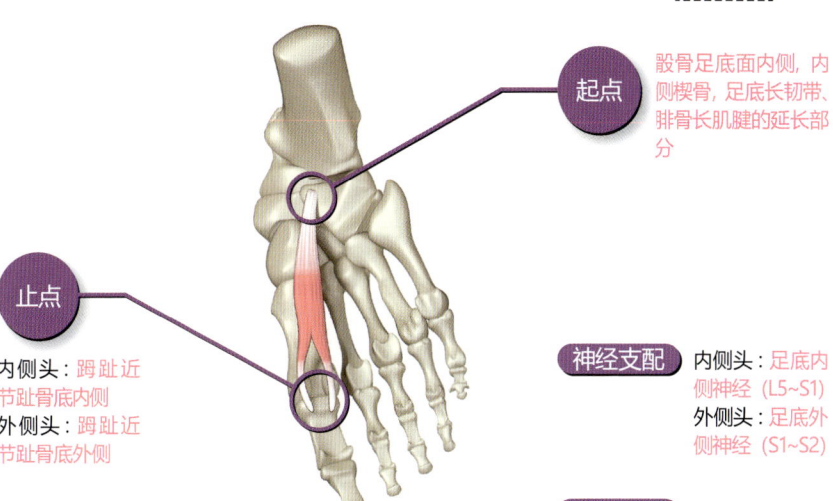

起点：骰骨足底面内侧，内侧楔骨，足底长韧带、腓骨长肌腱的延长部分

止点：
内侧头：姆趾近节趾骨底内侧
外侧头：姆趾近节趾骨底外侧

神经支配：
内侧头：足底内侧神经（L5~S1）
外侧头：足底外侧神经（S1~S2）

作用：姆趾 MP 关节屈曲

触诊的顺序与重点

1. 触诊姆短屈肌收缩

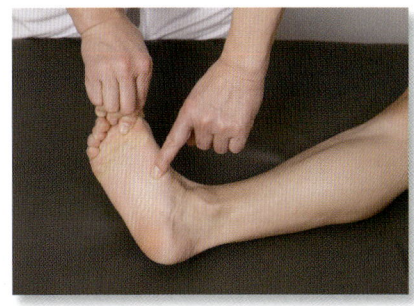

受检者踝关节跖屈、旋后，放松姆长屈肌，屈曲姆趾，检查者可在其第 1 跖骨外侧下方触诊到姆短屈肌外侧头，在第 1 跖骨内侧触诊到姆短屈肌内侧头。

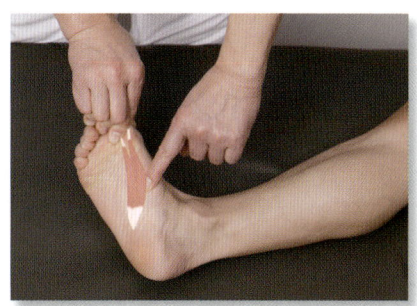

检查者一手施力对抗受检者姆趾屈曲，另一手更容易触诊到姆短屈肌。

趾短屈肌

Flexor digitorum brevis

被足底腱膜覆盖，起自跟骨结节，通过足底中央，向前方走行。分为四根肌腱，止于第 2~5 趾中节趾骨底两侧。

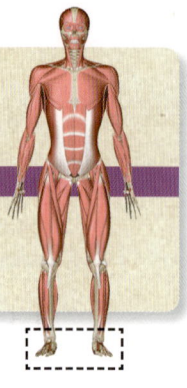

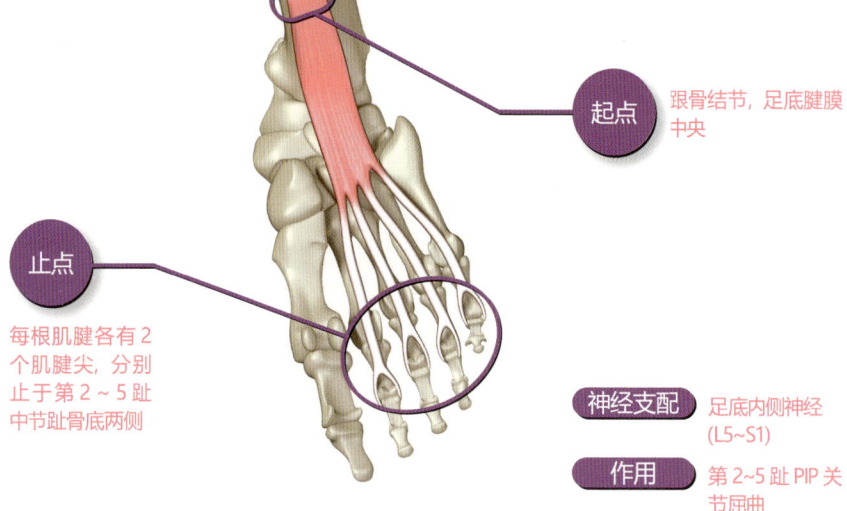

起点：跟骨结节，足底腱膜中央

止点：每根肌腱各有 2 个肌腱尖，分别止于第 2~5 趾中节趾骨底两侧

神经支配：足底内侧神经（L5~S1）

作用：第 2~5 趾 PIP 关节屈曲

👍 触诊的顺序与重点 👍

1. 通过足底腱膜触诊趾短屈肌收缩

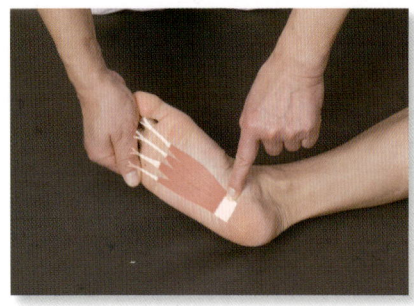

受检者踝关节跖屈、旋后，屈曲足趾，检查者即可通过其足跟处浅层的足底腱膜（在足趾伸展时紧张），触诊到趾短屈肌收缩。

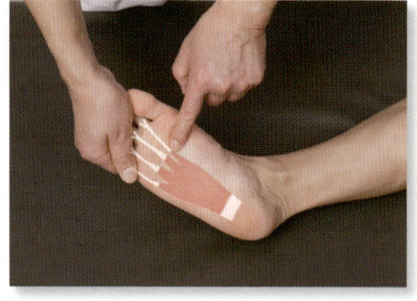

检查者一手施力对抗受检者足趾屈曲，另一手更容易触诊到趾短屈肌收缩。

小趾展肌

Abductor digiti minimi

位于足部外侧缘的皮下，向前外侧走行，与趾短屈肌一起止于小趾近节趾骨底外侧。

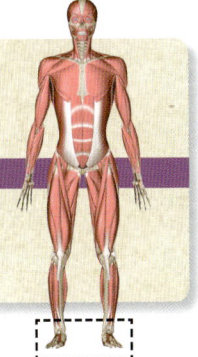

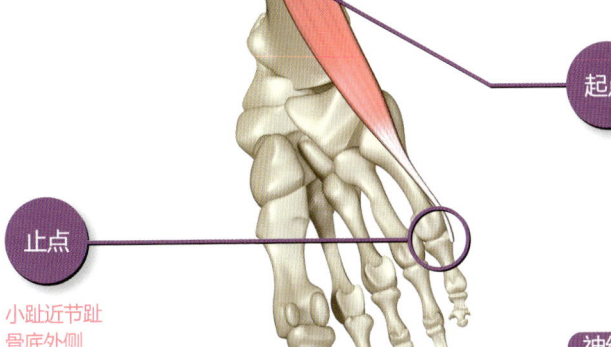

起点：跟骨结节、跟骨足底面 2 个凸起之间、足底腱膜

止点：小趾近节趾骨底外侧

神经支配：足底外侧神经（S1~S2）

作用：第 5 趾 MP 关节外展、屈曲

触诊的顺序与重点

1. 触诊小趾展肌收缩

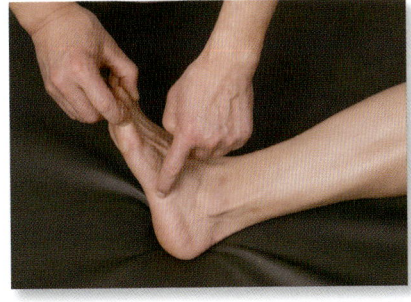

受检者外展小趾（无法外展时屈曲小趾），检查者将指腹放在其第 5 跖骨外侧缘处，即可触诊到小趾展肌收缩。

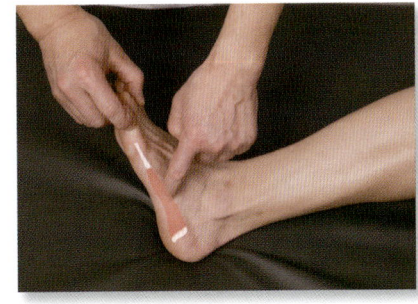

检查者一手施力对抗受检者小趾外展，另一手更容易触诊到小趾展肌收缩。

UNDO KARADA ZUKAI KIN TO KOKKAKU NO SHOKUSHINJUTSU NO KIHON

Copyright © 2013 Osamu Fujinawa

Chinese translation rights in simplified characters arranged with Mynavi Corporation through Japan UNI Agency, Inc., Tokyo

北京市版权局著作权登记号：图字 01-2022-6612 号

图书在版编目（ＣＩＰ）数据

图解肌肉骨骼触诊术 ／（日）藤绳理著；常冬梅，杨昱恒主译. -- 北京：华夏出版社有限公司，2025.1
ISBN 978-7-5222-0683-7

Ⅰ. ①图… Ⅱ. ①藤… ②常… ③杨… Ⅲ. ①肌肉骨骼系统－运动解剖－图解 Ⅳ. ①R322.7-64

中国国家版本馆 CIP 数据核字(2024)第 056238 号

图解肌肉骨骼触诊术

著　　者	［日］藤绳理
译　　者	常冬梅　杨昱恒
责任编辑	梁学超　辛　悦
出版发行	华夏出版社有限公司
经　　销	新华书店
印　　装	三河市万龙印装有限公司
版　　次	2025 年 1 月北京第 1 版 2025 年 1 月北京第 1 次印刷
开　　本	889×1194　1/32 开
印　　张	6.25
字　　数	100 千字
定　　价	79.80 元

华夏出版社有限公司　地址：北京市东直门外香园北里 4 号
邮编：100028　网址：www.hxph.com.cn
电话：（010）64663331（转）

若发现本版图书有印装质量问题，请与我社营销中心联系调换。